临床中医护理

健康宣教实用指南

主审 李平

主编 刘淑娟 邹静 程丽 杨晶

培养临床护理人员掌握中医护理健康宣教的内容及方法

山东科学技术出版社

图书在版编目（CIP）数据

临床中医护理健康宣教实用指南/ 刘淑娟等主编. —济南:山东科学技术出版社,2019.6

ISBN 978-7-5331-9731-5

Ⅰ. ①临… Ⅱ. ①刘… Ⅲ. ①中医学—护理学—指南 Ⅳ. ①R248 -62

中国版本图书馆 CIP 数据核字(2019)第 014960 号

临床中医护理健康宣教实用指南

LINCHUANG ZHONGYI HULI JIANKANG XUANJIAO SHIYONG ZHINAN

责任编辑：马　祥
装帧设计：侯　宇

主管单位：山东出版传媒股份有限公司
出 版 者：山东科学技术出版社
地址：济南市市中区英雄山路 189 号
邮编：250002　电话：（0531）82098088
网址：www.lkj.com.cn
电子邮件：sdkj@sdpress.com.cn
发 行 者：山东科学技术出版社
地址：济南市市中区英雄山路 189 号
邮编：250002　电话：（0531）82098071
印 刷 者：日照梓名印务有限公司
地址：山东省日照市莒县城区潍徐南路西侧
邮编：276500　电话：（0633）6826211

规格： 16 开(184mm × 260mm)
印张： 20. 25　**字数：** 419 千　**印数：** 1 ~ 500
版次： 2019 年 6 月第 1 版　2019 年 6 月第 1 次印刷
定价： 46. 00 元

主　编　刘淑娟　邹　静　程　丽　杨　晶

副主编　（按姓氏笔画排序）

王庭敏　叶　彤　闫淑珍　宋艳华　徐龙猛　韩　娜

编　委　（按姓氏笔画排序）

王兆美　石　洁　石宝英　付　超　朱莎莎　李　萍

李　敏　李晓玲　吴雅晶　邵彩霞　郝文珠　曹玉洁

商　浩

前　言

几千年来，中医学为中华民族的健康做出了巨大贡献。在数千年的临床实践中，中医学积累了丰富的诊治和养护经验，形成了独特的理论体系。中医护理学就是在中医理论的指导下，运用整体观对疾病进行辨证施护，并施以传统中医技术与方法，对患者群体进行照顾和服务。随着社会的不断发展，中医护理在中医治疗中的地位越来越重要，其优势也更加凸显。临床中医护理健康宣教是采取有组织、有计划的宣教形式，通过普及疾病相关知识，传播中医相关养生保健方法，以改变患者的不健康行为，使患者自觉配合医护人员系统诊疗的健康教育方式。它作为中医院护理工作的重要组成部分，在减轻患者痛苦，增进患者身体健康方面发挥了重要的作用。

全书共分为内科系统、外科系统、妇科系统、儿科系统、五官科系统五章，以整体护理与辨证施护为基本特点，根据患者入院、住院、出院不同阶段的心理变化制订相应的健康宣教。入院日健康宣教主要包括介绍病房环境、住院期间相关规章制度、相关检查注意事项等方面内容，让患者及家属尽快适应医院环境，遵守医院规章制度，更好地接受治疗；住院期间健康宣教是指患者住院期间进行的健康教育，主要包括疾病相关知识、辨证宣教、生活起居、饮食护理、情志调护等，让患者充分了解病情，从而积极配合治疗和护理，增强战胜疾病的信心；出院前健康宣教主要包括用药、复查等注意事项，以提高患者自我保健和自我护理能力。其中外科系统中涉及手术治疗的，还增加了术前健康宣教、术后健康宣教等内容。

此书乃中医临床护理工具用书，内容简明实用，可操作性强，适用于各综合性中医院的广大临床护理工作者，对中医护理健康宣教的规范化开展有推动作用。

由于时间紧，经验有限，书中不当之处在所难免，敬请广大护理同仁提出宝贵意见，予以指正。

编　者

2019 年 5 月

目　录

第一章　内科系统

第二章 外科系统

第五章　五官科系统

第一章　内科系统

第一节　哮病(支气管哮喘)患者健康宣教流程及内容

一、入院日健康宣教

1. 您的主管医生__________、__________。护士长________。责任护士________、________。

2. 病房环境及规章制度宣教,包括环境、物品摆放、陪护、探视、禁用电器、呼叫器使用、被服数量,以及床档、餐板的使用等。

3. 住院期间请您穿患者服。佩戴腕带,出院时才可以取下。

4. 在给药及治疗前,护士要核对您的身份:①问您姓名;②核对腕带。

5. 为了您的用药安全,请按时服用口服药。不要将口服药放在抽屉里,因口服药的外包装已去除,易受潮及变质。

6. 入院检查及注意事项:①需明晨空腹抽血及做腹部 B 超者,请您在夜间 12 点后不要吃任何东西及喝水,以免影响检查结果。请次日早晨留取二便标本。②做心电图时请摘下手表,不要讲话。

7. 戒除不良嗜好:①戒烟。吸烟是哮喘的诱发因素,易引起气管痉挛,影响排痰功能,进而引起胸闷、憋喘、呼吸困难。②忌酒。乙醇可诱发哮喘发作。

8. 患者危险因素的评估及宣教,包括压疮、跌倒、烫伤、冻伤、坠床等。请您理解床旁悬挂各种安全标识的目的和意义,并给予协助和支持。

9. 您目前的饮食是

□流食　□半流食　□普食　□糖尿病饮食　□低盐　□低脂　□低嘌呤

二、住院期间健康宣教

(一)疾病概念

哮病多由先天禀赋不足,宿痰内伏于肺,又因饮食,情志,劳倦再感六淫之邪气而发,以发作时喉中痰鸣有声,呼吸急促,甚则张口抬肩,鼻翼煽动,喘息不得卧为临床表现。多见于西医学中支气管哮喘、过敏性哮喘。

（二）辨证宣教

1. 冷哮证　冷哮患者病室宜向阳、温暖。胸部保暖，注意四时气候变化，御寒保暖。中药汤剂一般宜热服。忌生冷之品，可加生姜、葱白调味。

2. 热哮证

（1）热哮患者室温宜偏凉，病室空气新鲜，防止灰尘或药物、花草等产生的刺激性气味，严禁吸烟。

（2）热哮患者禁食辛辣、刺激、烟酒之品，可食用冬瓜、黄瓜等，多饮水。保持大便通畅。

（3）哮喘发作伴有表热证者，针刺曲池、大椎、合谷等穴。

3. 肺脾虚证

（1）患者卧床休息，保暖，适时增添衣被。

（2）给予氧气吸入，并保持其通畅。

（3）宜食具有补脾益气、醒脾开胃消食之品，如粳米、薏苡仁、栗子、山药、大枣等。忌食性质寒凉、易损伤脾气之品，如苦瓜、黄瓜、冬瓜等。

4. 肺肾气虚证

（1）避开过敏原，按医嘱给予治疗，穴位按摩大椎、肺俞、足三里等，发作前1～2小时服药以缓解症状。

（2）饮食中忌鱼腥、烟酒、海鲜发物。

（3）居室内不要放置花草，禁止养狗、猫等宠物及铺设地毯。

（三）护理指导

1. 起居指导　起居有常，避免烟尘异味及过敏原等诱发因素刺激和外邪侵袭。

2. 饮食有节　宜食清淡、富营养、易消化的食物，忌烟酒，不宜过甜、过咸、过饱。

3. 怡情悦志　保持心情舒畅，善于控制自己的情绪，防止七情内伤。

4. 服药须知

（1）按时服药，中药宜温服、分服。如呈规律性发作可在发作前1小时给药。

（2）应用糖皮质激素请注意：①口服激素应饭后服用，以减少对胃黏膜的刺激。②长期服药者应补充钙剂及维生素D，以防骨质疏松。③不要擅自减量、加量或停药。

（四）评估

1. 观察呼吸频率、节律、深浅，发作持续时间。

2. 观察咳嗽的性质、程度、持续时间、规律，以及痰的量、颜色、性状。

3. 观察胸闷的性质、持续时间、诱发因素及伴随症状等。

三、出院前健康宣教

1. 起居有常，注意四时气候变化，防寒保暖。

2. 居室内切勿放置花草，禁止养宠物及铺设地毯。

3. 戒烟酒，忌食海鲜发物等易引发过敏的食物。积极寻找过敏原，预防哮喘复发。

4. 保持良好的情绪，防止七情内伤诱发哮喘发作。

5. 坚持锻炼身体以增强体质，劳逸结合。

6. 您若感有憋喘、咳嗽、咳痰、胸闷等不适，请及时就医。

7. 出院带的药物是________，________。请您按时足量服用。如有疑问请电话咨询。

8. 请您保留好“出院复诊提示卡”，留下准确的 1 ~2 个电话号码或邮箱，以便我们进行随访。

9. 您下次复查的时间是：20 ________年________月________日，星期________。

10. 您的主治医生是________，坐诊时间是每周________上午，周________下午，请您预约就诊。

第二节　喘证（慢性阻塞性肺疾病急性发作期）患者健康宣教流程及内容

一、入院日健康宣教

1. 您的三管医生__________、__________。护士长__________。责任护士________、________。

2. 病房环境及规章制度宣教，包括环境、物品摆放、陪护、探视、禁用电器、呼叫器使用、被服数量，以及床档、餐板的使用等。

3. 住院期间请您穿患者服。佩戴腕带，出院时才可以取下。

4. 在给药及治疗前，护士要核对您的身份：①问您姓名；②核对腕带。

5. 为了您的用药安全，请按时服用口服药。不要将口服药放在抽屉里，因口服药的外包装已去除，易受潮及变质。

6. 入院检查及注意事项：①需明晨空腹抽血及做腹部 B 超者，请您在夜间 12 点后不要吃任何东西及喝水，以免影响检查结果。请次日早晨留取二便标本。②做心电图时请摘下手表，不要讲话。

7. 戒除不良嗜好：①戒烟，烟草中的有害物质对呼吸道有刺激作用。②限酒。

8. 患者危险因素的评估及宣教，包括压疮、跌倒、烫伤、冻伤、坠床等。请您理解床旁悬挂各种安全标识的目的和意义，并给予协助和支持。

9. 您目前的饮食是

□流食　□半流食　□普食　□糖尿病饮食　□低盐　□低脂

二、住院期间健康宣教

（一）疾病概念

慢性阻塞性肺疾病（COPD）是一种具有气流受限特征的疾病，气流受限不完全可逆，呈进行性发展，与肺对有害气体或有害颗粒的异常炎症反应有关。本病与慢性支气管炎和肺气肿密切相关。COPD 急性发作时患者呼吸困难、咳嗽、咳痰症状在基线水平上有急性加重，需要调整治疗方案。

（二）辨证宣教

1. 咳嗽咳痰

（1）保持病室空气新鲜、温湿度适宜，温度保持在 18 ~ 22℃，湿度控制在 50% ~ 60%。减少环境的不良刺激，避免接触寒冷或干燥空气、烟尘、花粉及刺激性气体等。

（2）使患者保持舒适体位，咳嗽胸闷者取半卧位或半坐卧位，持续性咳嗽时，可频饮温开水，以减轻咽喉部的刺激。

（3）每日清洁口腔 2 次，保持口腔卫生，有助于预防口腔感染、增进食欲。

（4）密切观察咳嗽的性质、程度、持续时间、规律以及咳痰的颜色、性状、量及气味，有无喘促、发绀等伴随症状。

（5）加强气管湿化，痰液黏稠时多饮水，在心肾功能正常的情况下，每天饮水 1 500 mL以上，必要时遵医嘱行雾化吸入，痰液黏稠无力咳出者可行机械吸痰。

（6）协助翻身拍背，指导患者掌握有效咳嗽、咳痰、深呼吸的方法。

（7）指导患者正确留取痰标本，及时送检。

（8）遵医嘱给予止咳、祛痰药物，用药期间注意观察药物疗效及不良反应。

（9）遵医嘱耳穴贴压（耳穴埋豆），根据病情需要，可选择肺、气管、神门、皮质下等穴位。

（10）遵医嘱穴位贴敷，三伏天时根据病情需要，可选择肺俞、膏肓、定喘、天突等穴位。

（11）遵医嘱拔罐疗法，根据病情需要，可选择肺俞、膏肓、定喘、脾俞、肾俞等穴位。

（12）饮食宜清淡、易消化，少食多餐，避免油腻、辛辣刺激及海腥发物。可适当食用化痰止咳的食疗方，如杏仁、梨、陈皮粥等。

2. 喘息气短

（1）保持病室安静、整洁、空气流通、温湿度适宜，避免灰尘、刺激性气味。

（2）密切观察生命体征变化，遵医嘱给予吸氧，一般给予鼻导管、低流量、低浓度持续给氧，1 ~ 2 L/min，可根据血气分析结果调整吸氧的方式和浓度，以免引起二氧化碳潴留，氧疗时间每天不少于 15 小时。

（3）根据喘息气短的程度及伴随症状，取适宜体位，如高枕卧位、半卧位或端坐位，必要时安置床上桌，以利患者休息；鼓励患者缓慢深呼吸，以减缓呼吸困难。

（4）密切观察患者喘息气短的程度、持续时间及有无短期内突然加重的征象，评价缺氧的程度。观察有无皮肤红润、温暖多汗、球结膜充血、搏动性头痛等二氧化碳潴留的表现。

（5）指导患者进行呼吸功能锻炼，常用的锻炼方式有缩唇呼吸、腹式呼吸等。

（6）耳穴贴压（耳穴埋豆）。根据病情需要，遵医嘱可选择交感、心、胸、肺、皮质下等穴位。

（7）穴位按摩。根据病情需要，遵医嘱可选择列缺、内关、气海、足三里等穴位。

（8）艾灸疗法。根据病情需要，遵医嘱可选择大椎、肺俞、命门、足三里、三阴交等穴位。

（9）指导患者进食低糖、高脂肪、高蛋白、高维生素饮食，忌食辛辣、煎炸之品。

3. 发热

（1）保持病室整洁、安静，空气清新流通，温湿度适宜。

（2）体温37.5℃以上者，每6小时测体温、脉搏、呼吸1次；体温39.0℃以上者，每4小时测体温、脉搏、呼吸1次，或遵医嘱执行。

（3）采用温水擦浴、冰袋等物理降温措施。患者汗出时，及时协助擦拭和更换衣服、被服，避免汗出当风。

（4）做好口腔护理，鼓励患者经常漱口，可用金银花液等漱口，每日饮水≥2 000 mL。

（5）饮食以清淡、易消化、富营养为原则。多食新鲜水果和蔬菜，进食清热生津之品，如苦瓜、冬瓜、绿豆、荸荠等，忌煎炸、肥腻、辛辣之品。

（6）遵医嘱使用发汗解表药时，密切观察体温变化、汗出情况以及药物不良反应。

（7）刮痧疗法。感受外邪引起的发热，遵医嘱刮痧疗法，可选择大椎、风池、肺俞、脾俞等穴位。

4. 腹胀、纳呆

（1）保持病室整洁、空气流通，避免刺激性气味，及时倾倒痰液，更换污染被褥、衣服，以促进患者食欲。

（2）保持口腔清洁，去除口腔异味，咳痰后及时用温水或漱口液漱口。

（3）与患者有效沟通，积极开导，帮助其保持情绪稳定，避免不良情志刺激。

（4）鼓励患者多运动，以促进肠蠕动，减轻腹胀。对病情较轻者鼓励其下床活动，可每日散步20～30分钟，或打太极拳等。对病情较重者指导其在床上进行翻身、四肢活动等主动运动，或予四肢被动运动，每日顺时针按摩腹部10～20分钟。

（5）耳穴贴压（耳穴埋豆）。根据病情需要，遵医嘱可选择脾、胃、三焦、胰、胆等穴位。

（6）穴位按摩。根据病情需要，遵医嘱可选择足三里、中脘、内关等穴位。

（7）穴位贴敷。根据病情需要，遵医嘱可选择中脘、气海、关元、神阙等穴位。

（8）饮食宜清淡易消化，忌肥甘厚味、甜腻之品，正餐进食量不足时，可安排少量多餐,避免在餐前和进餐时过多饮水,避免豆类、芋头、红薯等产气食物的摄入。

(三)情志疏导

1. 本病缠绵难愈,患者精神负担较重,易出现焦虑、抑郁,责任护士多与患者沟通,了解其心理状态,及时予以心理疏导。

2. 责任护士应主动介绍疾病知识,使患者了解引起肺胀的原因和转归,指导排痰和呼吸功能锻炼,鼓励患者积极防治,消除消极悲观态度及焦虑情绪,克服对疾病的恐惧心理,改善患者的治疗依从性。

3. 鼓励病友间多沟通交流防治疾病的经验,指导患者学会自我排解烦恼及忧愁,通过适当运动、听音乐、书法、绘画等移情易性,保持乐观开朗情绪,避免忧思恼怒对人体的不利影响。

4. 鼓励家属多陪伴患者,给予患者情感支持,增强其治疗疾病的信心。

(四)评估

1. 密切观察咳嗽的性质、程度、持续时间、规律,咳痰的颜色、性状、量及气味,有无喘促、发绀等伴随症状。

2. 密切观察患者喘息气短的程度、持续时间及有无短期内突然加重的征象,评价缺氧的程度。观察有无皮肤红润、温暖多汗、球结膜充血、搏动性头痛等二氧化碳潴留的表现。

三、出院前健康宣教

1. 避免刺激性气体,定时通风,定期用醋熏蒸消毒。起居有常,注意四时气候变化,防寒保暖。

2. 患者戒烟,保持口腔清洁。适当活动,避免劳累。

3. 保持心情舒畅、心情愉快。

4. 坚持锻炼身体以增强体质,劳逸结合。

5. 每日饮水量要超过 1 500 mL,以稀释痰液,并尽量将痰液咳出。

6. 预防上呼吸道感染,避免剧烈咳嗽。

7. 您若感觉有憋喘、咳嗽、咳痰、胸闷等不适,请及时就医。

8. 出院带的药物是________,________,________。请您按时足量服用。如有疑问请电话咨询。

9. 请您保留好"出院复诊提示卡",留下准确的 1 ~2 个电话号码或邮箱,以便我们进行随访。

10. 您下次复查的时间是:20 ________年________月________日,星期________。

11. 您的主治医师是________,坐诊时间为每周________上午,周________下午,请您预约就诊。

第三节　肺胀(慢性阻塞性肺疾病稳定期)患者健康宣教流程及内容

一、入院日健康宣教

1. 您的主管医生__________、__________。护士长__________。责任护士________、________。

2. 病房环境及规章制度宣教,包括环境、物品摆放、陪护、探视、禁用电器、呼叫器使用、被服数量,以及床档、餐板的使用等。

3. 住院期间请您穿患者服。佩戴腕带,出院时才可以取下。

4. 在给药及治疗前,护士要核对您的身份:①问您姓名;②核对腕带。

5. 为了您的用药安全,请按时服用口服药。不要将口服药放在抽屉里,因口服药的外包装已去除,易受潮及变质。

6. 入院检查及注意事项:①需明晨空腹抽血及做腹部 B 超者,请您在夜间 12 点后不要吃任何东西及喝水,以免影响检查结果。请次日早晨留取二便标本。②做心电图时请摘下手表,不要讲话。

7. 戒除不良嗜好:①戒烟。烟草中的有害物质对呼吸道有刺激作用。②限酒。

8. 患者危险因素的评估及宣教,包括压疮、跌倒、烫伤、冻伤、坠床等。请您理解床旁悬挂各种安全标识的目的和意义,并给予协助和支持。

9. 您目前的饮食是

□流食　□半流食　□普食　□糖尿病饮食　□低盐　□低脂

二、住院期间健康宣教

(一)疾病概念

因反复发作迁延不愈,使肺气胀满,不能敛降所致,胸中胀满,痰涎壅盛,喘咳上气,动后尤显。病位在肺,表现为咳、痰、喘。

(二)辨证宣教

1. 痰热犯肺

(1)起居指导:室内空气宜新鲜,室温不宜过高。高热患者必须卧床休息,多饮水,可用金银花、芦根等煎水代茶。

(2)穴位指导:按摩大椎、曲池、合谷、内关等穴,用泻法。

2. 痰湿阻肺

(1)起居指导:病室宜温暖,空气新鲜,干燥通风。保持呼吸道通畅,对久病体弱卧床者,可采用翻身拍背、体位引流等帮助排痰。

(2)辨证施膳:饮食以清淡、易消化为宜,可食赤小豆、山药等健脾利湿化痰之品,忌肥甘、辛辣、过咸食物。

(三)护理指导

1. 起居指导　病室保持安静,空气流通,避免对流风。

2. 情志疏导　本病缠绵难愈,嘱患者保护乐观的态度,树立战胜疾病的信心。

3. 用药指导　中药汤剂一般宜温服,服药后避风寒。慎用镇静催眠药,以免诱发或加重肺性脑病。患者烦躁不安时要警惕呼吸衰竭、电解质紊乱。

(四)临证宣教

1. 自发性气胸

(1)胸痛、呼吸困难、咳嗽时,立即通知医护人员。

(2)消除紧张、恐惧心理,配合治疗。

(3)有胸腔闭式引流者:①引流瓶放在低于患者胸部的地方,以防反流;②注意不要踢倒或打破引流瓶;③嘱患者翻身时不要扭曲和受压;④体位改变时,用手固定好胸腔引流管,避免其移动而刺激胸膜,引起疼痛。

2. 肺性脑病

(1)当患者出现精神紊乱、狂躁、昏迷、抽搐等症状时,立即告知医护人员。

(2)控制感染:严格按照医嘱服药;按时探视,防止交叉感染。

(3)保持呼吸道通畅,以免加重肺性脑病。定时翻身、拍背;若痰液黏稠,给予超声雾化,以湿化气管、稀释痰液。

(4)膳食指导:宜采用低热量、清淡可口、易消化的饮食。有心力衰竭并四肢水肿的患者给予低盐饮食。

(五)评估

1. 观察咳嗽的性质、持续时间、程度,痰的色、质、量。

2. 观察喘息气短的程度。

3. 腹胀、便秘情况。

三、出院前健康宣教

1. 避免刺激性气体,定时通风。由于久病体虚,患者要注意天气变化,适当增减衣物。

2. 患者戒烟,保持口腔清洁。适当活动,避免劳累。

3. 保持心情舒畅、心情愉快。

4. 每日饮水量要超过 1 500 mL,以稀释痰液,并尽量将痰咳出,

5. 气胸患者出院后 3 ~6 个月不要做牵拉动作及扩胸运动,以防诱发气胸。

6. 预防上呼吸道感染,避免剧烈咳嗽。

7. 您若感觉有憋喘、咳嗽、咳痰、胸闷等不适，请及时就医。

8. 出院带的药物是________，________，________。请您按时足量服用。如有疑问请电话咨询。护士站电话________，医生站电话________。

9. 请您保留好“出院复诊提示卡”，留下准确的1～2个电话号码或邮箱，以便我们进行随访。

10. 您下次复查的时间是：20________年________月________日，星期________。

11. 您的主治医师是________，坐诊时间为每周________上午，周________下午，请您预约就诊。

第四节 肺痿（肺间质纤维化）患者健康宣教流程及内容

一、入院日健康宣教

1. 您的主管医生__________、__________。护士长__________。责任护士________、________。

2. 病房环境及规章制度宣教，包括环境、物品摆放、陪护、探视、禁用电器、呼叫器使用、被服数量，以及床档、餐板的使用等。

3. 住院期间请您穿患者服。佩戴腕带，出院时才可以取下。

4. 在给药及治疗前，护士要核对您的身份：①问您姓名；②核对腕带。

5. 为了您的用药安全，请按时服用口服药。不要将口服药放在抽屉里，因口服药的外包装已去除，易受潮及变质。

6. 入院检查及注意事项：①需明晨空腹抽血及做腹部B超者，请您在夜间12点后不要吃任何东西及喝水，以免影响检查结果。请次日早晨留取二便标本。②做心电图时请摘下手表，不要讲话。

7. 戒除不良嗜好：①戒烟。烟草中的有害物质对呼吸道有刺激作用。②限酒。

8. 患者危险因素的评估及宣教，包括压疮、跌倒、烫伤、冻伤、坠床、管道滑脱、走失等。请您理解床旁悬挂各种安全标识的目的和意义，并给予协助和支持。

9. 您目前的饮食是

□流食　□半流食　□普食　□糖尿病饮食　□低盐　□低脂

二、住院期间健康宣教

（一）疾病概念

肺痿系因六淫邪气反复袭肺，邪滞气管，痹阻肺络，肺气不足，阴津亏耗所致，是一种慢性间质肺病。主要表现为进行性呼吸困难伴有刺激性干咳、限制性通导引能障碍，病情持续进展，最终因呼吸衰竭而死亡。

（二）辨证宣教

1. 风热犯肺证

（1）病室空气新鲜，温度适宜。患者应卧床休息，保暖，适时增添衣被。

（2）高热患者必须卧床休息，多饮水，可用金银花、芦根等煎水代茶。

（3）按摩大椎、曲池、合谷、内关等穴。

2. 燥热伤肺证

（1）病室空气新鲜，保持一定湿度，患者卧床休息，多饮水。

（2）保持呼吸道通畅，久病体弱卧床者，可采用翻身拍背、体位引流等方法帮助排痰。

（3）饮食以易消化、清淡为宜，可食赤小豆、山药等健脾利湿化痰之品，忌肥甘、辛辣、过咸食物。

3. 痰热壅肺证

（1）痰液黏稠难以咳出时，给予雾化吸入，定时翻身拍背，必要时吸痰，保持呼吸道通畅。

（2）饮食宜清淡、易消化，禁辛辣、刺激之品。

4. 痰瘀阻肺证

（1）注意卧床休息，病室温湿度不宜过高。缓解期可适当活动，勿劳累。

（2）保持呼吸道通畅，憋喘加重时可根据需要给予氧气吸入，使 SPO_2 >90% 以上。

5. 肺脾气虚证

（1）饮食有节，以清淡、易消化为主，配食健脾利湿化痰之品，如薏苡仁、赤豆、山药，忌食糯米等黏甜食品及肥厚油腻之品。

（2）病情严重者，应绝对卧床休息，必要时吸氧。

6. 肺肾亏虚证

（1）注意卧床休息，胸闷气短加重时给予氧气吸入，可食芡米、薏苡仁、枸杞子等补气食物。

（2）观察有无心悸、少尿、浮肿情况，严格记录出入量。

（三）护理指导

1. 起居指导　保持病室安静，温湿度适宜，空气流通，避免对流风，避免灰尘、烟雾、花草产生的刺激性气味。

2. 情志疏导

（1）本病缠绵难愈，保持乐观的态度，树立战胜疾病的信心。

（2）解除患者思想顾虑，消除紧张情绪。

（3）满足患者的心理需求，积极配合治疗与护理。

（4）协调好周围的人际关系，培养“知足常乐”的思想及幽默风趣感。

(5)用药指导：严格按医嘱用药。中药汤剂一般宜温服，服后避风寒，观察效果和反应；患者烦躁不安时要警惕呼吸衰竭、电解质紊乱，切勿随意使用镇静催眠药，以免诱发或加重肺性脑病。

3. 饮食护理

(1)少量多餐。指导患者进食优质蛋白、高热量、高维生素饮食，如蛋类、糙米、玉米面、荞麦面、水果和蔬菜等，可多给予木耳、紫菜、海带、蘑菇等。

(2)少吃辛辣、煎炸等刺激性油腻食品，以清淡为宜。

(3)重症患者可予软食或半流食。

(4)多饮水，及时补充水分，增加液体摄入量。如患者不能进食，可予静脉补液。伴有心力衰竭的患者，饮水要适量。

(5)忌烟酒及过甜、过咸的食物，以免加重咳嗽、气喘等症状。

(四)评估

1. 观察胸闷憋喘的程度及伴随症状。

2. 观察咳嗽的性质、持续时间、程度，痰的色、质、量。

三、出院前健康宣教

1. 充分休息，保证睡眠。根据四时气候变化随时增减衣物，注意保暖，预防感冒。

2. 避免刺激性气体，定时通风。

3. 鼓励患者适当户外活动，平时注意锻炼身体，以增强体质、改善肺功能。

4. 平时少接触灰尘、烟雾等刺激性气味。居室内切勿放置花草，禁止养宠物及铺设地毯。

5. 坚持呼吸肌功能锻炼。

6. 若感憋喘、咳嗽、咳痰、胸闷等不适，请及时就医。

7. 请您保留好“出院复诊提示卡”，留下准确的 1 ~2 个电话号码或邮箱，以便我们进行随访。

8. 出院带的药物是________，________，________。请您按时足量服用。如有疑问请电话咨询。

9. 您下次复查的时间是：20 ________年________月________日，星期________。

10. 您的主治医师是________，坐诊时间为每周________上午，周________下午，请您预约就诊。

第五节　心衰(心力衰竭)患者健康宣教流程及内容

一、入院日健康宣教

1. 您的主管医生__________、__________。护士长__________。责任护士__________、__________。

2. 病房环境及规章制度宣教,包括环境、物品摆放、陪护、探视、禁用电器、呼叫器使用、被服数量,以及床档、餐板的使用等。

3. 住院期间请您穿患者服。佩戴腕带,出院时才可以取下。

4. 在给药及治疗前,护士要核对您的身份:①问您姓名;②核对腕带。

5. 为了您的用药安全,请按时服用口服药。不要将口服药放在抽屉里,因口服药的外包装已去除,易受潮及变质。

6. 入院检查及注意事项:①需明晨空腹抽血及做腹部 B 超者,请您在夜间 12 点后不要吃任何东西及喝水,以免影响检查结果。次日晨留取二便标本。②做心电图时请摘下手表,不要讲话。

7. 戒除不良嗜好:①戒烟。烟草中的成分容易刺激并损坏人体心血管系统,加速动脉粥样硬化的形成,长期下去会导致动脉狭窄、心肌缺氧缺血,最终出现心律失常、心绞痛、心肌梗死等不同症状。②限酒。乙醇有兴奋神经、促进和加快血液循环的作用,心脏病患者饮酒会加重心脏负荷,诱发心脏病。

8. 患者危险因素的评估及宣教,包括压疮、跌倒、烫伤、冻伤、坠床等。请您理解床旁悬挂各种安全标识的目的和意义,并给予协助和支持。

9. 您目前的饮食是

□流食　□半流食　□普食　□糖尿病饮食　□低盐　□低脂　□低嘌呤

二、住院期间健康宣教

(一)疾病概念

心衰又称“心力衰竭”,是指心脏不能搏出同静脉回流及全身组织代谢所需的血液供应。各种原因引起心肌收缩力减弱,从而使心排血量减少,不足以满足机体的需求,从而产生的疾病表现。

(二)辨证宣教

1. 喘促

(1)观察患者面色、血压、心率、心律、脉象及心电示波变化,慎防喘脱危象(张口抬肩、稍动则咳喘欲绝,烦躁不安,面色灰白或面青唇紫,汗出肢冷,咳吐粉红色泡沫样痰)。

(2)遵医嘱控制输液速度及总量。

(3)遵医嘱准确使用解痉平喘药物。使用强心药物后,注意观察患者有无出现纳差、恶心、呕吐、头痛、乏力、黄视、绿视及各型心律失常等洋地黄中毒症状。

(4)穴位按摩风门、肺俞、合谷等以助宣肺定喘。

(5)喘脱的护理:①立即通知医师,配合抢救,安慰患者,稳定患者恐惧情绪。②给予端坐位或双下肢下垂坐位,遵医嘱给予20% ~30%乙醇湿化、中高流量面罩吸氧。③遵医嘱准确使用镇静、强心药,如吗啡、洋地黄类药物等。

2. 胸闷、心悸

(1)协助患者取舒适卧位,加强生活护理,限制探视,减少气血耗损,保证充足的睡眠。

(2)予以间断低流量吸氧,并观察吸氧后的效果。

(3)嘱患者平淡情志,勿七情过极。保持情绪稳定,避免焦虑、紧张及过度兴奋。

(4)做好患者心理护理,消除其恐惧感,避免不良的情绪刺激,必要时让亲属陪伴,给予亲情支持。

3. 神疲乏力

(1)卧床休息,限制活动量;减少交谈,限制探视,减少气血耗损。

(2)加强生活护理,勤巡视,将常用物品放置在患者随手可及的地方。注意患者安全,如加设床档。外出检查时有人陪同,防跌倒、坠床等。

(3)大便秘结时,可鼓励多食蜂蜜、水果、粗纤维蔬菜。予腹部按摩中脘、中极、关元等穴位,促进肠蠕动,帮助排便。必要时遵医嘱使用缓泻药。

4. 尿少、肢肿

(1)准确记录24小时出入量,限制摄入量(入量比出量少200 ~300 mL),正确测量每日晨起体重(晨起排空大、小便,穿轻薄衣服,空腹状态)。

(2)遵医嘱给予少盐、易消化、高维生素、高膳食纤维饮食,忌饱餐。选用有利尿作用的食品,如芹菜、海带、赤小豆、西瓜等,也可用玉米须煎水代茶饮。

(3)做好皮肤护理,保持床单位整洁干燥,定时翻身,协助患者正确变换体位,避免推、拉、扯等动作,预防压疮。可使用减压垫、气垫床、翻身枕等预防压疮的辅助工具。温水清洁皮肤,勤换内衣裤、勤剪指甲。对会阴部水肿患者做好会阴清洗,防止尿路感染。对男性患者可予吊带托起阴囊防止摩擦,减轻水肿。下肢水肿者,可抬高双下肢,利于血液回流。

(4)应用利尿药后观察患者用药后效果,定期复查电解质,观察有无水、电解质紊乱。

(5)形寒肢冷者注意保温,可用艾叶煎水浴足,温阳通脉促进血液循环。

(6)中药汤剂宜浓煎,少量多次温服,攻下逐水药宜白天空腹服用。

（三）情志疏导

1. 指导患者注意调摄情志，宜平淡静志，避免七情过极和外界不良刺激，不宜用脑过度，避免情绪波动。

2. 劝慰患者正确对待因病程较长造成的体虚、易急躁的情绪变化，帮助患者保持心情愉快，消除因病产生的紧张心理，树立战胜疾病的信心和勇气，以利于疾病的好转或康复。

3. 告知患者诱发心力衰竭的各种因素，使患者对疾病有正确的认识，掌握相关的医学知识，积极主动加强自我保健，增强遵医行为。

（四）评估

1. 评估患者面色、血压、心率、心律、脉象及心电示波变化。

2. 评估患者胸闷、心悸情况。

三、出院前健康宣教

1. 心力衰竭患者应避免过度劳累和精神刺激，要节欲或避孕。

2. 天气转冷时要注意加强室内保暖措施，防止上呼吸道感染，减少发作诱因。

3. 识别心力衰竭。当出现急性心力衰竭症状，如突然呼吸困难、不能平卧，或急性肺水肿症状，如气急、发绀、咯粉红色泡沫样痰，应及时送医院救治。

4. 舒畅情志，避免情绪激动。

5. 预防便秘。心动过缓患者避免排便时屏气，以免迷走神经兴奋而加重心动过缓。

6. 出院带的药物是________，________，________。请您按时足量服用。如有疑问请电话咨询。

7. 请您保留好“出院复诊提示卡”，留下准确的1～2个电话号码或邮箱，以便我们进行随访。

8. 您下次复查的时间是：20________年________月________日，星期________。

9. 您的主治医师是________，坐诊时间为每周________上午，周________下午，请您预约就诊。

第六节　胸痹心痛（慢性稳定性心绞痛）患者健康宣教流程及内容

一、入院日健康宣教

1. 您的主管医生__________、__________。护士长__________。责任护士________、________。

2. 病房环境及规章制度宣教，包括环境、物品摆放、陪护、探视、禁用电器、呼叫器使

用、被服数量,以及床档、餐板的使用等。

3. 住院期间请您穿患者服。佩戴腕带,出院时才可以取下。

4. 在给药及治疗前护士要核对您的身份:①问您姓名;②核对腕带。

5. 为了您的用药安全,请按时服用口服药。不要将口服药放在抽屉里,因口服药的外包装已去除,易受潮及变质。

6. 入院检查及注意事项:①需明晨空腹抽血及做腹部 B 超时,请您在夜间 12 点后不要吃任何东西及喝水,以免影响检查结果。请明日晨留取二便标本。②做心电图时请摘下手表,不要讲话。③心脏彩超。

7. 戒除不良嗜好:①戒烟。烟草中的成分容易刺激并损坏人体的心血管,加速动脉粥样硬化的形成,长期下去会导致动脉狭窄、心肌缺氧缺血,最终表现为心律失常、心绞痛、心肌梗死等。②限酒。乙醇有兴奋神经、促进和加快血液循环的作用,心脏病患者喝酒会因此加重心脏负荷,导致心脏病发作。③限饮茶。茶叶中的咖啡酮、茶碱都是兴奋剂,能增强心脏的功能。大量喝浓茶会使人心跳加快,会导致发病或病情加重。服药时,切忌饮茶,以防影响药物吸收。

8. 患者危险因素的评估及宣教,包括压疮、跌倒、烫伤、冻伤、坠床等。请您理解床旁悬挂各种安全标识的目的和意义,并给予协助和支持。

9. 您目前的饮食是

□流食 □半流食 □普食 □糖尿病饮食 □低盐 □低脂 □低嘌呤

二、住院期间健康宣教

(一)疾病概念

胸痹(慢性稳定型心绞痛),多因邪痹心络、气血不畅所致。在中医学中是膻中或心前区憋闷疼痛,甚则胸痛彻背、喘息不得卧为主的一种病证。常伴有心悸、气短、自汗。轻者仅感胸闷如窒、呼吸欠畅,重者有胸痛,严重者心痛彻背、背痛彻心。多与寒邪内侵、饮食不当、情志失调、年老体虚等因素有关。多见于中年以上,常因操劳过度、抑郁恼怒或多饮暴食、感受寒冷而诱发。

(二)辨证宣教

1. 心血瘀阻证

(1)膳食:①宜多食禽类、鱼类、核桃、花生、水果、蔬菜。②忌油腻肥甘之品。

(2)保持大便通畅,避免因大便干过度用力而出现危险。

(3)汤剂宜温热服,以利温通心阳、活血化瘀。

2. 痰浊闭阻证

(1)膳食:①宜食山楂、洋葱、番茄、紫菜、竹笋、萝卜等。②忌食肥甘厚腻生冷之品,戒酒,以免助湿生痰。③食疗:荷叶粥。荷叶一张煎汤,再加粳米 100 g 煮粥,早、晚服用。

（2）咳嗽痰多时，可定时变换体位，以利排痰。

（3）生活应劳逸结合，不宜久坐久卧。

3. 寒凝心脉证

（1）居室宜温暖向阳，避免感受风寒，注意保暖。

（2）饮食宜温热，忌生冷，可用少量干姜、川椒调味，或热饮姜糖水。食疗：生姜、葱白煎汤热饮。

（3）中药宜温热服。

（4）保持情绪稳定，避免恐惧感。

4. 心肾阴虚证

（1）饮食宜清淡、滋润，如木耳、香菇、芹菜等。食疗：首乌芹菜粥。何首乌 50 g，芹菜 100 g，瘦猪肉末 100 g，盐和味精适量，煮粥。失眠心烦者，可以黄连粉 1 g，琥珀粉1.5 g，用蜜调匀，睡前服。

（2）保持心情愉快，使气机条达，不可抑郁忧伤，或情绪波动太大，也应避免过于劳累紧张。

5. 气阴两虚证

（1）应以休息为主，可适度活动，以不引起心绞痛为宜。

（2）膳食：宜服益气健脾之品，如黄芪粥、莲子粥，扁豆粥等，也可食木耳、香菇等养阴之品。汤药宜温服。

6. 阳气虚衰证

（1）应卧床休息，保持室内安静温暖，以护其阳。

（2）饮食宜温热、易消化，忌生冷之品。

（三）护理指导

1. 起居指导　室内宜安静，温湿度适宜，空气清新。胸痛发作时，绝对卧床休息，谢绝探视，以减少气血耗伤。

2. 膳食指导　宜低盐、低脂、清淡饮食，多吃水果蔬菜，忌烟，限酒、茶、咖啡；少食多餐，不宜过饱。

3. 情志疏导　保持心情舒畅，避免紧张、恼怒，使气机通畅，以利血行。

4. 用药指导

（1）严格按医嘱用药，切勿擅自调节输液速度。

（2）服用抗血栓药物过程中，注意观察有无牙龈出血、鼻出血、血尿、皮下瘀点、瘀斑等现象，并及时告知医护人员。

（四）临证宣教

1. 硝酸甘油见光易分解，应放在棕色瓶中，6 个月更换一次，以防药物受潮、变质而失效。

2. 若感到不适，如头晕、胸闷、心悸、胸痛加重时请及时呼叫医护人员。

3. 发作时立即休息，并舌下含服硝酸甘油或速效救心丸，同时呼叫医护人员。

4. 尽量避免劳累、情绪激动等诱发因素。

（五）评估

1. 密切观察胸痛的部位、性质、持续时间、诱发因素及伴随症状。

2. 观察心率、心律、血压、脉搏，呼吸频率、节律，面唇色泽及有无头晕、黑蒙等伴随症状。

三、出院前健康宣教

1. 外出时随身携带硝酸甘油、速效救心丸、病情卡，在家时把药放在固定位置，家属也要知道药的固定位置，如出现头晕、心慌、胸闷、胸痛、气短，要及时服药，如 15 分钟仍无缓解应及时就医。

2. 合理调整饮食，低盐、低脂饮食，少食辛辣食物及烟、酒，多吃新鲜蔬菜水果。少量多餐，每餐勿过饱。

3. 避免紧张、劳累、情绪激动、便秘、感染等诱发因素。

4. 硝酸甘油见光易分解，应放在棕色瓶中，6 个月更换一次，以防药物受潮、变质而失效。

5. 出院带的药物是________，________，________。请您按时足量服用。如有疑问请电话咨询。

6. 请您保留好“出院复诊提示卡”，留下准确的 1 ~ 2 个电话号码或邮箱，以便我们进行随访。

7. 您下次复查的时间是：20 ________年________月________日，星期________。

8. 您的主治医师是________，坐诊时间为每周________上午，周________下午，请您预约就诊。

第七节　促脉证（阵发性心房颤动）患者健康宣教流程及内容

一、入院日健康宣教

1. 您的主管医生__________、__________。护士长________。责任护士________、________。

2. 病房环境及规章制度宣教，包括环境、物品摆放、陪护、探视、禁用电器、呼叫器使用、被服数量，以及床档、餐板的使用等。

3. 住院期间请您穿患者服。佩戴腕带，出院时才可以取下。

4. 在给药及治疗前护士要核对您的身份:①问您姓名;②核对腕带。

5. 为了您的用药安全,请按时服用口服药。不要将口服药放在抽屉里,因口服药的外包装已去除,易受潮及变质。

6. 入院检查及注意事项:①需明晨空腹抽血及做腹部 B 超时,请您在夜间 12 点后不要吃任何东西及喝水,以免影响检查结果。请明日晨留取二便标本。②做心电图时请摘下手表,不要讲话。③心脏彩超。

7. 戒除不良嗜好:①戒烟。烟草中的成分容易刺激并损坏人体的心血管,加速动脉粥样硬化的形成,长期下去会导致动脉狭窄、心肌缺氧缺血,最终表现为心律失常、心绞痛、心肌梗死等不同症状。②限酒。乙醇有兴奋神经、促进和加速血液循环的作用,心脏病患者喝酒会因此加重心脏负荷,导致心脏病发作。③限饮茶:茶叶中的咖啡酮、茶碱都是兴奋剂,能增强心脏的功能。大量喝浓茶会使人心跳加快,会导致发病或病情加重。服药时,切忌饮茶,以防影响药物吸收。

8. 患者危险因素的评估及宣教,包括压疮、跌倒、烫伤、冻伤、坠床等。请您理解床旁悬挂各种安全标识的目的和意义,并给予协助和支持。

9. 您目前的饮食是

□流食 □半流食 □普食 □糖尿病饮食 □低盐 □低脂 □低嘌呤

二、住院期间健康宣教

(一)疾病概念

促脉(阵发性心房颤动)是由于多重折返小波引起间歇性快速而不规则的心房节律,是起搏点在心房的异位性心动过速。发作时心房发生 350 ~ 600 次/分不规则的冲动,引起不协调的心房颤动。

(二)辨证宣教

1. 心悸

(1)严密观察心率、心律、呼吸、面色、血压等变化。重症患者遵医嘱持续心电监护。患者出现呼吸不畅、面色苍白、大汗或自觉濒死感时,并报告医师并留置静脉通路,遵医嘱予吸氧、药物治疗,配合做好急救工作。

(2)心悸发作时,卧床休息,取舒适体位,尽量减少搬动患者;病室保持安静,避免噪声干扰,减少探视。

(3)遵医嘱中药泡洗。

(4)遵医嘱穴位贴敷,取关元、气海、膻中、足三里、太溪、复溜、内关、三阴交等穴。

(5)遵医嘱耳穴贴压,取心、肺、肾、神门、皮质下等穴;伴失眠者可配交感、内分泌等穴。

(6)遵医嘱穴位按摩,取神门、心俞、肾俞、三阴交、内关等穴;伴汗出者可加合谷穴。

2. 胸闷胸痛

(1)密切观察胸闷胸痛的部位、性质、持续时间、诱发因素及伴随症状,遵医嘱监测心率、心律、脉搏、血压等变化。绝对卧床休息,遵医嘱给予氧气吸入。出现异常或胸痛加剧、汗出肢冷时,报告医师,配合处理。遵医嘱用药,并观察服药后症状缓解程度。

(2)遵医嘱穴位贴敷,取心俞、膈俞、脾俞、肾俞、内关、膻中等穴。

3. 气短乏力

(1)卧床休息,限制活动,减少探视。

(2)加强巡视和生活护理,做好患者安全防护。

(3)遵医嘱中药泡洗。

4. 夜寐不安

(1)环境安静舒适,光线宜暗,床被褥松软适宜,避免噪声。

(2)遵医嘱穴位按摩,睡前按摩神门、三阴交、中脘等穴。

(3)遵医嘱耳穴贴压,取心、脾、神门、三焦、皮质下、肝等穴。

(4)遵医嘱中药泡洗,每晚睡前30分钟遵医嘱予中药泡足。

(三)护理指导

1. 情志疏导

(1)对心悸发作时自觉心慌恐惧的患者有专人守护,以稳定情绪。

(2)指导患者平淡静志,避免七情过激和外界不良刺激。消除患者的紧张心理,树立战胜疾病的信心和勇气,以利于疾病的好转或康复。

(3)告知患者诱发促脉证的各种因素,使患者对疾病有正确的认识,积极主动加强自我保健,提高患者的依从性。

2. 饮食指导

(1)气阴两虚证:宜食补气、性平、味甘或甘温,营养丰富、容易消化的食品,如大枣、花生、山药等。忌食破气耗气、生冷性凉、油腻厚味、辛辣的食品,避免煎炸食物。

(2)心虚胆怯证:宜食滋阴清热养阴安神的食品,如柏子玉竹茶。忌食辛辣香燥食品。

(3)痰热内扰证:宜食清化痰热、补中益气、滋养心阴的食品,如荸荠、甘蔗等;也可选用薏苡仁、大枣、山药、莲子等熬粥食用。

(4)气虚血瘀证:宜食补气、化瘀通络、行气活血的食品,如山药、菱角、荔枝、葡萄、鲢鱼、鳝鱼等。也可食用桃仁、油菜等活血祛瘀的食品。忌食破气耗气、生冷酸涩、油腻厚味、辛辣等食品。

3. 生活起居

(1)合理安排休息与活动,协助患者制订合理作息时间,不宜晚睡,睡前不宜过度兴奋。最好在上午、下午各有一次卧床休息或短暂睡眠的时间，以 30 分钟为宜。

(2)季节交替温差变化大时，注意预防感冒。

(3)发作期静卧休息，缓解期适当锻炼，根据患者情况制订活动计划，活动量应按循序渐进的原则，以不引起胸闷、心悸等不适症状为度。活动中密切观察患者心率、呼吸、血压变化，如有头晕、气促、汗出、胸闷痛等症状要停止活动，休息缓解，严重不适时应及时报告医师处理。

(4)指导患者养成每天定时排便的习惯，排便时勿过于用力屏气，保持排便通畅。

(四)评估

1. 严密观察心率、心律、呼吸、面色、血压等变化。

2. 密切观察胸闷胸痛的部位、性质、持续时间、诱发因素及伴随症状。

三、出院前健康宣教

1. 保持环境安静，舒适、安全、温湿度适宜，避免噪声干扰。注意季节气候变化，顺应四时增减衣物，避免外邪侵袭。

2. 起居有常，早睡早起，保证充足睡眠，不贪黑熬夜。

3. 注意劳逸结合，发作时宜静卧休息，缓解期适当活动及锻炼，改善全身血液循环，以增强心脏功能。不做剧烈运动，可散步、打太极拳、做广播操等有氧运动，以微微汗出为度。

4. 避免各种诱发因素，忌七情过激、饱餐、便秘、劳累、感染等。

5. 饮食以清淡、易消化、营养丰富为主，可选用低动物脂肪、低胆固醇、低热量、低盐、高维生素及高蛋白食物，忌烟、酒、咖啡、浓茶等辛辣刺激性食物及肥甘厚味，不宜过饱，少量多餐。

6. 调畅情志，及时疏泄不良情志，保持心情愉快、乐观，情绪稳定。避免观看恐怖电影和小说等。

7. 出院带的药物是________，________，________。请您按时足量服用。如有疑问请电话咨询。

8. 请您保留好“出院复诊提示卡”，留下准确的 1～2 个电话号码或邮箱，以便我们进行随访。

9. 您下次复查的时间是:20 ________年________月________日，周________。

10. 您的主治医师是________，坐诊时间为每周________上午，周________下午，请您预约就诊。

第八节　眩晕(原发性高血压)患者健康宣教流程及内容

一、入院日健康宣教

1. 您的主管医生＿＿＿＿＿＿、＿＿＿＿＿＿。护士长＿＿＿＿＿。责任护士＿＿＿＿＿、＿＿＿＿＿。

2. 病房环境及规章制度宣教,包括环境、物品摆放、陪护、探视、禁用电器、呼叫器使用、被服数量,以及床档、餐板的使用等。

3. 住院期间请您穿患者服。佩戴腕带,出院时才可以取下。

4. 在给药及治疗前,护士要核对您的身份:①问您姓名;②核对腕带。

5. 为了您的用药安全,请按时服用口服药。不要将口服药放在抽屉里,因口服药的外包装已去除,易受潮及变质。

6. 入院检查及注意事项:①需要明晨空腹抽血及腹部 B 超检查时,如血常规、凝血系列、肝功能、感染系列等,请您在夜间 12 点后不要吃任何东西及喝水,以免影响检查结果。请明晨留取二便标本。②做心电图时请摘下手表,不要讲话。

7. 危险因素的评估及宣教,包括压疮、跌倒、烫伤、坠床等。请您理解床旁悬挂各种安全标识的目的和意义,并给予协助和支持。

8. 您目前的饮食是

□流食　□半流食　□普食　□糖尿病饮食　□低盐　□低脂　□低嘌呤

二、住院期间健康宣教

(一)疾病概念

眩晕(原发性高血压)系因风阳上扰、痰瘀内阻,使脑窍失养、脑髓不充所致。以头晕目眩、视物旋转为主要临床表现。眩是眼花,晕是头晕,二者常同时出现,故统称为“眩晕”。本病为慢性起病,逐渐加重,或反复发作。

(二)辨证宣教

1. 肝阳上亢

(1)起居指导:居室宜凉爽通风,光线柔和,整洁安静,避免噪声刺激;患者应卧床休息闭目养神,眩晕严重时,不能起床活动,此时要注意预防坠床、跌倒。患者需要帮助时,请按呼叫器请求帮助。当眩晕缓解后,还需休息一段时间,起坐动作不宜太快,少做旋转、弯腰动作,减少头部转动,行走时可用拐杖辅助。如果怕光线刺激可戴太阳眼镜,以减少眩晕发作。

(2)情志疏导:保持情绪稳定,避免情绪过度波动,扰动心神,造成心悸;中医讲怒伤肝,以免肝阳妄动,上扰清窍,加重眩晕头痛等。

(3)饮食宜清淡、低盐,多食新鲜水果、蔬菜。忌食辛辣、油腻及动物内脏,忌暴饮暴食。

(4)穴位按摩:太冲、合谷、三阴交等穴。

2. 肾精不足

(1)起居指导:居室温度适宜,阳虚者宜住温暖处,阳光充足,避免风寒;阴虚者注意室内凉润,通风良好,光线不可过强,保持安静。卧床休息,保证充足睡眠。

(2)辨证施膳:多食用营养丰富、易消化、滋补肝肾之品,如黑芝麻、动物内脏等。忌食阴虚者禁食羊肉、辛辣之品。

(3)穴位按摩:足三里、肾俞、肝俞等穴。

3. 气血亏虚

(1)起居指导:居室向阳、温暖、安静。患者应动静结合,劳逸适度。重病患者以卧床休息为主,康复期可参加户外活动,如散步、练导引等体育锻炼。

(2)辨证施膳:饮食应少食多餐,多进补益气血之品,如山药、大枣等。忌食辛辣、油腻及动物内脏,忌暴饮暴食。

(3)艾灸:气海、三阴交、足三里等穴。

4. 痰浊中阻

(1)起居指导:居室宜宽敞明亮、干燥、通风,温度适宜。患者宜卧床休息。

(2)辨证施膳:宜清淡饮食,多食新鲜果蔬清热利湿之物,如西瓜、冬瓜等。

(3)穴位按摩:内关、中脘、风池等穴。

(三)临证宣教

1. 出现剧烈头痛、心悸、气急、恶心、呕吐、视物模糊、肢体运动障碍、意识模糊,甚至抽搐、昏迷等症状,提示血压急剧升高。

2. 服用降压药后出现晕厥、恶心、乏力等症状提示可能发生了急性低血压反应,应立即卧床。

3. 严格控制食盐的摄入量(每日 <6 g,因高盐可以增加血容量,升高血压),尽量减少食用“看不见”的盐,如酱油、味精、方便面佐料、咸菜酱菜等腌制品。

4. 戒烟、限酒:烟中的尼古丁可使血压升高;少量饮酒可起到活血的作用,量多可引起心率加快,血压升高。

5. 调畅情志:保持心情舒畅,避免情绪大起大落,使血压波动,引起不良后果。

(四)自我保健方法

1. 按摩头部　两手食指或中指擦抹前额,再用手掌按摩头两侧太阳穴,然后将手指分开，由前额向枕后反复梳理头发，每次5～10分钟。按摩头部可清头目、平肝阳，使头脑清醒、胀痛眩晕减轻，血压随之下降。

2. 按腰背、点血压点　两手握拳，用力从上而下按摩腰背部，每次3～5分钟，可补肾腰、疏通经脉、降低血压。血压点在第6颈椎两侧5 cm处，点穴按压可以通经活络、降低血压。

3. 按摩耳背　按摩耳郭背面降压沟（由内上方斜向下方的凹沟处），对应耳郭前面的凸起（即对耳轮），能降压。用手指或指间关节压住沟的凹陷处，从上而下按摩，每次3～5分钟，每日3～5次，使局部酸胀，发热，微微发红，即达到了效果。

4. 揉腹肚　仰卧，双手重叠加压，顺时针方向按揉腹肚每次3～5分钟。揉腹肚可疏通腹气，健脾和胃，调节升降。

（五）评估

1. 观察眩晕发作的次数、持续时间、伴随症状及血压等变化。

2. 观察头痛的性质、持续时间、发作次数及伴随症状。

3. 观察患者心率、心律、血压、呼吸、神色、汗出等变化。

三、出院前健康宣教

1. 保持良好的心理状态，稳定情绪。

2. 注意劳逸结合，切忌过劳和纵欲过度。根据个人爱好和体能进行适当运动，如散步、打太极拳，养花、作画，增加业余爱好，提高生活情趣。运动时间开始为10～15分钟，一般30分钟，3～5次/周，运动应循序渐进，逐渐增加运动量，以活动后无明显不适为宜。饥饿时或饭后1小时不宜做运动，运动中若出现胸闷、心慌应立即停止。

3. 为避免强光刺激，外出时佩戴变色眼镜。不宜从事高空作业。

4. 遵医嘱按时服药，忌乱用药和突然停药。定期测量血压，并记录，观察血压动态变化，以便及时就诊。

5. 保持适当的体重，特别是肥胖患者。

6. 出院带的药物是________，________，________。请您按时足量服用。如有疑问请电话咨询。

7. 请您保留好“出院复诊提示卡”，留下准确的1～2个电话号码或邮箱，以便我们进行随访。

8. 您下次复查的时间是：20________年________月________日，星期________。

9. 您的主治医师是________，坐诊时间为每周________上午，周________下午，请您预约就诊。

第九节　中风(脑出血急性期)患者健康宣教流程及内容

一、入院日健康宣教

1. 您的主管医生__________、__________。护士长__________。责任护士________、________。

2. 病房环境及规章制度宣教,包括环境、物品摆放、陪护、探视、禁用电器、呼叫器使用、被服数量,以及床档、餐板的使用等。

3. 住院期间请您穿患者服。佩戴腕带,出院时才可以取下。

4. 在给药及治疗前,护士要核对您的身份:①问您姓名;②核对腕带。

5. 为了您的用药安全,请按时服用口服药。不要将口服药放在抽屉里,因口服药的外包装已去除,易受潮及变质。

6. 检查及注意事项,需要明晨空腹抽血或做腹部 B 超时,请您在夜间 12 点后不要吃任何东西及喝水,以免影响检查结果。请明晨留取二便标本。

7. 餐具、盆子、便盆等物品可自带。由于条件有限,夜间陪护只能提供陪伴床,被子、枕头请自带,谢谢您的理解与配合。

8. 您目前的饮食是

□流食　□半流食　□普食　□糖尿病饮食　□低盐　□低脂　□低嘌呤

二、住院期间健康宣教

(一)疾病概念

本病多是在内伤机损的基础上,复因劳逸失度,情志不遂,饮酒饱食或外邪侵袭等触发,引起脏腑阴阳失调,血随气逆,肝阳暴涨,内风旋动,夹痰夹火,横窜经脉,蒙蔽神窍,从而发生猝然昏仆、半身不遂诸症,相当于西医学的脑出血、脑血栓形成、脑栓塞、蛛网膜下腔出血、脑血管痉挛等疾病。病因多为内伤机损、劳欲过度、饮食不节、情志所伤、气虚邪中,临床常分为中经络、中脏腑。

(二)辨证宣教

1. 中经络　中经络者以半身不遂、口眼㖞斜、偏身麻木、言语不利为主要临床表现。常分为肝阳暴亢、风火上扰证,风痰瘀血阻脉络证,痰热腑实、风痰上扰证,气虚血瘀证,阴虚风动证。

(1)肝阳暴亢、风火上扰证:①保持居室安静,严格限制探视,避免噪声、暴怒、抑郁,保持情绪稳定。②入睡困难、辗转反侧、烦躁不安者,可适当给予镇静药或睡前按摩涌泉穴 100 次。③饮食宜清淡甘寒为主,如绿豆、芹菜、菠菜、冬瓜、黄瓜、丝瓜、橘、梨,忌羊肉、鸡肉、狗肉、鲢鱼、韭菜、大蒜、葱等辛香走窜之品。

(2)风痰瘀血阻脉络证:①眩晕重者,应安静卧床休息,防止摔倒。②病情平稳后,可以进行功能锻炼。若舌苔变黄腻,口臭,便秘,则说明可能已转化为痰热腑实证,应立即告知医师。③饮食宜黑大豆、藕、香菇、桃、梨,忌羊肉、牛肉、狗肉、鸡肉、乌梅等。

(3)痰热腑实,风痰上扰证:①室温不宜过高,衣被不可太厚,避免冷风直接吹入。②如出现嗜睡、朦胧,说明病情加重向中腑转化,应立即告知医师。③饮食宜清热、化痰润燥为主,如萝卜、绿豆、丝瓜、冬瓜、梨、香蕉、芹菜等,忌羊肉、牛肉、鸡肉、对虾、鱼肉、韭菜、辣椒、大蒜等。

(4)气虚血瘀证:①由于气虚,卫阳不固,体弱多汗,因此病房要求温暖避风,汗多者及时擦干,更换被服。②手足肿胀者可以温水浸泡以消肿化瘀,然后自动或被动地做屈伸运动,以疏通经络、消除肿胀。③饮食宜益气、健脾通络,如山药苡仁汤、黄芪粥、莲子粥、白菜、冬瓜、丝瓜、木耳、赤小豆等。

(5)阴虚风动证:①病房宜通风凉爽,但避免凉风直接吹入。②避免情志刺激,勿惊恐、郁怒,防止复中。③饮食以养阴清热为主,如百合莲子粥、薏苡仁粥、甲鱼汤、淡菜汤、面汤、银耳汤、黄瓜、鹿角菜汤、芹菜等。

2. 中脏腑　中脏腑以突然昏迷而半身不遂等证,或以九窍闭塞为主要临床表现。中脏腑辨闭证与脱证。闭证属实,脱证属虚。闭证当辨阳闭与阴闭,阳闭有瘀热痰火之象,阴闭有寒湿痰浊之征。

(1)风失上扰清窍证:①将指甲剪短,双手握固软物,以免因肢体强痉拘挛,躁动不安而伤。②强痉的肢体应轻轻按摩,疏松缓解肌肉筋脉的拘挛。保持功能位,切忌强劲拉伸,以免损伤肌肉关节。③若有便秘,应及时告知医师,可给予生大黄粉 1 ~ 3 g 口服或鼻饲以通腑泄热。④饮食可加白菜汤、丝瓜汤、萝卜汤、芹菜汤、小米粥、面汤、橘汁、西瓜汁、油菜、鲜木瓜汤等,忌油腻、厚味肥甘、生湿助火之品。

(2)痰湿蒙蔽心神证:①保持肢体功能位置,防止足下垂和肩关节脱臼,四肢不温,应注意保暖。②饮食宜偏温性食物,如石菜花、萝卜汤、糯米、油菜、南瓜等。

(3)邪热内闭心窍证:①病情凶险,密切观察病情变化,如有频繁呃逆、抽搐、呕血出现时,及时告知医师。②神昏高热时,可用冰块物理降温及乙醇擦浴。③口噤不开时,及时告知医护人员,加牙垫,避免咬伤舌头。

(4)元气败脱,心神散乱证:①元阳败脱为危重阶段,应立即告知医师,积极抢救。②口腔用湿纱布覆盖口部,湿润空气。③注意保暖,适当给予热水袋,水温不宜过高,以免烫伤。

(三)情志疏导

解除因突发此病而产生恐惧、急躁、忧虑等情绪,避免不良刺激,正视现实,鼓起勇气,积极进行补偿性和适应性的功能锻炼,明白通过治疗和锻炼后遗症可得到治疗,身体可以逐渐康复。增强自信心,情绪乐观。

（四）身体护理

1. 皮肤护理

（1）床铺柔软舒适，保持垫褥平整清洁干燥，勤换床单及内衣。

（2）定时更换体位，2 小时协助翻身 1 次，翻身的同时可用红花油对原来受压部位进行按摩。注意观察面色及呼吸变化，如有异常不得擅自变换体位，要在医护人员的指导下进行。

（3）大小便失禁患者，便后温水擦洗，局部皮肤涂滑石粉、松花粉，保持会阴部、臀部皮肤清洁干燥。使用便盆时，抬高臀部，将便盆轻轻放入，避免皮肤擦伤。

2. 口腔护理

（1）神志清醒患者，应饭后漱口，早、晚两次刷牙，以保持口腔清洁。

（2）昏迷患者用生理盐水棉球擦拭口腔，及时清除分泌物，湿纱布覆盖口部，以湿润所吸入之空气。

（3）并发口腔炎、舌炎时，可用金喉健喷雾外喷，补充维生素。

3. 眼部护理

（1）用生理盐水纱布覆盖眼部以免角膜干燥。

（2）伴有结膜炎时可遵医嘱用眼药水点眼，1 日数次，同时禁食辛辣及其他动肝火之品。

（3）患者睡眠时其他人可用清洁手使患者的上、下眼睑闭合，以保护眼睛。

（五）康复训练

在偏瘫恢复初期，往往把治疗放在首位，这是一个误区，应把治疗和康复放在同等的位置。

（六）评估

1. 密切观察神志、瞳孔、心率、血压、呼吸、汗出等生命体征的变化。

2. 观察患侧肢体的感觉、肌力、肌张力、关节活动度的变化。

3. 密切观察痰的色、量、质，有无喘促、发绀等症状。

4. 观察体温的变化。

5. 观察二便的色、量、质。

三、出院前健康宣教

1. 保持良好的生活习惯，定时作息，保证充足睡眠。坚持适当运动与体育锻炼，选择自己感兴趣且体力所能的活动，如散步、跳舞、打太极拳等，避免过度劳累。

2. 注意保持愉快的心情、稳定的情绪，避免过于激动和紧张焦虑。

3. 合理安排膳食，控制脂肪摄入，选择清淡、含粗纤维多的食物，控制好体重。

4. 康复锻炼。尽可能地在日常生活中进行动作训练，如编制毛线、拣豆子、拨算珠、写字、户外活动等，促进肢体功能和生活自理能力恢复。

5. 定期到医院复查血糖、血脂和血压。积极治疗原发疾病，坚持正确服药以防脑梗死再发。

6. 如出现手指麻木无力、短暂失明或短暂说话困难、眩晕、步态不稳等现象，可能为脑缺血先兆，应立即到医院检查，以便及早给予处理。

7. 按时用药。出院带的药物是________，________。请您按时足量服用。如有疑问请电话咨询。

8. 请您保留好“出院复诊提示卡”，留下准确的1～2个电话号码或邮箱，以便我们进行随访。

9. 您下次复查的时间是：20 ________年________月________日，星期________。

10. 您的主治医师是________，坐诊时间为每周________上午，周________下午，请您预约就诊。

第十节　痴呆（阿尔茨海默病）患者健康宣教流程及内容

一、入院日健康宣教

1. 您的主管医生__________、__________。护士长________。责任护士________、________。

因为患者生活自理能力受限，所以一定要遵医嘱留陪人。

2. 病房环境及规章制度宣教，包括环境、物品摆放、陪护、探视、禁用电器、呼叫器使用、被服数量，以及床档、餐板的使用等。

3. 住院期间请患者穿患者服。佩戴腕带，出院时才可以取下。

4. 在给药及治疗前，护士要核对患者的身份：①问您姓名；②核对腕带。

5. 为了患者的用药安全，请按时服用口服药，不要放在抽屉里，因口服药的外包装已去除，易受潮及变质。对于生活不能自理患者，由护理人员给予口服药。

6. 检查及注意事项：①明晨空腹抽血查相关的项目如血常规、血型、凝血系列、肝功能、感染系列等，并留取尿标本，请患者在夜间12点后不要吃任何东西及喝水，以免影响检查结果。②做心电图时请摘下手表，不要讲话。③遵守磁共振的注意事项及禁忌。

7. 危险因素的评估及宣教，包括压疮、跌倒、烫伤、冻伤、坠床等。请您理解床旁悬挂各种安全标识的目的和意义，并给予协助和支持。

8. 伴随疾病的宣教：糖尿病需低糖、冠心病需低脂、高血压需低盐饮食等。

9. 您目前的饮食是

□流食　□半流食　□普食　□糖尿病饮食　□低盐　□低脂　□低嘌呤

□特殊饮食

二、住院期间健康宣教

(一)疾病概念

阿尔茨海默病即老年痴呆症,是一种进行性发展的致死性神经退行性疾病,临床表现为认知和记忆功能不断恶化,日常生活能力进行性减退,并有各种神经精神症状和行为障碍。

(二)辨证宣教

1. 认知功能减退的护理

(1)保持病室安静整洁,将患者安置于重点病房安全位置,以免受到伤害。

(2)加强认知功能训练,包括记忆力、定向力、计算力、智能训练等,延缓衰退速度。

(3)体能锻炼。尽可能多活动,以维持和保留原有的能力。

(4)安全防护,注意防走失,防跌倒坠床等意外发生。认知障碍患者外出时可佩带身份识别卡,并由家人陪同防走失,降低意外事件的发生。

(5)遵医嘱选用以下中医护理特色技术中的1~2项:①脑电仿生电刺激仪刺激头部腧穴改善脑功能。②穴位按摩,取穴百会、神庭、太冲、太溪等。③耳穴贴压,取穴心、神门、肾、脑等。④灸法,取穴百会、足三里、风池、神阙等。

2. 情感改变的护理

(1)保持病室安静整洁,避免人多惊扰。

(2)护理人员态度和蔼,使患者心情舒畅,保证充足睡眠。

(3)鼓励患者多与他人交流,保证良好的人际关系。

(4)指导患者家属多给予情感支持。

3. 行为改变的护理

(1)保持病室安静整洁,做好患者生活护理,使其生活舒适。

(2)培养及训练患者维持正常生活的能力,保持患者个人整洁。

(3)对有抑郁、幻觉、自杀倾向的患者,嘱患者家属专人看护,做好安全防护。

(三)情志疏导

1. 多与患者沟通,了解其心理状态,缓解患者的焦虑、恐惧等不良情绪。

2. 鼓励患者多与他人交流,保证良好的人际关系。

3. 创造和睦的家庭环境,取得家人及社会支持。

(四)综合能力训练

1. 生活能力训练　选择与日常生活密切相关的内容,如进食、穿衣、洗漱、家务等训练,每日活动安排从简单到复杂。

2. 智能训练

(1)回忆与生命回顾:帮助患者回忆并讲述往事,可借用图片、物品、音乐等激发远期记忆,可多次反复训练,强化记忆。

（2）定向力训练：包括时间、地点、人物等方面，通过放置醒目的标志、熟悉的物品，反复训练，使其逐步形成时间、空间等观念。

（3）分析、判断、推理能力训练：训练排列数字和简单的数字运算，训练推理能力，从物品、工具、食品中选取一种，让其说出与其同类的东西，并按要求进行分类。

3. 体能训练　根据身体情况，选择合适的体能训练，如做老年体操、跳舞等。要循序渐进，不可过劳。

（五）评估

1. 评估患者记忆力、定向力、计算力等认知功能。

2. 评估患者行为改变。

三、出院前健康宣教

1. 严格控制血压在 140/90 mmHg 以下，年龄越小，控制越严，最好每天监测血压变化，至少每周测一次血压。

2. 若正在服用降压药物，不可随意停药，应按医嘱增减降压药物。

3. 24 小时稳定控制血压，使血压波动较小，不可将血压降得过低。

4. 有效控制血糖、血脂、血黏度。

5. 减轻体重，达到正常标准。戒烟酒，宜低盐、低脂饮食。坚持有氧锻炼，如慢跑、游泳、骑自行车、打太极拳等。

6. 出院带的药物是________，________，________。请您按时足量服用。如有疑问请电话咨询。

7. 请您保留好“出院复诊提示卡”，留下准确的 1～2 个电话号码或邮箱，以便我们进行随访。

8. 您下次复查的时间是：20 ________年________月________日，星期________。

9. 您的主治医师是________，坐诊时间为每周________上午，周________下午，请您预约就诊。

第十一节　颤证（帕金森病）患者健康宣教流程及内容

一、入院日健康宣教

1. 您的主管医生__________、__________。护士长________。责任护士________、________。

2. 病房环境及规章制度宣教，包括环境、物品摆放、陪护、探视、禁用电器、呼叫器使用、被服数量，以及床档、餐板的使用等。

3. 住院期间请您穿患者服。佩戴腕带，出院时才可以取下。

4. 在给药及治疗前，护士要核对您的身份：①问您姓名；②核对腕带。

5. 为了您的用药安全，请按时服用口服药。不要将口服药放在抽屉里，因口服药的外包装已去除，易受潮及变质。

6. 检查及注意事项：需要明晨空腹抽血时，请您在夜间12点后不要吃任何东西及喝水，以免影响检查结果。请明晨留取二便标本。

7. 为了您的健康，请您戒烟，禁酒。

8. 您目前的饮食是

□流食 □半流食 □普食 □糖尿病饮食 □低盐 □低脂 □低嘌呤

□特殊饮食

二、住院期间健康宣教

（一）疾病概念

颤证是以头部或肢体摇动颤抖、不能自制为主要临床表现的一种病证。轻者表现为头摇动或手足微颤；重者可见头部振摇、肢体颤动不止，甚则肢节拘急、失去生活自理能力。西医命名为帕金森病。

（二）辨证宣教

1. 肝风内动

（1）病室宜安静、凉爽，避免噪声。

（2）保持情绪稳定，避免不良刺激。

（3）饮食以易消化、补益为主，如大枣、羊肉等。

（4）可按摩足三里、曲池等穴，以改善患者的睡眠，缓解肢体的拘挛。

2. 痰浊阻滞

（1）室温不宜过高。

（2）饮食以清淡、偏凉润为主，如蜂蜜、雪梨、西瓜、苦瓜等，忌食辛辣醇酒。

（3）鼓励患者多饮白开水或果汁，以泻热而通利小便。

（4）注意精神调养，避免忧、思、郁、怒等不良刺激，保持良好的心理状态。

3. 瘀血阻滞

（1）协助患者在床上做足底按摩，或耳穴贴压，以促进全身血液循环。

（2）多食有疏利作用的食品，如大蒜、洋葱等。

（3）指导患者积极进行体力活动，做姿势和步态的训练，进行联合动作、协调动作的锻炼。

（4）用被动或辅助操练以克服肌强直，使关节做全程活动。

4. 气血两虚

(1)病室宜温暖避风。

(2)饮食宜低脂、易消化、富营养,多食瘦肉、蛋类、大豆等。可配合食疗,如莲杞粥、参茸汤等。

(3)防止直立性低血压的发生,嘱患者不要突然起立,可先在床边坐 1 ~2 分钟再站起来,或从椅子上慢慢站起。

(4)晚上将床尾抬高 7 ~10 cm,穿弹性长筒袜,促进下肢静脉回流。

(5)艾灸足三里穴。

5. 阴阳两虚

(1)艾灸神阙穴。

(2)此型为危重难治之候,重点预防压疮及感染。

(3)若出现咽喉肌强直,给予流食、半流食,配合饮品如参茸汤。

(三)加强肢体功能锻炼

本病早期应坚持一定的体力活动,主动进行肢体功能锻炼,四肢各关节做最大范围的屈伸、旋转等活动,以预防肢体挛缩、关节僵直的发生。晚期患者做被动肢体活动和肌肉、关节的按摩,以促进肢体血液循环。

(四)评估

1. 观察运动障碍的程度,运动幅度、速度。

2. 观察患者震颤的程度、节律、幅度及伴随症状。

3. 观察肌强直的部位、程度、步态等。

三、出院前健康宣教

1. 饮食有节,调养脾胃,起居有常,不妄劳作。

2. 舒畅情志,保持乐观情绪。

3. 预防颤证:应注意生活调摄,保持情绪稳定,心情舒畅,避免忧思郁怒等不良精神刺激;饮食宜清淡、富营养,忌暴饮暴食及嗜食肥甘厚味,戒除烟酒等不良嗜好。

4. 颤证患者生活要有规律,保持心情愉快和情绪稳定。平时注意加强肢体功能锻炼,适当参加体力能及的体育活动,如打太极拳、八段锦、内养功等。

5. 坚持服药和定期复查,发现异常及时就医。

6. 出院带的药物是________,________,________。请您按时足量服用。如有疑问请电话咨询。

7. 请您保留好"出院复诊提示卡",留下准确的 1 ~2 个电话号码或邮箱,以便我们进行随访。

8. 您下次复查的时间是:20 ________年________月________日,星期________。

9. 您的主治医师是________,坐诊时间为每周________上午,周________下午,请您预约就诊。

第十二节 面瘫(面神经炎)患者健康宣教流程及内容

一、入院日健康宣教

1. 您的主管医生__________、__________。护士长________。责任护士________、________。

2. 病房环境及规章制度宣教,包括环境、物品摆放、陪护、探视、禁用电器、呼叫器使用、被服数量,以及床档、餐板的使用等。

3. 住院期间请您穿患者服。佩戴腕带,出院时才可以取下。

4. 在给药及治疗前,护士要核对您的身份:①问您姓名;②核对腕带。

5. 为了您的用药安全,请按时服用口服药。不要将口服药放在抽屉里,因口服药的外包装已去除,易受潮及变质。

6. 检查及注意事项:需要明晨空腹抽血时或做腹部 B 超时,请您在夜间 12 点后不要吃任何东西及喝水,以免影响检查结果。请明晨留取二便标本。

7. 为了您的健康,请您戒烟,禁酒。

8. 您目前的饮食是

□流食 □半流食 □普食 □糖尿病饮食 □低盐 □低脂 □低嘌呤

□特殊饮食

二、住院期间健康宣教

(一)疾病概念

面瘫多为脉络空虚,营卫失调,风寒、风热之邪乘虚侵袭面部筋络,以致气血阻滞,肌肉纵缓而不收。本病是以口、眼向一侧喎斜为主要表现的病症。病情为本虚标实,病位在经筋络。周围性面神经麻痹可参照本病护理。

(二)辨证宣教

1. 风寒型

(1)减少外出,面部保暖,避免直接吹风,夏天不宜使用空调,冬天出门注意室内外温度的差别,使用围巾、戴口罩等措施,保护患部以免受凉。

(2)灸翳风穴,以疏风散寒,温经通络。

(3)饮食、中药宜温服。

2. 风热型

(1)卧床休息,发热时定时测量体温,密切观察病情变化。

(2)高热者给予穴位注射曲池、合谷穴,并注意观察用药后汗出情况,及时更换衣服。

(3)面部疼痛者穴位按摩攒竹、太阳、下关、颊车、地仓、合谷等穴,活血祛瘀,解痉镇痛。

(三)情志疏导

鼓励患者适当参加文娱活动,以愉悦情志,气血调达流畅。加强对疾病本身的认识,缓解内心压抑,多与人沟通,更应积极配合治疗,加强功能锻炼,尽快康复。创造温馨气氛,增强其治病信心。

(四)危重证候救治

出现面肌痉挛、倒错等重症危象时,及时报告医师,积极救治。

(五)评估

1. 观察口眼㖞斜的程度和方向。

2. 观察患侧眼睑闭合的程度。

3. 观察面肌痉挛抽搐发生的时间、性质、程度等情况。

三、出院前健康宣教

1. 饮食有节,注意保暖,起居有常,不妄劳作。

2. 舒畅情志,保持乐观情绪。

3. 对面瘫患者鼓励其坚持面部按摩。指导患者锻炼面部肌群运动功能,如鼓气、咬齿、蹙额、抬眉、示齿、吹哨、闭眼,每日可做数次,每次以不感觉疲劳为宜。

4. 坚持服药和定期复查,发现异常及时就医。

5. 出院带的药物是________,________,________。请您按时足量服用,如有疑问请电话咨询。

6. 请您保留好“出院复诊提示卡”,留下准确的1~2个电话号码或邮箱,以便我们进行随访。

7. 您下次复查的时间是:20________年________月________日,星期________。

8. 您的主治医师是________,坐诊时间为每周________上午,周________下午,请您预约就诊。

第十三节　积聚(肝硬化)患者健康宣教流程及内容

一、入院日健康宣教

1. 您的主管医生__________、__________。护士长________。责任护士________、________。

2. 病房环境及规章制度宣教,包括环境、物品摆放、陪护、探视、禁用电器、呼叫器使用、被服数量,以及床档、餐板的使用等。

3. 住院期间请您穿患者服。佩戴腕带,出院时才可以取下。

4. 在给药及治疗前,护士要核对您的身份:①问您姓名;②核对腕带。

5. 为了您的用药安全,请按时服用口服药。不要将口服药放在抽屉里,因口服药的外包装已去除,易受潮及变质。

6. 入院检查及注意事项:①如需要明晨空腹抽血查相关的项目如血常规、血型、凝血系列、肝功能、传染病八项等或者腹部B超者,请您在夜间12点后不要吃任何东西及喝水,以免影响检查结果。②请明日晨留取二便标本。

二、住院期间健康宣教

(一)疾病概念

积聚系因七情、饮食、寒湿等致病因素交错夹杂,血瘀、虫积、食积、燥屎、痰凝等搏结所致。以腹腔内有可触及、有形可征的包块为主要临床表现。病位在肝、脾。相当于西医学中的腹部肿瘤、肝脾大、内脏下垂、肠梗阻等。

(二)辨证宣教

1. 湿热内阻证

(1)病室保持安静、整洁,室温宜偏低。

(2)饮食宜清淡、易消化,富含维生素,可多食藕汁、西瓜汁、绿豆汤、冬瓜汤等清热祛湿,忌油腻、海鲜、辛辣等。

(3)中药汤剂宜凉服。

2. 肝脾血瘀证

(1)保持病室整洁,空气清新,温湿度适宜。

(2)饮食宜稀软,宜食理气活血化瘀的食品,如金橘、柚子、橙子、扁豆、萝卜、山楂等。

(3)病室安静、整洁,空气清新,温湿度适宜,生活规律,劳逸结合,适当运动,保证睡眠质量。

(4)指导患者保持乐观的情绪,避免悲观情绪的刺激。

3. 肝郁脾虚证

(1)患者宜住在凉温适宜的病室,保持空气新鲜、环境安静。

(2)做好情志调护,减轻患者思想负担,叮嘱患者听音乐、散步以调节情志,精神愉快、气机畅达则脾运有序。

(3)给予软食,宜进食薏苡仁、萝卜、山药、扁豆等健脾食物,适当服用黄芪粥、党参粥、核桃粥等健脾之品,以及柑橘、佛手、萝卜等理气食物。少食甜食、糖类。忌辛热、酒及油腻之品。

(4)中药汤剂宜温服。

4. 脾虚湿盛证

(1)患者住在凉温适宜的病室,保持空气新鲜。

(2)给予软食,宜进食薏苡仁、萝卜、山药、扁豆等健脾食物,适当服用黄芪粥、党参粥、核桃粥等健脾之品。少食甜食、糖类。忌辛热、酒及油腻之品。

(3)中药汤剂宜温服。

(4)做好情志调护,减轻患者思想负担,嘱患者听音乐、散步以调节情志,精神愉快、气机畅达则湿浊易化。

5. 肝肾阴虚证

(1)病室保持安静、整洁,温湿度适宜。

(2)饮食宜滋补肝肾的食品,如百合、枸杞、栗子、木耳、鸭肉、甲鱼、瘦肉等。

(3)畅情志,避免郁怒、悲伤等情志的刺激。

(4)中药汤剂宜温服。

6. 脾肾阳虚证

(1)保持病室整洁,空气清新,起居有常,避免劳累,保证充足的睡眠。

(2)饮食宜温补脾肾的食品,如韭菜、胡桃、山药、羊肉、牛肉、鸡肉等。

(3)采取有效的情志转移法,如深呼吸、全身肌肉放松、听音乐等。

(4)中药汤剂宜温服。

7. 肝阳气虚证

(1)保持病室整洁,空气清新,温湿度适宜。

(2)饮食宜温阳补气为主,可食黄芪粳米粥等。

(3)针对患者忧思恼怒、恐惧紧张等不良情志,指导患者采用移情相制疗法。

(4)中药汤剂宜温服。

(三)临证宣教

对肝肿物特殊治疗术的患者:

(1)术前说明肝肿物特殊治疗术的风险,签署知情同意书。

(2)术前要求检查血常规、凝血酶原时间、肝功能,必要时进行心、肾检查及胸部 X 线检查。

(3)穿刺前不必禁食,可进食少量清淡食物。

(4)向患者解释穿刺的目的、意义、方法,消除顾虑和紧张情绪,并训练其屏息呼吸方法(深呼吸、呼气、憋住气片刻),以利术中配合。向患者说明穿刺时要抑制咳嗽与深呼吸,以免针头划伤肝组织引起出血。穿刺前测量血压、脉搏。术前30分钟予以止血药肌内注射。

(5)术后要求:①患者平卧6小时。②每隔30分钟测脉搏、血压1次。③24小时后松解腹带。④术后1周内避免剧烈活动。

(四)情志护理

1. 对焦虑的患者,加强健康教育,针对疾病恰当解释,使患者和家属对疾病有正确的认识,不思少虑,防止思多伤脾。

2. 对于恐惧或急躁易怒的患者,加强与患者沟通,介绍成功病例,增强患者治疗的信心;向患者说明疾病和情志的关系,鼓励患者积极面对疾病,提高患者治疗的依从性;采用移情易性、澄心静志疗法,以疏导情志,稳定情绪。

3. 对于情绪低落或悲观失望的患者,鼓励患者积极参与社会活动,多与家人、同事、朋友沟通,建立良好的人际关系,争取社会支持,以利康复。

4. 病情稳定时,进行体育锻炼,如练导引、打太极拳、八段锦、五禽戏等。

(五)评估

1. 观察疼痛的部位、性质、程度、发作的时间、伴随症状。

2. 观察腹胀的部位、性质、程度、时间、诱发因素。

3. 密切观察黄疸伴随症状如黄疸迅速加深,伴高热、腹水、神志恍惚、烦躁等急黄证。

4. 观察患者饮食情况、口腔气味、口中感觉、伴随症状及舌质舌苔的变化。

三、出院前健康宣教

1. 注意锻炼身体,避免过劳。保持心情愉快,避免精神刺激。

2. 饮食上少食肥甘厚味及辛辣之品。

3. 出院后定期复查肝功能、凝血、血常规等指标,监测病情变化。

4. 按时、按量服药,口服药应研碎服用。

5. 出院带的药物是________,________,________。请您按时足量服用。如有疑问请电话咨询。

6. 请您保留好"出院复诊提示卡",留下准确的1~2个电话号码或邮箱,以便我们进行随访。

7. 您下次复查的时间是:20________年________月________日,星期________。

8. 您的主治医师是________，坐诊时间是每周________上午，周________下午，请您预约就诊。

第十四节　酒癖（酒精性脂肪性肝病）患者健康宣教流程及内容

一、入院日健康宣教

1. 您的主管医生__________、__________。护士长__________。责任护士________、________。

2. 病房环境及规章制度宣教，包括环境、物品摆放、陪护、探视、禁用电器、呼叫器使用、被服数量，以及床档、餐板的使用等。

3. 住院期间请您穿患者服。佩戴腕带，出院时才可以取下。

4. 在给药及治疗前，护士要核对您的身份：①问您姓名；②核对腕带。

5. 为了您的用药安全，请按时服用口服药。不要将口服药放在抽屉里，因口服药的外包装已去除，易受潮及变质。

6. 入院检查及注意事项：①如需要明晨空腹抽血查相关的项目如血常规、血型、凝血系列、肝功能、传染病八项等或者腹部 B 超者，请您在夜间 12 点后不要吃任何东西及喝水，以免影响检查结果。②请明日晨留取二便标本。

二、住院期间健康宣教

（一）疾病概念

酒癖是因素体脾虚，过量饮酒，湿热毒邪蕴结体内，损伤肝脾，肝失疏泄，脾失健运，迁延日久，气血痰湿相互搏结，停于胁下，形成积块，后期病及于肾，肝脾肾同病，气滞、血瘀、水停，正虚交织错杂于腹中，形成腹大膨隆之酒臌之证。

（二）辨证宣教

1. 肝郁脾虚证

（1）保持病室整洁，空气清新，温湿度适宜。

（2）饮食宜疏肝解郁、行气止痛之品，如丝瓜、菠菜、茄子等。

（3）情志舒畅，保持情绪稳定，减少外界不良刺激，避免抑郁、恼怒不良刺激，增强信心，配合医护。

2. 痰瘀互结证

（1）保持病室整洁，空气清新，温湿度适宜。

（2）饮食以清淡、松软易消化、稀软温热为宜，禁食辛辣油腻之品，忌烟酒。

（3）中药汤剂宜温服。

3. 痰湿内阻证

(1)保持病室安静整洁,空气清新,温湿度适宜。

(2)饮食宜忌尤为重要,避免饮食过量,禁食辛辣肥甘厚味,以防助湿化痰。

(3)中药汤剂宜温服。

4. 湿热内蕴证

(1)保持病室安静整洁,空气清新,宜居凉温适宜的病室。

(2)饮食宜偏凉、滑利渗湿之品,如西瓜、藕、赤小豆,便秘者多食蔬菜水果。

(3)中药汤剂宜凉服。

5. 肝肾不足证

(1)保持病室整洁,空气清新,温湿度适宜,宜居向阳病房。

(2)饮食可食瘦肉、大枣、紫河车等补养气血之物。

(3)中药汤剂宜温服。

(4)注意休息,避免劳累,避免强体力活动,保证充足的睡眠。

6. 肝阳气虚证

(1)保持病室安静整洁,空气清新,宜居向阳病房。

(2)饮食以温阳补气为主,可食黄芪粳米粥等。

(3)中药汤剂宜温服。

(4)注意休息,避免劳累。

(三)护理指导

1. 生活起居

(1)保持病室整洁,空气清新,起居有常,避免劳累,保证充足的睡眠。

(2)积极治疗原发疾病,戒酒,纠正不良生活习惯。

(3)在医师指导下用药,避免加重肝脏负担和肝功能损害。

2. 情志调理

(1)对于焦虑的患者,加强健康教育,针对病情恰当解释,使患者和家属对疾病有正确的认识,不思少虑,防止思多伤脾。

(2)对于恐惧或急躁易怒的患者,加强与患者的沟通,介绍成功病例,增强患者治疗的信心;向患者说明疾病和情志的关系,鼓励患者积极面对疾病,提高患者治疗的依从性;采用移情易性、澄心静志疗法,以疏导情志,稳定情绪。

(3)对于情绪低落或悲观失望的患者,鼓励患者积极参与社会活动,多与家人、同事、朋友沟通,建立良好的人际关系,争取社会支持,以利康复。

(4)病情稳定时,进行体育锻炼,如导引术、太极拳、八段锦、五禽戏等。

(四)评估

1. 观察疼痛的部位、性质、程度、发作的时间、伴随症状。

2. 观察患者饮食状况、口腔气味、口中感受、伴随症状及舌质舌苔的变化。

三、出院前健康宣教

1. 注意锻炼身体，适当运动，避免熬夜，勿过劳。

2. 饮食上注意控制总热量，宜进食高蛋白、低脂肪、低热量的食物，少食肥甘厚味及辛辣之品，少量多餐，戒烟、酒。

3. 调畅情志，保持愉快心情，避免精神刺激，切忌郁闷和情绪的大起大落。

4. 出院后定期复查肝功能、凝血、血常规等指标，监测病情变化。

5. 按时、按量服药，口服药应研碎服用。

6. 出院带的药物是________，________，________。请您按时足量服用。如有疑问请电话咨询。

7. 请您保留好"出院复诊提示卡"，留下准确的 1 ~2 个电话号码或邮箱，以便我们进行随访。

8. 您下次复查的时间是:20 ________年________月________日，星期________。

9. 您的主治医师是________，坐诊时间为每周________上午，周________下午，请您预约就诊。

第十五节　肝着（慢性乙型病毒性肝炎）患者健康宣教流程及内容

一、入院日健康宣教

1. 您的主管医生__________、__________。护士长__________。责任护士________、________。

2. 病房环境及规章制度宣教，包括环境、物品摆放、陪护、探视、禁用电器、呼叫器使用、被服数量，以及床档、餐板的使用等。

3. 住院期间请您穿患者服。佩戴腕带，出院时才可以取下。

4. 在给药及治疗前，护士要核对您的身份：①问您姓名；②核对腕带。

5. 为了您的用药安全，请按时服用口服药。不要将口服药放在抽屉里，因口服药的外包装已去除，易受潮及变质。

6. 入院检查及注意事项：①如需要明晨空腹抽血查相关的项目如血常规、血型、凝血系列、肝功能、传染病八项等或者腹部 B 超者，请您在夜间 12 点后不要吃任何东西及喝水，以免影响检查结果。②晨起留取二便标本。

二、住院期间健康宣教

(一)疾病概念

慢性乙型肝炎(简称乙肝)是指乙肝病毒检测为阳性,病程超过半年或发病日期不明确而临床有慢性肝炎症状者。

(二)辨证宣教

1. 湿热蕴结证

(1)保持病室整洁,病室宜选择阴面,空气清新,起居有常,避免劳累。

(2)饮食以偏凉为宜,可选用有滑利渗湿清热之品,如黄瓜、西瓜、冬瓜、黄花菜、鲫鱼、赤小豆、山慈菇、芹菜等,保持大便通畅。

(3)中药汤剂宜温凉服。

2. 肝郁气滞证

(1)保持病室整洁,病室宜凉爽宜人,空气清新。

(2)饮食宜疏肝解郁,行气止痛之品。常食丝瓜、菠菜、萝卜、茄子等。

(3)保持心情愉悦,适当参加社交文体活动,如打太极拳、爬山、跳舞。

3. 肝郁脾虚证

(1)保持病室整洁,空气清新,减少外界不良刺激,保持情志舒畅。

(2)给予软食,宜进食薏苡仁、山药、扁豆等健脾食物,适当服用黄芪粥、党参粥、核桃粥等健脾之品,以及柑橘、佛手、萝卜等理气食物。少食甜食、糖类。忌辛热、酒及油腻之品。

(3)中药汤剂温服。

(4)生活起居规律,保持心情舒畅,避免抑郁、恼怒等情志刺激。

4. 肝肾阴虚证

(1)病室宜安静整洁,温度适宜。

(2)饮食宜滋阴养血,可食桑葚、枸杞、银耳、百合、山药、黑芝麻、花生等食物。

(3)中药汤剂宜温服。

5. 脾肾阳虚证

(1)病室安静整洁,空气清新,温湿度适宜。

(2)饮食以温热为宜,忌生冷、瓜果,若脾虚食后腹胀,应少食牛奶、豆类等产气食品,以及硬固、粗糙的食物。

(3)注意保暖,避免受凉,劳逸结合。

6. 瘀血阻络证

(1)病室安静整洁,空气清新,宜居温凉适宜的病房。

(2)饮食不宜过冷、过热、过硬之物,吞咽缓慢,防止络破血出。

(3)避免精神紧张、重体力活动,注意休息。

7. 肝阳气虚证

(1)病室安静整洁,空气清新,温湿度适宜,宜居向阳病房。

(2)饮食易温阳补气为主,可食黄芪粳米粥等。

(3)注意休息,避免劳累,适当运动,如打太极拳、散步、八段锦等。

(三)护理指导

1. 生活起居

(1)保持病室整洁,空气清新,起居有常,避免劳累,保证充足的睡眠高热。

(2)积极治疗原发疾病,戒酒,纠正不良生活习惯。

(3)在医师指导下用药,避免加重肝脏负担和肝功能损害。

2. 情志调理

(1)多与患者沟通,了解其心理状态,指导其保持乐观情绪。

(2)指导患者采用移情相制疗法,转移其注意力。针对患者焦虑或抑郁的情绪变化。

(3)鼓励家属多陪伴患者,给予患者心理支持。指导患者和家属了解本病的相关知识,掌握控制疼痛的简单方法,如深呼吸、全身肌肉放松、听音乐等。

(4)鼓励病友间多沟通,交流疾病防治经验,提高认识,增强治疗信心。

(四)评估

1. 观察疼痛的部位、性质、程度、发作的时间、伴随症状以及与气候、饮食、情志、劳倦的关系。

2. 观察腹胀的部位、性质、程度、时间、诱发因素及伴随症状,观察腹胀发作的规律,定期测量腹围及体重。

3. 密切观察黄疸伴随症状,如黄疸迅速加深,伴高热水、神志恍惚、烦躁等。

三、出院前健康宣教

1. 保持良好心态和愉快心情,以正确的态度对待疾病,增强治疗信心,保持精神乐观。

2. 保持充足的休息和睡眠,可积累能量消除疲劳,调整机体各器官生理功能,提高人体免疫力,促进肝功能恢复。

3. 饮食上少食肥甘厚味及辛辣之品,告知患者饮食不当易诱发胆囊炎的机制,使患者了解疾病与饮食的相关性,并嘱家属协同做好监督工作。

4. 指导家属给予患者心理支持,多陪伴患者,多了解本病相关知识,给予充分理解和支持。

5. 出院后定期复查肝功能、凝血、血常规等指标,监测病情变化。

6. 按时、按量服药,口服药应研碎服用。

7. 出院带的药物是________，________，________。请您按时足量服用。如有疑问请电话咨询。

8. 请您保留好"出院复诊提示卡"，留下准确的 1～2 个电话号码或邮箱，以便我们进行随访。

9. 您下次复查的时间是：20 ________年________月________日，星期________。

10. 您的主治医师是________，坐诊时间是每周________上午，周________下午，请您预约就诊。

第十六节　胁痛（胆石症）患者健康宣教流程及内容

一、入院日健康宣教

1. 您的主管医生__________、__________。护士长________。责任护士________、________。

2. 病房环境及规章制度宣教，包括环境、物品摆放、陪护、探视、禁用电器、呼叫器使用、被服数量，以及床档、餐板的使用等。

3. 住院期间请您穿患者服。佩戴腕带，出院时才可以取下。

4. 在给药及治疗前，护士要核对您的身份：①问您姓名；②核对腕带。

5. 为了您的用药安全，请按时服用口服药。不要将口服药放在抽屉里，因口服药的外包装已去除，易受潮及变质。

6. 入院检查及注意事项：①如需要明晨空腹抽血查相关的项目如血常规、血型、凝血系列、肝功能、传染病八项等或者腹部 B 超者，请您在夜间 12 点后不要吃任何东西及喝水，以免影响检查结果。②请明晨留取二便标本。

二、住院期间健康宣教

（一）疾病概念

胁痛是指一侧或两侧胁肋部发生以疼痛为主要表现的病症，又称胁肋痛、季肋痛或胁下痛。胁痛病位在肝胆，涉及脾、胃、肺、肾等脏腑。相当于西医学中的急慢性肝炎、胆囊炎、胆道结石、胆道蛔虫、肋间神经痛等。

（二）辨证宣教

1. 肝气郁结证

（1）情志舒畅，保持稳定情绪，心境坦然，避免抑郁、愤怒等不良刺激，增强信心，配合治疗和护理。

（2）保持充足的睡眠和休息，常因多次剧痛而精神倦怠、睡眠不佳，故环境宜安静幽雅，必要时予以催眠药，防止剧烈活动。

(3)饮食宜疏肝解郁、行气止痛之品。常食瓜蒌、丝瓜、菠菜、茄子等。

(4)针灸止痛，取内关、鸠尾、阳陵泉、太冲等穴；耳针取胆、交感、十二指肠等穴埋针以缓解症状。

2. 瘀血停滞证

(1)注意休息，减少劳累，避免强力劳动以防病情加重。

(2)饮食不宜过冷、过热、过硬，吞咽缓慢，防止络破血出。

(3)观察病情变化，必要时对症护理。如有低热者可予地骨皮露；牙宣出血者予茅根猪肉羹、仙鹤草大枣汤等清润之品。

3. 肝胆湿热证

(1)注意观察，伴高热者宜卧床休息，待热退症解，可逐渐增加活动量；便秘者，可用生大黄10 g泡服，保持大便通畅；有胆石症者若出现剧痛、辗转不宁，及时报告医师，早做处理；针灸止痛或予以镇痛药缓解其症；伴黄疸者常有皮肤瘙痒，可予洗浴、止痒剂等。

(2)饮食忌油腻、海腥、辛辣等物。

4. 肝阴不足证

(1)休息勿劳，以防病情反复；避免情志刺激而呈虚实并见之象。

(2)饮食、汤药宜温服。常食瘦肉、大枣、母鸡、紫河车、鳖甲等补养气血之物。

(3)热敷：用生姜、葱白、韭菜、艾叶，加盐同炒后，热敷患处。

(三)护理指导

1. 情志护理　护士以良好的语言、和蔼的态度、积极的行为，调动患者潜在的积极性。根据每个患者不同的心理特点，进行心理劝慰开导。同时尊重、同情、关爱患者。取得家属合作，避免对患者有不良的精神刺激，帮助其树立战胜疾病的信心。情志舒畅，开散郁结之气，以达到情舒病除的目的。

2. 饮食护理　节制饮食，饥饱适宜。宜食清淡之品，忌寒凉、油腻、发物及不易消化的食物，如鱼、肉、蛋、牛奶、花生及含胆固醇高的食物。恶心呕吐剧烈者，应暂禁食，待病情好转后，逐渐进食易消化的流食或软食。

3. 病情观察　密切观察体温、血压及舌苔、脉象的变化。注意疼痛的部位、性质、程度，局部压痛、腹肌紧张度，是否有黄疸。

4. 服药护理　中药汤剂宜温服，以助药力。服药后注意观察药物的反应及病情变化。

5. 口腔护理　保持口腔清洁。饭后及时漱口，口苦咽干者，嘱其多漱口或饮果汁等。

6. 注意休息　生活起居要有规律，勿受寒凉潮湿侵袭。

（四）临证宣教

1. 气滞胁痛常与情志抑郁有关，医护人员应设法安慰患者，解释病情，消除恐惧，并使患者身心愉快，心情舒畅。

2. 严密观察胁痛病情发展，特别是湿热胁痛伴有高热者、血瘀胁痛伴有出血者、虚证胁痛伴有昏迷者，往往病情凶险，变化突然，必须密切观察，随时做好抢救准备。

3. 气滞胁痛或湿热胁痛而结石阻于胆络者，或血瘀胁痛而胁下块状者，经外科会诊，决定手术治疗时，应及时做好术前准备及专科记录。

（五）评估

1. 观察疼痛的部位、性质、程度、持续时间、诱发及缓解因素，与饮食、体位、睡眠的关系。

2. 观察胀满的部位、性质、程度、时间、诱发因素及伴随症状。

3. 观察嗳气、恶心、呕吐的频率、程度与饮食的关系。

4. 观察患者饮食状况、口腔气味及舌质、舌苔的变化。

三、出院前健康宣教

1. 怡养精神，保持乐观情绪；起居有常，避免过度劳倦。

2. 饮食营养，谨和五味，注意卫生宣导，加强保健制度。饭前便后勤洗手，饮食清洁，预防传染性肝炎的发生。

3. 劳动中不可强力过猛，避免碰撞伤及胁肋，协助患者予以舒适体位。

4. 加强锻炼，增强体质，但应劳逸结合，选择适合自己的锻炼方法，循序渐进，坚持不懈，不可半途而废。

5. 预防慢性胆道疾病，如胆石症、寄生虫感染等。

6. 出院带的药物是________，________，________。请您按时足量服用。如有疑问请电话咨询。

7. 请您保留好“出院复诊提示卡”，留下 1 ~2 个电话号码或邮箱，以便我们进行随访。

8. 您下次复查的时间：20 ________年________月________日，星期________。

9. 您的主治医师是________，坐诊时间是每周________上午，周________下午，请您预约就诊。

第十七节　肝内胆管结石急性发作期患者健康宣教流程及内容

一、入院日健康宣教

1. 您的主管医生__________、__________。护士长________。责任护士________、________。

2. 病房环境及规章制度宣教，包括环境、物品摆放、陪护、探视、禁用电器、呼叫器使用、被服数量，以及床档、餐板的使用等。

3. 住院期间请您穿患者服。佩戴腕带，出院时才可以取下。

4. 在给药及治疗前，护士要核对您的身份：①问您姓名；②核对腕带。

5. 为了您的用药安全，请按时服用口服药。不要将口服药放在抽屉里，因口服药的外包装已去除，易受潮及变质。

6. 检查及注意事项：需要明晨空腹抽血或做腹部B超时，请您在夜间12点后不要吃任何东西及喝水，以免影响检查结果，请明晨留取二便标本。

7. 您目前的饮食是

□流食 □半流食 □普食 □糖尿病饮食 □低盐 □低脂 □低嘌呤

□特殊饮食

二、住院期间健康宣教

（一）疾病概念

肝内胆管结石是指原发于胆管系统（包括肝内胆管）内的结石，结石的性质大多为含有多量胆红素钙的色素性混合结石，胆囊内一定存在结石。当出现明显的腹痛、恶寒发热黄瓶，三大症状中二者或二者以上者，即为急性发作期。急性发作期分为梗阻型和胆管炎型。梗阻型表现为间歇性黄疸、肝区和胸腹部持续性不适、消化功能减退等胆道梗阻症状。胆管炎型表现为急性化脓性胆管炎，即腹痛、恶寒、发黄。

（二）辨证宣教

1. 疼痛

（1）评估疼痛的部位、诱因、程度、性质持续时间及伴随症状，做好疼痛评分，可应用疼痛自评工具“数字评分法（NRS）”评分，记录具体分值。出现剧烈绞痛、腹膜炎或厥脱先兆应立即报告医师，协助处理。

（2）卧床休息，取屈膝仰卧位或右侧卧位，缓慢深呼吸。

（3）遵医嘱穴位按摩，取右侧的肝俞、胆俞，强刺激胆囊穴、侠溪、太冲等穴。

（4）遵医嘱耳穴贴压，取腹痛点、脾俞等穴。

（5）遵医嘱穴位贴敷，取肝俞、胆俞等穴。

2. 发热

（1）观察体温变化及汗出情况，保持皮肤清洁，及时更换汗湿的衣被。

（2）高热者宜卧床休息，恶寒时注意保暖，根据需要物理降温。

（3）保持口腔清洁，遵医嘱使用中药漱口液漱口。

3. 黄疸

（1）观察巩膜、皮肤的色泽、黄染程度、二便颜色及伴随症状。

(2)皮肤瘙痒时,告知患者勿搔抓,修剪指甲,用温水清洗,禁用肥皂水擦洗。

(3)遵医嘱耳穴贴压,取肝、胆、脾、胃等穴。

(4)遵医嘱予中药保留灌肠。

4. 恶心呕吐

(1)观察呕吐物的色、质、量,持续时间、诱发因素及伴随症状。

(2)呕吐时取半卧位,从上至下按摩胃部,以降胃气。

(3)可含服姜片,以缓解呕吐。

5. 便秘

(1)评估排便次数、排便费力程度,观察大便性状、量。

(2)腹部按摩。

(三)护理指导

1. 生活起居

(1)避免受凉,养成定时排便的习惯,保证充足休息和睡眠。

(2)避免终日静坐少动,适度运动,如散步、练导引术、打太极拳等。

(3)着棉质、透气、柔软衣服,勿搔抓皮肤,禁用碱性淋浴用品。

2. 情志调理

(1)指导患者保持心情舒畅,心胸豁达,精神愉快。

(2)主动介绍疾病知识,使患者了解疾病的发生发展。

(3)鼓励病友间相互交流治疗体会,提高认知度,增强治疗信心。

(4)鼓励家属多陪伴患者,给予情感支持。

3. 饮食指导　规律进食,禁烟酒、煎炸等食品,减少高脂食品的摄入。

(1)肝胆蕴热证宜食疏肝解郁、清热利胆的食品,如萝卜、丝瓜、绿豆等。

(2)肝胆湿热证宜食清热利胆、化湿通下的食品,如苦瓜、冬瓜、绿豆等。

(3)便溏者宜食山楂、乌梅,少食粗纤维的食品,如芹菜、韭菜等。

(4)便秘者宜食清热、润肠通便的食品,如白萝卜等。

(5)食材宜采用煮、蒸、烩的烹饪方法。

(6)含钙食品勿与富含草酸、植酸的食品混合烹制、同餐食用。

(四)评估

1. 评估疼痛的部位、诱因、程度、性质、持续时间及伴随症状。

2. 观察体温变化及汗出情况。

3. 观察巩膜、皮肤的色泽、黄染程度、二便颜色及伴随症状。

4. 观察呕吐物的色、质、量,持续时间、诱发因素及伴随症状。

5. 评估排便次数、排便费力程度,观察大便性状、量。

三、出院前健康宣教

1. 保持情绪稳定、心情愉快,避免精神紧张。

2. 规律进食,禁烟酒、油炸等的食品,减少高脂食物的摄入。

3. 起居规律,注意休息,保持充足睡眠,防寒保暖,保持大便通畅。

4. 适当运动,勿久坐,宜着棉质、透气、柔软衣服,勿搔抓皮肤,禁用碱性淋浴用品。

5. 出院带的药物是________,________,________。请您按时足量服用。如有疑问请电话咨询。

6. 化疗后定期门诊复查 AFP、肝功能、B 超、CT 等,出现不适症状随时就诊。

7. 您下次复查的时间是:20 ________年________月________日,星期________。

8. 您的主治医师是________,坐诊时间为每周________上午,周________下午,请您预约就诊。

第十八节　胃脘痛(慢性胃炎)患者健康宣教流程及内容

一、入院日健康宣教

1. 您的主管医生__________、__________。护士长________。责任护士________、________。

2. 病房环境及规章制度宣教,包括环境、物品摆放、陪护、探视、禁用电器、呼叫器使用、被服数量,以及床档、餐板的使用等。

3. 住院期间请您穿患者服。佩戴腕带,出院时才可以取下。

4. 在给药及治疗前,护士要核对您的身份:①问您姓名;②核对腕带。

5. 为了您的用药安全,请按时服用口服药。不要将口服药放在抽屉里,因口服药的外包装已去除,易受潮及变质。

6. 入院检查及注意事项:①如需要明晨空腹抽血查相关的项目,如血常规、血型、凝血系列、肝功能、传染病八项等或者腹部 B 超者,请您在夜间 12 点后不要吃任何东西及喝水,以免影响检查结果。②请明晨留取二便标本;③做胃镜检查。

二、住院期间健康宣教

(一)疾病概念

胃脘痛是以上腹胃脘部近心前区经常发生疼痛为主症,往往兼见胃脘部痞满、嗳气、吐酸、倒饱、纳呆、胁胀等症,常反复发作,多因情志郁怒、饮食不节,或因外邪侵扰、药物刺激等,使脾胃失健、胃络受损而出现溃疡。相当于西医学中的胃及十二指肠溃疡。

(二)辨证宣教

1. 肝胃气滞证

(1)病室凉爽通风宜人。

(2)进食疏肝理气的食物,如香橼、佛手、山楂、桃仁、山药、萝卜、生姜等。忌食壅阻气机的食物,如豆类、红薯、南瓜等。食疗方金橘山药粟米粥。

(3)调摄精神,疏导情绪,保持心情舒畅,多听轻音乐等,气机通畅。

2. 肝胃郁热证

(1)病室通风,舒适凉爽。适当参加活动,如做内养功等。

(2)恼怒抑郁是导致疼痛的重要原因,故应避免各种情志刺激,使患者心胸开阔,心情舒畅,配合治疗。

(3)每日晨起饮温盐水2杯以清胃泄热,饮食多予疏肝解热之品,如菊花饮、荷叶粥。疼痛发作时,宜少食多餐。食后不可即怒,怒后不可即食,进食前后保持平静愉快的情绪。忌辛辣烟酒、烤熏甜腻之品。

(4)注意口腔卫生,胃酸过多者用淡盐水漱口。

(5)禁用温热疗法止痛。

3. 脾胃湿热证

(1)病室清爽干燥,通风良好,发热者宜卧床静养。

(2)饮食宜清淡爽口,进食疏肝清热的食物,如栀子、杏仁、薏苡仁、莲子、菊花等,食疗方:菊花饮等。忌食辛辣、厚腻、烟酒等助热生湿之品。

(3)忧思伤脾,脾气愈虚,加重病情,故应避免忧思焦虑的情绪,保持精神愉悦。

4. 脾胃气虚证

(1)病室安静整洁,温湿度适宜,阳光充足。

(2)进食清热除湿的食物,如荸荠、百合、马齿苋、赤小豆等。食疗方:赤豆粥。

(3)慎风寒,多加衣被,防止外感;注意休息,不妄过劳,腹部保暖。

5. 脾胃虚寒证

(1)进食温中健脾的食物,如猪肚、羊肉、鸡肉、桂圆、大枣、莲子、生姜等。食疗方:桂圆糯米粥。

(2)室温略高而温暖,甚避风寒,多着衣被。多休息,少劳累,劳逸适度。

(3)汤药宜温服,服药后宜进热粥、热饮,以助药力。疼痛时饮生姜红糖汤,以温胃止痛。

6. 胃阴不足证

(1)病室湿润凉爽,空气新鲜,适当休息,减少活动。

(2)进食健脾和胃的食物,如蛋类、莲子、山药、白扁豆、百合、大枣、薏苡仁、枸杞等。忌油炸食物、羊肉、狗肉、酒类等助火之品。食疗方:山药百合大枣粥、山药枸杞薏米粥等。

(3)补充津液,多饮水或果汁,或石斛、麦冬煎汤代茶饮。

(4)大便干结者,可服用蜂蜜、白木耳以养胃润肠通便。

7. 胃络瘀阻证

(1)病室安静舒适,避免噪音;卧床修养,勿令过劳。

(2)进食活血祛瘀食物,如桃仁、山楂、大枣、赤小豆、生姜等。忌粗糙、坚硬、油炸、厚味之品,忌食生冷性寒之物。食疗方:大枣赤豆莲藕粥。

(3)患者因疼痛或出血,精神紧张恐惧而悲观,故应安慰患者,疏导情志,树立信心,安心养病。

(三)临证宣教

1. 胃出血

(1)大出血患者应绝对卧床休息,取平卧位并将下肢略抬高,以保证脑部供血。呕吐时头偏向一侧,清除气管分泌物、血液或呕吐物,保持呼吸道通畅。给予吸氧。

(2)呕吐者应禁食。少量出血无呕吐者,可进温凉、清淡流食。

(3)密切观察病情变化,如见患者黑便时,应立即留取标本送验,鉴别是否胃出血。

2. 急腹症　若患者出现剧烈胃痛、寒战、高热或全腹硬满、疼痛拒按时,可能是穿孔,不要滥用镇痛药而贻误病情,应及时通知医师。

3. 防癌变

(1)观察疼痛特点。注意疼痛的评估,遵医嘱给予相应的镇痛药。

(2)对能进食者给予易消化、营养丰富的流质或半流质饮食。

(3)不能进食者给予静脉营养支持。

(4)定期测量体重,定期监测血白蛋白和血红蛋白。

(四)评估

1. 观察疼痛的部位、性质、程度、持续时间、诱发因素及伴随症状。

2. 观察胀满的部位性质、程度、时间、诱发因素及伴随症状。

3. 观察嗳气、反酸的频率程度、时间、诱发因素及伴随症状。

4. 观察患者饮食状况、口腔气味、口中感觉、伴随症状及舌质舌苔的变化。

三、出院前健康宣教

1. 生活要有一定规律,纠正不良生活习惯,勿暴饮暴食,戒烟,禁酒。

2. 指导患者按医嘱正确服药,学会观察药效及不良反应,不随便停药,以减少复发。

3. 嘱患者定期复诊,若上腹疼痛节律发生变化并加剧,或者出现呕血、黑便时,应立即就医。

4. 注意饮食调摄,按时进餐,勿过饥过饱、过冷过热,少食油腻生冷之物,戒烟酒,注意饮食卫生。

5. 查明引起胃痛的原因，积极治疗原发病症。若反复发作、迁延不愈，应定期做有关检查，防止恶变。

6. 出院带的药物是________，________，________。

7. 请您保留好“出院复诊提示卡”，留下准确的1～2个电话号码或邮箱，以便我们进行随访。

8. 您下次复查的时间是：20________年________月________日，星期________。

9. 您的主治医师是________，坐诊时间是每周________上午，周________下午，请您预约就诊。

第十九节 胃疡（消化性溃疡）患者健康宣教流程及内容

一、入院日健康宣教

1. 您的主管医生__________、__________。护士长________。责任护士________、________。

2. 病房环境及规章制度宣教，包括环境、物品摆放、陪护、探视、禁用电器、呼叫器使用、被服数量，以及床档、餐板的使用等。

3. 住院期间请您穿患者服。佩戴腕带，出院时才可以取下。

4. 在给药及治疗前，护士要核对您的身份：①问您姓名；②核对腕带。

5. 为了您的用药安全，请按时服用口服药。不要将口服药放在抽屉里，因口服药的外包装已去除，易受潮及变质。

6. 入院检查及注意事项：①如需要明晨空腹抽血查相关的项目，如血常规、血型、凝血系列、肝功能、传染病八项等或者腹部B超者，请您在夜间12点后不要吃任何东西及喝水，以免影响检查结果。②晨起留取二便标本。③做胃镜检查。

二、住院期间健康宣教

（一）疾病概念

胃疡是指因情志郁怒，肝气失达，饮食不节，或因外邪侵扰，药物刺激等，使脾胃失健，胃络受损所致，以经常性胃脘疼痛为主要表现的溃疡类疾病。相当于西医学的胃及十二指肠溃疡。

（二）辨证宣教

1. 肝胃郁热证

（1）与患者谈心，解除不良因素的刺激，保持情绪稳定。

（2）饮食宜清淡略带凉性。忌食煎炸类、辛燥刺激性食品。辨证施膳：双鱼汤有清胃生肌止痛的功效。

(3)注意口腔卫生,可用淡盐水漱口。

(4)宜食疏肝清热的食品,如栀子、薏苡仁、莲子、菊花等。食疗方:菊花饮等。

2. 脾胃阳虚证

(1)做好生活护理,室温宜偏高,注意保暖,防止受寒。

(2)胃脘部热敷,针刺天枢、中脘,或用温针灸。

(3)宜食温中健脾的食品,如猪肚、鱼肉、桂圆、大枣、生姜、羊肉等。食疗方:桂圆糯米粥。

3. 湿热阻中证

(1)注意口腔卫生,可用淡盐水漱口。

(2)宜食清热除湿的食物,如荸荠、薏苡仁、马齿苋、赤小豆等。食疗方:赤豆粥等。

4. 胃阴不足证

(1)注意休息,病室应朝阳,避免劳累。

(2)宜食健脾和胃的食物,如蛋类、莲子、山药、百合、大枣、枸杞子等。忌油炸食物、羊肉、狗肉、酒类等助火之品。食疗方:山药百合大枣粥、山药枸杞莲子粥等。

(3)胃酸缺乏者可于饭后吃少许山楂片或口含话梅,以酸甘助运。

(三)护理指导

1. 情志疏导

(1)责任护士多与患者沟通,了解其心理状态,指导其保持乐观情绪,规律生活,避免过度紧张与劳累。

(2)针对患者忧思恼怒、恐惧紧张等不良情志,指导患者采用移情相制疗法,转移其注意力,淡化,甚至消除不良情志;针对患者焦虑或抑郁的情绪变化,可采用暗示疗法或顺情从欲法,如精神放松法、呼吸控制训练法等,提高自我调控能力及心理应激能力。

(3)鼓励家属多陪伴患者,给予患者心理支持。

(4)鼓励病友间多沟通交流疾病防治经验,提高认识,增强治疗信心。

(5)指导患者掌握控制疼痛的简单方法,减轻身体痛苦和精神压力。

2. 生活起居

(1)病室安静、整洁,空气清新无异味。

(2)生活规律,劳逸结合,适当运动,保证睡眠,急性发作时宜卧床休息。

(3)指导患者养成良好的饮食卫生习惯,制订推荐食谱,改变以往不合理的饮食结构。

(4)指导患者注意保暖,避免腹部受凉,根据气候变化及时增减衣服。

(四)评估

1. 观察疼痛部位、性质、程度、持续时间、诱发因素及伴随症状。

2. 观察胀满的部位、性质、程度、时间、诱发因素及伴随症状。

3. 观察嗳气、反酸的频率、程度、伴随症状及与饮食的关系。

三、出院前健康宣教

1. 生活要有一定规律，纠正不良生活习惯，勿暴饮暴食，戒烟，禁酒。

2. 指导患者按医嘱正确服药，学会观察药效及不良反应，不随便停药，以减少复发。

3. 嘱患者定期复诊，若上腹疼痛节律发生变化并加剧，或者出现呕血、黑便时，应立即就医。

4. 注意饮食调摄，按时进餐，勿过饥过饱、过冷过热，少食油腻生冷之物，戒烟酒，注意饮食卫生。

5. 查明引起胃痛的原因，积极治疗原发病症。若反复发作、迁延不愈，应定期做有关检查，防止恶变。

6. 出院带的药物是________，________，________。

7. 请您保留好“出院复诊提示卡”，留下准确的 1 ~2 个电话号码或邮箱，以便我们进行随访。

8. 您下次复查的时间是：20 ________年________月________日，星期________。

9. 您的主治医生是________，坐诊时间是每周________上午，周________下午，请您预约就诊。

第二十节　吐酸（胃食管反流病）患者健康宣教流程及内容

一、入院日健康宣教

1. 您的主管医生__________、__________。护士长________。责任护士________、________。

2. 病房环境及规章制度宣教，包括环境、物品摆放、陪护、探视、禁用电器、呼叫器使用、被服数量，以及床档、餐板的使用等。

3. 住院期间请您穿患者服。佩戴腕带，出院时才可以取下。

4. 在给药及治疗前，护士要核对您的身份：①问您姓名；②核对腕带。

5. 为了您的用药安全，请按时服用口服药。不要将口服药放在抽屉里，因口服药的外包装已去除，易受潮及变质。

6. 入院检查及注意事项：①如需要明晨空腹抽血查相关的项目，如血常规、血型、凝血系列、肝功能、传染病八项等或者腹部 B 超者，请您在夜间 12 点后不要吃任何东西及喝水，以免影响检查结果。②请明晨留取二便标本。

二、住院期间健康宣教

(一)疾病概念

吐酸是指患者自觉有酸水自胃脘上泛于食管、咽喉或口腔的病证。临床上常有胃灼热感、胸骨后烧灼痛、反食、嗳气等症,部分患者伴有咽部哽噎感、夜间呛咳等症状。

(二)辨证宣教

1. 肝胃郁热证

(1)病室通风,舒适凉爽。适当参加活动,如做内养功等。

(2)恼怒抑郁是导致疼痛的重要原因,故应避免各种情志刺激,使患者心胸开阔,心情舒畅,配合治疗。

(3)每日晨起饮温盐水2杯以清胃泄热,饮食疏肝解郁,和胃清热的食品,如菊花饮、荷叶粥。疼痛发作时,宜少食多餐。食后不可即怒,怒后不可即食,进食前后保持平静愉快的情绪。忌辛辣烟酒、烤熏甜腻之品。

(4)注意口腔卫生,胃酸过多者用淡盐水漱口。

(5)禁用温热疗法止痛。

2. 胆热犯胃证

(1)病室湿润凉爽,空气新鲜,适当休息,减少活动。

(2)宜食疏肝利胆,清热和胃的食品,如猕猴桃、甘蔗(不宜空腹食用)、白菜、蚌肉等。

(3)中药汤剂宜温凉服。

3. 中虚气逆证

(1)病室安静整洁、空气清新,温湿度适宜。

(2)宜食补中益气、健脾和胃的食物,如粳米、莲藕、香菇、山药、猪肚、莲子等。

(3)胃脘胀满疼痛欲吐者,可用盐汤探吐以涌吐宿食,缓解胃痛。

(4)反酸时指导患者饭后不宜立即平卧,发作时宜取坐位,可饮用温开水,若空腹时出现,应立即进食,以缓解不适。

4. 气郁痰阻证

(1)病室安静整洁、空气清新,阳光充足,温湿度适宜。

(2)宜食理气止郁,健脾化痰的食品,如扁豆、佛手、萝卜等。

(3)中药汤剂宜温服。

5. 瘀血阻络证

(1)病室安静舒适,避免噪音。卧床休息,勿过度劳累。

(2)宜食活血化瘀,理气通络的食品,如莲藕、丝瓜等。忌食煎炸。粗糙、硬固之品,戒烟酒。

(3)疏导情志,安慰患者,树立信心,配合治疗。

（三）护理指导

1. 生活起居

（1）季节变化时注意胃区保暖，避免受凉。

（2）由于反流易发生在夜间，睡眠时应抬高床头30°。

（3）餐后宜取直立位或0.5～1.5小时后进行散步，运动时间30～40分钟，以身体发热、微汗、不感到疲劳为宜。

（4）睡前不进食，晚餐与入睡的间隔不少于3小时；进行腹部按摩，仰卧位双腿屈曲，用右手的掌心在腹部按顺时针方向做绕圈按摩，也可从上腹往下腹缓缓按摩，每天进行3～4次，每次5～10分钟。

2. 情志调理

（1）了解患者心理状态，指导患者避免忧思恼怒，保持乐观情绪。鼓励家属多陪伴患者，给予患者心理支持。针对患者不良情绪，指导采用移情相制疗法，转移其注意力，淡化、消除不良情志；针对患者焦虑或抑郁的情绪变化，可采用暗示疗法，如言语暗示、药物暗示、情境暗示等，解除患者心理上的压力和负担。

（2）鼓励患者间沟通，交流疾病防治经验，提高对疾病的认识，增强治疗信心。

（四）评估

1. 观察胃灼热感、反酸的频率、程度、伴随症状及与饮食的关系。

2. 观察疼痛的部位、性质、程度、持续时间、诱发因素。

3. 观察嗳气的时间、次数及伴随症状。

三、出院前健康宣教

1. 生活要有一定规律，纠正不良生活习惯，注意胃部保暖。

2. 注意饮食调摄，按时进餐，勿暴饮暴食，勿过饥过饱、过冷过热，少食油腻生冷之物，戒烟、禁酒。

3. 夜间睡眠时宜抬高床头30°，餐后宜取直立位，睡前不宜进食，且晚餐与入睡的间隔不少于3小时。

4. 调畅情志，保持心情舒畅。

5. 出院带的药物是________，________，________。

6. 请您保留好“出院复诊提示卡”，留下准确的1～2个电话号码或邮箱，以便我们进行随访。

7. 您下次复查的时间是：20________年________月________日，星期________。

8. 您的主治医师是________，坐诊时间是每周________上午，周________下午，请您预约就诊。

第二十一节　久痢(溃疡性结肠炎)患者健康宣教流程及内容

一、入院日健康宣教

1. 您的主管医生__________、__________。护士长________。责任护士________、________。

2. 病房环境及规章制度宣教,包括环境、物品摆放、陪护、探视、禁用电器、呼叫器使用、被服数量,以及床档、餐板的使用等。

3. 住院期间请您穿患者服。佩戴腕带,出院时才可以取下。

4. 在给药及治疗前,护士要核对您的身份:①问您姓名;②核对腕带。

5. 为了您的用药安全,请按时服用口服药。不要将口服药放在抽屉里,因口服药的外包装已去除,易受潮及变质。

6. 入院检查及注意事项:①如需要明晨空腹抽血查相关的项目,如血常规、血型、凝血系列、肝功能、传染病八项等或者腹部 B 超者,请您在夜间 12 点后不要吃任何东西及喝水,以免影响检查结果。②请明晨留取二便标本;③做肠镜检查。

二、住院期间健康宣教

(一)疾病概念

溃疡性结肠炎是一种非特异性溃疡性结肠炎,是一种病因不明的直肠和结肠炎性疾病,病变限于大肠黏膜与黏膜下层,主要表现有腹泻、黏液脓血便、腹痛、里急后重等。

(二)辨证宣教

1. 大肠湿热证

(1)病室安静整洁,空气清新,温湿度适宜。

(2)饮食宜清谈爽口,宜食清热化湿的食品,如瓜果煎汤饮等,忌生热助湿之品。

(3)中药汤剂宜温凉服。

(4)便次或泄泻量较多时,注意津伤阴蜕之变,必要时补液。

2. 脾虚湿蕴证

(1)宜居温凉适宜病房,病房定时通风。

(2)宜食健脾益气的食品,如山药、大枣等。

(3)畅情志,慎起居,避风寒。

3. 寒热错杂证

(1)病室宜温暖,多着衣被,保持室内空气清新,通风时避免直吹患者。

(2)宜食温中补虚的食品,如桂圆、大枣等。

(3)卧床休息,注意腹部保暖,腹部热敷或艾灸脐部可缓解腹泻。

4. 肝郁脾虚证

(1)病房安静、整洁,空气清新,温湿度适宜。

(2)宜食疏肝健脾的食品,如山药、萝卜等。

(3)保持心情舒畅,避免悲伤、郁怒等情志的刺激,针对患者焦虑、抑郁的患者,采用有效的情志转移方法,如听音乐、深呼吸等。

5. 脾肾阳虚证

(1)病室温暖、向阳,多加衣被,黎明前应如厕,注意腹部保暖,避风寒。

(2)饮食宜清淡、温热、细软易消化之品为宜,宜食健脾补肾的食品,如山药、黑豆等。

(3)腹痛者用肉桂、小茴香等量研粉,盐炒布包敷脐部,有温肾止泻之功效。

(三)护理指导

1. 生活起居

(1)病室安静、整洁、空气清新,温湿度适宜。

(2)急性发作时宜卧床休息。

2. 情志调理

(1)多与患者沟通,了解其心理状态,指导其保持乐观情绪。

(2)指导患者采用移情相制疗法,转移其注意力。针对患者焦虑或抑郁的情绪变化,可采用暗示疗法或顺情从欲法。

(3)鼓励家属多陪伴患者,给予患者心理支持。指导患者和家属了解本病的相关知识,掌握控制疼痛的简单方法,如深呼吸、全身肌肉放松、听音乐等。

(4)鼓励病友间多沟通,交流疾病防治经验,提高认识,增强治疗信心。

(四)评估

1. 观察大便的色、质、量、气味及次数,有无里急后重等症状。

2. 观察黏液脓血便的性质、时间、诱发因素及伴随症状,有无头晕乏力、面色苍白等贫血症状

三、出院前健康宣教

1. 加强饮食卫生和水源管理,讲究个人卫生,饭前便后要洗手,防止病从口入。

2. 生活起居有节,顺应四时气候变化,防止外感风寒暑湿之邪,加强锻炼,增强脾胃健运功能。

3. 嘱患者坚持治疗,不可随意更换药物或停药。

4. 出院带的药物是________,________。请您按时足量服用。如有疑问请电话咨询。

5. 请您保留好“出院复诊提示卡”,留下准确的1~2个电话号码或邮箱,以便我们进

行随访。

6. 您下次复查的时间是:20 ________年________月________日,星期________。

7. 您的主治医师是________,坐诊时间是每周________上午,周________下午,请您预约就诊。

第二十二节 大肠息肉(结肠息肉)患者健康宣教流程及内容

一、入院日健康宣教

1. 您的主管医生__________、__________。护士长________。责任护士________、________。

2. 病房环境及规章制度宣教,包括环境、物品摆放、陪护、探视、禁用电器、呼叫器使用、被服数量,以及床档、餐板的使用等。

3. 住院期间请您穿患者服。佩戴腕带,出院时才可以取下。

4. 在给药及治疗前,护士要核对您的身份:①问您姓名;②核对腕带。

5. 为了您的用药安全,请按时服用口服药。不要将口服药放在抽屉里,因口服药的外包装已去除,易受潮及变质。

6. 入院检查及注意事项:①如需要明晨空腹抽血查相关的项目,如血常规、血型、凝血系列、肝功能、传染病八项等或者腹部 B 超者,请您在夜间 12 点后不要吃任何东西及喝水,以免影响检查结果。②请明晨留取二便标本;③肠镜检查。

二、住院期间健康宣教

(一)疾病概念

大肠息肉是指大肠黏膜上的单个或多个赘生物,以腹痛或腹部胀满不适,大便溏泻或黏液便,或便血、便秘等临床表现。

(二)辨证宣教

1. 脾胃虚寒证

(1)室温略高而温暖,甚避风寒,多着衣被。多休息,少劳累,劳逸适度。

(2)进食温中健脾的食物,如猪肚、羊肉、鸡肉、桂圆、大枣、莲子、生姜等。食疗方:桂圆糯米粥。少食马铃薯、汽水等,忌食生冷油腻的食品。

(3)汤药宜温服,服药后宜进热粥、热饮,以助药力。疼痛时饮生姜红糖汤,以温胃止痛。

2. 湿热蕴结证

(1)病室安静整洁,空气清新,温湿度适宜。

(2)饮食宜清谈爽口,宜食清热化湿的食品,如白萝卜、荸荠、蒲公英、百合、马齿苋、瓜果煎汤饮等,忌生热助湿之品。

(3)中药汤剂宜温凉服。

(4)便次或泄泻量较多时,注意津伤阴蜕之变,必要时补液。

3. 气滞血瘀证

(1)病室安静整洁,空气清新,

(2)宜食补脾理气的食品,如柑橘、姜、海带、白萝卜、桃仁。少食甘薯、芋艿、蚕豆、栗子等容易胀气的食品。忌食冷饮、雪糕。

(3)患者因疼痛或出血,精神紧张恐惧而悲观,故应安慰患者,疏导情志,树立信心,安心养病。

(4)中药汤剂宜温服。

4. 痰瘀互结证

(1)保持病室整洁,空气清新,温湿度适宜,病房定时通风。

(2)宜食理气化痰活血的食品,如薏苡仁、瘦猪肉、山楂、白扁豆等。忌食生冷油腻的食品。

(3)观察腹痛的部位、性质、程度、发作时间及伴随症状。

(4)中药汤剂宜温服。

(三)护理指导

1. 生活护理

(1)腹痛急性发作时宜卧床休息。

(2)减少增加腹压的姿势,如下蹲、屏气。不宜久坐、久立、久行和过度劳累。

2. 情志调理

(1)患者出现情绪烦躁时,使用安神静志法,指导患者闭目静心全身放松,平静呼吸。也可指导患者通过适当运动、欣赏音乐、书法、绘画等移情易性,保持乐观开朗情绪。

(2)鼓励病友间多沟通交流疾病防治经验,提高认识,增强治疗信心。

(四)评估

1. 密切观察腹痛的部位、性质、发作时间及诱发因素,腹部剧烈疼痛时,注意观察患者神志、血压、心率变化。

2. 观察大便的频率、次数、颜色、性状等,观察是否有脱水及电解质紊乱发生,并及时报告医师。

三、出院前健康宣教

1. 起居有常,保持规律作息,保持充足的睡眠,勿过劳。

2. 减少增加腹压的姿势,如下蹲、屏气。不宜久坐、久立、久行和劳累过度。

3. 注意饮食调摄,忌食肥甘厚味之品,多吃水果蔬菜,保持大便通畅。

4. 调畅情志,保持心情舒畅。当情绪烦躁时,可用安神静志法放松身心,亦可通过运动、听音乐、书法等移情易性,保持乐观开朗。

5. 出院带的药物是________,________,________。

6. 请您保留好“出院复诊提示卡”,留下准确的1~2个电话号码或邮箱,以便我们进行随访。

7. 您下次复查的时间是:20________年________月________日,星期________。

8. 您的主治医师是________,坐诊时间是每周________上午,周________下午,请您预约就诊。

第二十三节　肾衰(慢性肾衰竭)患者健康宣教流程及内容

一、入院日健康宣教

1. 您的主管医生__________、__________。护士长________。责任护士________、________。

2. 病房环境及规章制度宣教,包括环境、物品摆放、陪护、探视、禁用电器、呼叫器使用、被服数量,以及床档、餐板的使用等。

3. 住院期间请您穿患者服。佩戴腕带,出院时才可以取下。

4. 在给药及治疗前,护士要核对您的身份:①问您姓名;②核对腕带。

5. 为了您的用药安全,请按时服用口服药。不要将口服药放在抽屉里,因口服药的外包装已去除,易受潮及变质。

6. 入院检查及注意事项:①需明晨空腹抽血及做腹部B超者,请您在夜间12点后不要吃任何东西及喝水,以免影响检查结果。请明晨留取二便标本。②做心电图时请摘下手表,不要讲话。

7. 戒除不良嗜好:①戒烟。烟草中的主要有害物质尼古丁有收缩血管的作用,会减少肾血流量,引起肾血管硬化,加重肾脏缺血缺氧,使慢性肾炎引起的高血压难控制。②限酒。乙醇对人体直接损害的脏器主要是肝脏,对肾脏直接损害不大,但乙醇会导致引起肾功能损害的危险因素不易控制,同时这些危险因素本身也是导致慢性肾病的病因。

8. 患者危险因素的评估及宣教,包括压疮、跌倒、烫伤、冻伤、坠床等。请您理解床旁悬挂各种安全标识的目的和意义,并给予协助和支持。

9. 您目前的饮食是

□流食　□半流食　□普食　□糖尿病饮食　□低盐　□低脂　□低嘌呤

二、住院期间健康宣教

（一）疾病概念

慢性肾衰竭（CRF）是指各种原因造成慢性进行性肾实质损害，致使肾脏明显萎缩，不能维持基本功能，临床出现以代谢产物潴留，水、电解质、酸碱平衡失调，全身各系统受累为主要表现的临床综合征。

（二）辨证宣教

1. 恶心、呕吐

（1）观察和记录呕吐物的颜色、气味、性质、量及伴随症状。

（2）注意饮食卫生，脾胃虚寒者，忌食生冷瓜果，饮食清淡，忌滋腻厚味。

（3）呕吐频繁时，给予指压合谷、内关穴，以降逆止呕，或在舌面上滴姜汁数滴。

（4）遵医嘱耳穴贴压，取脾、胃、交感、神门等穴。

（5）遵医嘱中药热罨包，将吴茱萸制作成热罨包外敷于神阙穴。

（6）遵医嘱艾灸，取中脘、内关、足三里等穴。

2. 乏力、腰酸痛

（1）了解诱发因素，观察疼痛的性质、部位、持续时间，观察腰部活动功能。

（2）做好体位护理。腰痛剧烈者严格卧床休息，给予舒适的体位，下床活动时带腰围保护腰部，禁忌腰部用力。

（3）肾阳虚腰酸，遵医嘱给予局部热敷，注意腰部保暖。

（4）耳穴贴压，可以取腰、肾、神门、皮质下等穴。

（5）穴位贴敷，用补肾贴贴于肾俞、关元、命门、神阙等穴。

（6）穴位按摩，取肾俞、关元、三阴交等穴。

（7）遵医嘱采用中药灌肠中药结肠透析减少体内毒素，减轻乏力不适。

3. 水肿

（1）及时评估水肿的部位、程度、消长规律，监测体重、腹围、出入量等。重度水肿宜卧床休息，记24小时出入量，重点观察血压、心率、呼吸及肾功能等变化。

（2）保持皮肤清洁、干燥，衣着柔软宽松，定时翻身，防止皮肤破损、感染发生。头面眼睑水肿者应将枕头垫高。下肢水肿明显者应抬高足部。阴囊水肿者垫高阴囊，冰硝散外敷。严重胸腔积液、腹水者宜取半坐卧位。

（3）适当控制饮水量，指导患者量出为入，保持出入量平衡。

（4）使用攻下逐水剂或利尿药时，应重视血压监测、观察尿量及大便的次数和量，防止有效血容量减少导致的休克及电解质紊乱。

（5）遵医嘱给予中药泡洗，膝关节以下皮肤应全部浸没于药液中。

4. 头晕,血压增高

(1)监测血压,若出现头痛剧烈、呕吐、血压明显升高、视物模糊,立即报告医师做好抢救准备。

(2)应用降压药物时,注意监测血压动态变化,避免降压速度过快,并注意观察降压药物可能对肾功能产生的影响。

(3)遵医嘱耳穴贴压,取神门、肝、降压沟、心、交感等穴。

(4)穴位按摩,取穴风池、百会、太阳等穴。

(5)穴位贴敷,取足底涌泉、关元、内关穴。

(6)中药足浴,选用红花、当归等中药对足部进行泡洗,每日1次。

(三)护理指导

1. 情志疏导

(1)本病病程长,病情易反复,患者抑郁善忧、情绪不宁,可采用顺情从欲方法,疏导患者的不良情绪,以化郁为畅,疏泄情志。

(2)患者心理压力大,可采用说理开导的方法,多与患者沟通,了解心理状况,做好针对性解释工作,给予心理支持。当患者表现为郁怒、躁动等肝阳亢盛、血压升高时,应及时给予心理疏导,避免言语、行为、环境因素等不良刺激。

(3)采用自我放松、分心移情的方法,如听音乐、做放松操等;鼓励患者培养兴趣爱好,参与力所能及的家务和社会活动,如种植花草、烹饪、棋艺等。

2. 生活起居

(1)保持病室静谧清爽,起居有时;顺应四时,避免六淫邪气入侵。

(2)保持口腔、皮肤、会阴清洁,防止感染。

(3)避免使肾损害加重的因素,如过度劳累等。慎用对肾脏有损害的药物和食物。

(4)定期监测血压,控制血压于合理范围。

(5)适当运动有利于增强体质,如太极运动、八段锦等。

(6)指导患者进行中医特色的自我保健方法,如穴位按摩等。

3. 饮食指导 在保证充足热量的情况下,实施低盐、低脂、优质低蛋白饮食,并关注钾、钠及磷的摄入。

(1)脾肾亏虚证宜食健脾益肾之品,如山药、枸杞子、白扁豆等。

(2)脾肾亏虚,湿浊潴留证宜食清热利湿的食品,如薏苡仁、冬瓜、苦瓜、鲫鱼等。

(3)脾肾衰败,浊毒内蕴证宜食和胃泄浊、补益肾气的食品,如山药、百合、薏苡仁等。

(4)出现浮肿、高血压时应低盐饮食,建议每日盐摄入量控制在2~3 g,忌食腌制品。高度浮肿时遵医嘱短期内无盐饮食。当肾功能不全(GFR≤60 mL/min)时,应限制蛋白质摄入,蛋白质0.6~0.8 g/(kg·d),且优质蛋白占50%以上。极低蛋白饮食[0.3~0.4 g/(kg·d)]患者,还应配合a-酮酸治疗。

（四）评估

1. 观察和记录呕吐物的颜色、气味、性质、量及伴随症状。

2. 观察疼痛的性质、部位、持续时间，观察腰部活动功能。

3. 及时评估水肿的部位、程度、消长规律。

4. 监测血压。

三、出院前健康宣教

1. 定期到医院随访，复查肾功能、尿常规，避免复发。

2. 补其虚，去其实。慢性肾衰竭患者在服用黄芪、党参等补气药时应忌食萝卜、绿豆等凉性食物，以免降低药物的温补作用。

3. 患者治疗期间不可擅自换药、减量、过早停药或停药后不追踪观察，以免加重病情。

4. 增加抵抗力、预防感染，一旦发生感染应及早、有效治疗，可适当参加体育锻炼，严防感冒。

5. 注意调摄，起居有常，随天气变化增减衣服。春防风，夏防暑，长夏防湿，秋防燥，冬防寒，以免病中加感。

6. 保持情绪稳定，心情舒畅，避免恐惊心理。

7. 出院带的药是________，________，________。请您按时足量服用。如有疑问请电话咨询。

8. 请您保留好“出院复诊提示卡”，留下准确的1～2个电话号码或邮箱，以便我们进行随访。

9. 您下次复查的时间是：20________年________月________日，星期________。

10. 您的主治医师是________，坐诊时间为每周________上午，周________下午，请您预约就诊。

第二十四节　水肿（肾病综合征）患者健康宣教流程及内容

一、入院日健康宣教

1. 您的主管医生__________、__________。护士长________。责任护士________、________。

2. 病房环境及规章制度宣教，包括环境、物品摆放、陪护、探视、禁用电器、呼叫器使用、被服数量，以及床档、餐板的使用等。

3. 住院期间请您穿患者服。佩戴腕带，出院时才可以取下。

4. 在给药及治疗前，护士要核对您的身份：①问您姓名；②核对腕带。

5. 为了您的用药安全，请按时服用口服药。不要将口服药放在抽屉里，因口服药的外包装已去除，易受潮及变质。

6. 入院检查及注意事项：①需明晨空腹抽血及做腹部 B 超者，请您在夜间 12 点后不要吃任何东西及喝水，以免影响检查结果。②做心电图时请摘下手表，不要讲话。

7. 戒除不良嗜好：①戒烟。烟草中的主要有害物质尼古丁有收缩血管的作用，会减少肾血流量，引起肾血管硬化，加重肾脏缺血缺氧，使慢性肾炎引起的高血压难以控制。②限酒。乙醇对人体直接损害的脏器主要是肝脏，对肾脏直接损害不大，但乙醇会导致引起肾功能损害的危险因素不易控制，同时这些危险因素本身也是导致慢性肾病的病因。

8. 患者危险因素的评估及宣教，包括压疮、跌倒、烫伤、坠床等。请您理解床旁悬挂各种安全标识的目的和意义，并给予协助和支持。

9. 您目前的饮食是

□流食 □半流食 □普食 □糖尿病饮食 □低盐 □低脂

二、住院期间健康宣教

（一）疾病概念

肾病综合征是一组由多种原因引起的肾小球滤过膜通透性增加，导致大量血浆蛋白从尿中丢失并引起一系列病理生理改变的临床证候群。临床以大量蛋白尿、低蛋白血症、高脂血症和不同程度的水肿为特征。多发于 2 ~8 岁小儿，其中以 2 ~5 岁为发病高峰。

（二）辨证宣教

1. 水肿

（1）及时评估水肿程度，监测体重、腹围、出入量等。重症水肿宜卧床休息，记 24 小时出入量，重点观察血压、心率、呼吸及肾功能等变化。

（2）保持皮肤清洁、干燥，定时翻身，防止皮肤破损、感染发生。

（3）头面、眼睑水肿者应将枕头垫高。下肢水肿明显者可抬高足部，阴囊水肿者可垫高阴囊，用冰硝散外敷。严重胸腔积液、腹水者宜取半坐卧位。

（4）使用攻下逐水药或利尿药时，应重视血压监测、观察尿量、大便的次数和量，防止有效血容量减少导致的休克及电解质紊乱。

（5）可根据水肿程度，予无盐或低盐饮食。出入量保持适当平衡。

2. 泡沫尿（蛋白尿）

（1）观察尿泡沫多少及消散时间。检测尿常规、24 小时尿蛋白定量及尿微量蛋白等。标本留取应正确、及时，避免尿液过度稀释或浓缩，防止标本污染或变性。

（2）注意观察发热、剧烈运动，以及体位改变等因素对患者泡沫尿的影响。

（3）少许泡沫尿多属肾气阴两虚证，医嘱常予补肾气、益肾阴等中药，应观察有无外感、伤食、气滞、湿困等征象，以防补益药滋腻助邪。而泡沫尿持续明显增多时常用祛风除湿中药，护理需重点观察药物不良反应。

（4）饮食上注意优质蛋白的摄入，并观察蛋白质摄入与尿蛋白定量的相关性。

（5）重视防止六淫邪气的侵袭，节制房事，保护元气。尤其是使用激素及免疫抑制剂患者，亦可根据医嘱予玉屏风散内服，或温灸足三里、气海穴以补益正气，强肾固本。

3. 腰膝酸软

（1）观察疼痛的性质、部位、伴发症状，注意区别肾外因素导致的腰痛。

（2）行肾穿刺患者术后常有腰酸胀痛情况，一般术后 3 日内忌在腰部行各项物理治疗。

（3）遵医嘱耳穴贴压，取肾、腰骶等穴。

（4）遵医嘱艾灸，取肾俞、关元、气海等穴。

（5）遵医嘱穴位贴敷，取补益肾气的中药行穴位贴敷，取肾俞、命门、关元、神阙等穴。

4. 尿量异常（少尿、无尿、多尿、夜尿）

（1）对少尿、无尿患者必须关注舌象、脉象、生命体征、神志、24 小时出入量等变化，尤其重视有无高钾、高血容量、酸中毒及其对心肺功能的影响。

（2）少尿、无尿是急进、危重的症状，及时记录尿量，总出入量的变化，应根据医嘱做好消肿、利尿、逐水祛湿药物的临床用药护理及观察。

（3）出现水气凌心射肺危象时，应帮助患者取半坐卧位，吸氧，并做好各种抢救准备，密切观察患者的病情变化。

（4）对多尿、夜尿患者应观察尿量、尿比重、尿渗透压、排尿次数等。应注意补充水分，保持电解质和酸碱平衡。

（5）多尿、夜尿是肾气（阳）虚弱、下元不固、摄纳无权所致，应注意休息，适度运动，如打太极拳等，可增强体质，固护肾气。

（6）温灸肾俞、关元、足三里与命门、气海、三阴交两组穴位交替、间歇应用，能益肾气、补精气，改善多尿、夜尿症状。

5. 头晕、血压增高

（1）头晕、脉弦、血压增高是肝风内扰的表现，但早期症状隐匿，应加强巡视、监测血压。眩晕发生时，尽量使患者卧床休息。若出现头痛剧烈、呕吐、脉弦滑数、血压明显升高、视物模糊，立即报告医师，做好抢救准备。

（2）病室环境整洁、安静、舒适、光线适宜。

（3）饮食宜清淡，少食肥甘厚味，用盐量遵医嘱。

（4）取神门、肝、降压沟、心、交感等穴位耳穴贴压改善睡眠，降低血压。也可取风池、百会、太阳等穴位，按摩 5 ~ 10 分钟，缓解头晕头痛症状。

（5）穴位贴敷，醋调吴茱萸外敷涌泉穴。

(6)中药足浴,选用红花、当归等中药对足部进行泡洗,每日1次。

(三)护理指导

1.情志疏导

(1)顺情从欲:本病病程长,病情易反复,患者抑郁善忧,情绪不宁,护士应积极疏导患者的不良情绪,以化郁为畅,疏泄情志。

(2)说理开导:使用激素、免疫抑制剂的患者担心不良反应,心理压力大,护士应多与患者沟通,了解患者心理状况,做好针对性解释工作,给予心理支持。

(3)自我放松:鼓励患者采用一些自我放松的方法,如听音乐、做放松操等,达到怡养心神、舒畅情志的效果。

(4)分心移情:生活中培养自己的兴趣爱好,鼓励患者参加力所能及的家务和社会活动,如种花植草、烹饪、棋艺等。

2.生活起居

(1)保持病室的整洁、干燥,定时通风。

(2)加强皮肤、口腔及会阴部清洁。

(3)避免过劳及外感等可能引起病情加重的因素,慎用损害肾的药物等。

(4)适当运动有利于增强体质,如打太极拳等。

(5)指导患者进行中医特色的自我保健方法,如按摩足三里、肾俞穴等,补益肾气。

3.饮食指导

(1)水湿浸渍证:宜食运脾化湿、通阳利水的食物,如冬瓜、山药、薏苡仁等。

(2)湿热内蕴证:宜食清热化湿的食物,如菠菜、芹菜、西瓜、雪梨等。

(3)阴虚水停证:宜食滋阴清热、利水消肿的食物,如绿豆、南瓜、冬瓜等。

(4)瘀水互结证:宜食活血化瘀、利水消肿的食物,如桃仁、海带、绿豆、冬瓜等。

(5)脾阳虚衰证:宜食温阳健脾的食物,如鳝鱼、大枣、山药等。

(6)肾阳衰微证:宜食温肾助阳的食物,如韭菜、核桃等。

(四)评估

1.及时评估水肿程度,监测体重、腹围、出入量等。

2.观察疼痛性质、部位、伴发症状,注意区别肾外因素导致的腰痛。

三、出院前健康宣教

1.增强抵抗力,预防感染。一旦发生感染应及早、有效治疗。可适当参加体育锻炼,严防感冒。

2.注意调摄,起居有常,随天气变化增减衣服。春防风,夏防暑,长夏防湿,秋防燥,冬防寒,以免病中加感。

3.劳逸适度,水肿症状缓解后也要避免感染和劳累,对预防复发极为重要。尤应节制房事，戒怒，以保护元气。

4. 保持情绪稳定，心情舒畅，避免恐惊心理。

5. 出院带的药是________，________，________。请您按时足量服用。如有疑问请电话咨询。

6. 请您保留好“出院复诊提示卡”，留下准确的1～2个电话号码或邮箱，以便我们进行随访。

7. 您下次复查的时间是：20________年________月________日，星期________。

8. 您的主治医师是________，坐诊时间是每周________上午，周________下午，请您预约就诊。

第二十五节　热淋（尿路感染）患者健康宣教流程及内容

一、入院日健康宣教

1. 您的主管医生__________、__________。护士长________。责任护士________、________。

2. 病房环境及规章制度宣教，包括环境、物品摆放、陪护、探视、禁用电器、呼叫器使用、被服数量，以及床档、餐板的使用等。

3. 住院期间请您穿患者服。佩戴腕带，出院时才可以取下。

4. 在给药及治疗前，护士要核对您的身份：①问您姓名；②核对腕带。

5. 为了您的用药安全，请按时服用口服药。不要将口服药放在抽屉里，因口服药的外包装已去除，易受潮及变质。

6. 入院检查及注意事项：①需明晨空腹抽血及做腹部B超者，请您在夜间12点后不要吃任何东西及喝水，以免影响检查结果。请次日早晨留取二便标本。②做心电图时请摘下手表，不要讲话。

7. 戒除不良嗜好：①戒烟。烟草中的主要有害物质尼古丁有收缩血管的作用，会减少肾血流量，引起肾血管硬化，加重肾脏缺血缺氧，使慢性肾炎引起的高血压难以控制。②限酒。乙醇对人体直接损害的脏器主要是肝脏，对肾脏直接损害不大，但乙醇会导致引起肾功能损害的危险因素不易控制，同时这些危险因素本身也是导致慢性肾病的病因。

8. 患者危险因素的评估及宣教，包括压疮、跌倒、烫伤、坠床等。请您理解床旁悬挂各种安全标识的目的和意义，并给予协助和支持。

9. 您目前的饮食是

□流食 □半流食 □普食 □糖尿病饮食 □低盐 □低脂

二、住院期间健康宣教

(一)疾病概念

尿路感染是由淋病奈瑟菌引起的泌尿生殖系统的化脓性感染也可侵犯眼睛、咽部、直肠和盆腔等处,以及血行播散性感染,是常见的性传播疾病之一。

(二)辨证宣教

1. 尿路刺激征(尿频、尿急、尿痛)

(1)观察排尿次数、量,疼痛程度。评估患者的心理状态、治疗情况,睡眠情况等。

(2)嘱患者急性发作期注意休息,调摄精神,指导患者采用有效的情志转移方法,如全身肌肉放松、听音乐等。

(3)嘱患者多饮水、勤排尿,以达到冲洗尿路的目的。

(4)遵医嘱穴位贴敷,取膀胱俞、水道、神阙、肾俞等穴。

(5)中药热罨包热敷会阴部。

(6)艾灸,取气海、关元、足三里、命门等穴。

(7)指导患者做好个人卫生,女性患者月经期间增加外阴清洗次数。

2. 肉眼血尿

(1)观察患者出血的颜色、量、性状及伴随症状。评估患者生命体征、精神、周围循环状况等。

(2)血尿严重时应卧床休息,减少活动。

(3)根据病情及医嘱,给予相应的饮食指导。以清淡蔬菜为主,忌食辛辣刺激食物。

(4)遵医嘱穴位按摩,取膀胱俞、委中、命门、关元等穴。

(5)艾灸,取关元、足三里、命门、肾俞、三阴交等穴。

(6)慎用可导致血尿的药物。

3. 腰痛

(1)观察患者腰痛,小腹坠胀不适,拘急的频率、程度、伴随症状。若剧痛难忍时,应立即平卧,同时报告医师,配合处理。

(2)指导患者饮食合理,忌辛辣食物,戒烟酒。

(3)指导患者适度活动,如提肛练习等,以改善局部血液循环。

(4)腰腹部疼痛时可用中药热罨包热敷,取膀胱俞、阴陵泉、三阴交、肾俞等穴。

(5)遵医嘱艾灸,取三阴交、关元、肾俞等穴。

4. 发热

(1)定时观测体温,监测生命体征及汗出情况,及时擦干皮肤,更换汗湿的衣服被褥等，保持皮肤和床单位清洁、干燥。

(2)指导患者多饮水，进食清热生津之品，如西瓜、荸荠等。忌辛辣、香燥、助热动火之品。

(3)遵医嘱采用中药擦浴、头部冷敷等物理降温方法。

(4)遵医嘱穴位按摩，取大椎、合谷、曲池等穴。

(三)护理指导

1. 情志疏导

(1)责任护士应鼓励病友间多沟通交流疾病防治经验，提高认识，乐观开朗，保持对疾病治疗的信心。

(2)针对患者忧思恼怒、恐惧紧张等不良情志。指导患者采用移情相制疗法，转移注意力，转化，甚至消除不良情志。针对患者焦虑或抑郁的情绪变化，可采用暗示疗法或顺情从欲法。

(3)鼓励家属多陪伴患者，给予患者心理支持。

(4)指导患者和家属了解本病的性质，掌握控制疼痛的简单方法，减轻身体痛苦和精神压力。

2. 生活起居

(1)病室安静、整洁、空气清新，温湿度适宜。

(2)生活规律，劳逸结合，保证休息和睡眠。

(3)急性发作期应卧床休息，取屈曲位，尽量勿站立或坐直。

(4)指导患者做好个人卫生，女性患者月经期间增加外阴清洗次数。

(5)指导患者进行中医特色的自我保健方法，如穴位按摩。

3. 饮食指导

给予高热量、高蛋白、富含维生素、易消化的饮食，鼓励患者多饮水，每日入量应在2 500 mL以上以增加尿量冲洗尿道(肾功能不全者除外)，促进细菌及炎症物质的排出。

(1)热淋、膏淋：宜食清热利湿的食物，如黄瓜、冬瓜、西瓜、雪梨、芹菜等。

(2)血淋：宜食凉血通淋的食物，如丝瓜、绿豆、山药、莲藕等。

(3)石淋：宜食通淋排石的食物，如冬瓜、芹菜、西瓜、雪梨等；少食菠菜、马铃薯、草莓、动物内脏等含钙磷高的食物。

(4)气淋：宜食疏肝理气的食物，如萝卜、山楂、枸杞子、莲藕等。

(5)劳淋：宜食健脾益肾的食物，如大枣、桂圆、山药、枸杞子。

(四)评估

1. 观察排尿的次数、量，疼痛程度。

2. 观察患者出血的颜色、量、性状及伴随症状。

3. 定时监测体温。

4. 观察腰痛，小腹坠胀不适，拘急的频率、程度、伴随症状。

三、出院前健康宣教

1. 坚持按医嘱服用药物，切勿自行中断，以免复发。

2. 按时复诊。如有发病症状，及时就医，以免延误。

3. 生活要有规律，注意劳逸结合，起居有常，饮食有节，节制房事。

4. 做好个人卫生，防止尿路感染。

5. 每日坚持多饮水，注意饮食卫生，给予富有营养、易消化的清淡之品，并限制含钙及草酸丰富的饮食。

6. 病情缓解后适当活动。石淋者应增加活动量，指导患者进行跳跃、拍打等活动。

7. 避免疲劳过度，耗伤中气。

8. 保持情绪稳定，心情舒畅，避免恐惊心理。

9. 出院带的药物是________，________，________。请您按时足量服用。如有疑问请电话咨询。

10. 请您保留好“出院复诊提示卡”，留下准确的 1 ~ 2 个电话号码或邮箱，以便我们进行随访。

11. 您下次复查的时间是:20 ________年________月________日，星期________。

12. 您的主治医师是________，坐诊时间为每周________上午，周________下午，请您预约就诊。

第二十六节 消渴（2 型糖尿病）患者健康宣教流程及内容

一、入院日健康宣教

1. 您的主管医生__________、__________。护士长________。责任护士________、________。

2. 病房环境及规章制度宣教，包括环境、物品摆放、陪护、探视、禁用电器、呼叫器使用、被服数量，以及床档、餐板的使用等。

3. 住院期间请您穿患者服（裤）佩戴腕带，出院时才可以取下。

4. 在给药及治疗前护士要核对您的身份：①问您姓名；②核对腕带。

5. 为了您的用药安全，请按时服用口服药。不要将口服药放在抽屉里，因口服药的外包装已去除，易受潮及变质。

6. 入院检查及注意事项：①需要明晨空腹抽血及腹部 B 超检查时，如血常规、糖化血红蛋白（监测近 2 ~ 3 个月血糖平均水平）、糖耐量试验、胰岛素释放试验（检验胰岛细胞功能状态）等，并留取二便标本，测尿微球蛋白（检验是否存在肾功能受损情况），请您在夜间 12 点后不要吃任何东西及喝水，以免影响检查结果。②做心电图时请摘下手表，不要讲话。③其他如 24 小时尿蛋白测定。

7. 您目前的饮食是

□流食 □半流食 □普食 □糖尿病饮食 □低盐 □低脂 □低嘌呤

二、住院期间健康宣教

（一）疾病概念

2 型糖尿病是指由于胰岛素抵抗或胰岛素分泌缺陷引起的以慢性血糖升高为主要表现的内分泌疾病。

（二）辨证宣教

1. 尿量增多

（1）观察排尿次数、尿量及尿色。

（2）嘱患者睡前少饮水，白天饮水量 2 000 ~ 2 500 mL。

（3）指导患者饮食调理，适当进食芡实、枸杞子等补肾之品。食疗方：芡实瘦肉汤。

2. 口干多饮

（1）保持病室空气温湿度适宜。

（2）观察口干口渴每日饮水量。

（3）多食生津润燥类食物，如百合西葫芦等，可选用鲜芦根煎水代茶饮；口含乌梅饮用消渴茶以缓解口干口渴。食疗方：凉拌黄瓜蓝莓山药葛根鱼汤。

3. 多食易饥

（1）询问饮食习惯及饮食量。宜选择混合餐，每餐进食种类包含主食蔬菜肉蛋，粗细粮合理搭配，少食多餐，细嚼慢咽。

（2）适当增加膳食纤维的摄入，如燕麦、芹菜、韭菜等，以增加饱腹感，延缓食物吸收，稳定血糖。

（3）观察记录身高、体重、腰围、臀围。

4. 倦怠乏力

（1）起居有时，避免劳累。

（2）进食补中气类食物，如山药鱼肉香菇等。食疗方：乌鸡汤、香木耳汤、山药炖排骨。

（3）病情稳定者适量运动，循序渐进。

5. 肢体麻木疼痛肢冷

（1）进食活血化瘀食物，如黄鳝木耳等。食疗方：洋葱烧黄鳝。

（2）给予足部中药泡洗以祛风通络，活血通脉。药方：活血止痛散。

（3）双下肢穴位按摩，取足三里、阳陵泉、三阴交、涌泉等穴。

6. 视物模糊

(1)注意视力变化,定期检查眼底,减少阅读看电视及使用电脑,宜闭目养神,饮用菊花茶或银杞明目汤等。

(2)按摩睛明、四白、丝竹空等穴位以辅助通络明目。

(3)遵医嘱予珍珠明目液滴眼或中药眼部雾化以改善症状。

(4)评估跌倒高危因素,落实防跌倒措施。

7. 皮肤瘙痒

(1)指导患者洗澡时忌用刺激性强的皂液,洗后皮肤涂抹润肤露,穿棉质内衣,避免搔抓、热水烫洗,修剪指(趾)甲。

(2)瘙痒甚者,遵医嘱予以清热燥湿洗剂,如苦参、苍术、黄柏、白花蛇舌草、连翘等煎汤外洗,亦可涂尿素乳膏防止皮肤干燥。

(3)饮食宜清淡,忌食辛辣油腻及海鲜之品。

8. 腰膝酸软

(1)适当食用枸杞子、黑豆等固肾之品。食疗方:韭菜炒虾仁,山药芡实瘦肉饮。

(2)操练八段锦"两手攀足固肾腰"动作。

(3)按摩腰背部及气海、关元、涌泉穴,艾灸肾俞、关元气海,三阴交等穴位。

(三)饮食指导

计算每日的总热量,合理分配餐次。糖类占总能量的50% ~60%,蛋白质占总能量的15% ~20%,脂肪占总能量20% ~30%,饱和脂肪酸的摄入量不超过饮食总能量的10%;不宜摄入反式脂肪酸;胆固醇摄入量 <300 mg/d;食盐摄入量限制在6 g/d以内,伴有高血压、水肿者每日摄入盐量不超过2 g;少食坚果类,禁食甜食;平衡膳食,定时定量进餐。

1. 肝胃郁热证　宜食开郁清热之品,如苦瓜、黄瓜、丝瓜、芹菜、莲子、银耳等。食疗方:苦瓜山药烧豆腐、凉拌黄瓜、丝瓜炒蘑菇等。

2. 胃肠实热证　宜食清利胃肠实热之品,如芦荟、马齿苋、苦瓜、冬瓜、荞麦燕麦片等。食疗方:凉拌马齿苋、冬瓜炒竹笋、苦丁茶等。

3. 脾虚胃热证　宜食补脾虚清胃热之品,如山药、粟米、高粱、菠菜、赤小豆等。食疗方:山药芡实瘦肉饮等。

4. 上热下寒证　宜食清上温下之品,如白萝卜、狗肉、党参、鲜芦根、乌梅、羊肉等。食疗方:白萝卜炖羊肉等。

5. 阴虚火旺证　宜食滋阴降火之品,如甲鱼、老鸭、莲子、百合、银耳、茼蒿、枸杞子、桑葚等。食疗方:菊花茶、枸杞茶、银耳莲子百合饮等。

6. 气阴两虚证　宜食益气养阴之品,如瘦肉、蛋类、鱼肉、山药等。食疗方:皮蛋瘦肉粥等。

7. 阴阳两虚证　宜食温益肾阳、补肾滋阴之品,如牛肉、羊肉、虾仁、韭菜、猪胰、干姜、黑豆、黑芝麻等等。食疗方:韭菜炒虾仁、香菇木耳汤等。

(四)情志疏导

1. 护士多与患者沟通,了解其心理状态,增强其与慢性疾病做斗争的信心,保持乐观心态。

2. 鼓励家属理解支持患者,避免不良情绪的影响。

3. 组织形式多样、寓教于乐的病友活动,开展同伴支持教育,介绍成功的病例,鼓励患者参与社会活动。

4. 应用中医七情归属,了解患者情志状态,指导采用移情易性的方法,分散患者对疾病的注意力,改变其不良习性。

(五)运动指导

1. 根据病情选择合适的有氧运动方式,如打太极拳、练导引功、八段锦、五禽戏、散步、快走、慢跑、游泳等;运动项目的选择要与患者的年龄、病情、经济、文化背景及体质相适应。每周进行 2 次轻度或中度阻力性肌肉运动。

2. 运动选择在饭后 1 小时(第一口饭计时)左右,运动频率和时间为每周至少 150 分钟,如一周运动 5 天、每次 30 分钟,运动后脉搏宜控制在 170 - 年龄(次/分)左右,以周身发热、微微出汗但不大汗淋漓,稍有气喘,能说话但不能唱歌、精神愉悦为宜。

3. 血糖 >16.7 mmol/L、合并糖尿病急性代谢并发症及各种心、肾等器官严重慢性并发症者暂不宜运动。

4. 血糖 <5.5mmol/L 运动前需适量补充含糖食物如饼干、面包等。

(六)生活起居

1. 环境温湿度适宜,顺应四时及时增减衣物。

2. 起居有常,戒烟限酒。

3. 保持眼睛、口腔、会阴、皮肤等部位的清洁卫生。

4. 建立较完善的糖尿病教育管理体系,通过糖尿病健康大讲堂、小组式教育或个体化的饮食和运动指导,为患者提供生活方式干预和药物治疗的个体化指导。

(七)自我监测

1. 学会自我规范监测血糖、血压、体重、腰臀围等,养成良好的记录习惯。

2. 每 3 个月检查 1 次糖化血红蛋白、心电图,每 6 个月检查肝肾功能、血脂、尿微量蛋白等。

3. 每年至少筛查 1 次眼底及外周血管、周围神经病变等。

(八)临证宣教

1. 低血糖及酮症酸中毒的预防与处理

(1)向患者讲解低血糖、酮症酸中毒的诱因、临床表现及应急救护措施。

(2)生活要有规律,定时定量进餐,不擅自停用胰岛素及口服降血糖药。

(3)外出时随身携带急救卡和糖果、饼干。如运动量增加应适当增加糖的摄入,定时监测血糖。

(4)严密观察患者有无心慌、头晕、大汗、手抖、面色苍白、饥饿等低血糖症状,意识清楚者立即口服含糖15～20 g的食物,15分钟后监测血糖;意识障碍者立即静脉注射50%葡萄糖20 mL,15分钟后测血糖。

(5)出现神昏、烦躁不安、呼吸深快、血压下降、肢冷、脉微欲绝时,及时报告医师,给予氧气吸入,针刺水沟(人中)、十宣等穴,配合医师进行抢救。

2. 糖尿病足的预防

(1)所有患者每年至少进行一次足部检查,包括有无畸形、胼胝、溃疡、皮肤颜色变化;足背动脉和胫后动脉搏动、皮肤温度以及有无感觉异常等。

(2)预防关键点:定期检查、识别是否存在糖尿病足的危险因素;教育患者及其家属重视足的保护;穿合适鞋袜,鞋底较厚而鞋内较柔软,透气良好;袜口宽纯棉浅色,修剪指甲去除和纠正易引起溃疡的因素。

(3)有危险因素的患者给予下列教育:注意足部卫生,洗足水温在37～40℃,洗后擦干,尤其注意擦干趾间;不宜用热水袋、电热器等直接暖足;避免赤足;勿自行修剪或用化学制剂处理胼胝;穿鞋前先检查鞋内有无异物或异常;干燥皮肤可以使用油膏类护肤品。

(4)定期足部穴位按摩,如涌泉、三阴交、足三里、阳陵泉等穴。

三、出院前健康宣教

1. 衣食住行的安排　穿衣保暖,饮食多样,睡眠充足,不宜独居,适当运动。

2. 胰岛素的使用

(1)胰岛素的保存方法:①未开启的笔芯放在2～8℃环境中保存,不宜冷冻。开启后在0～25℃室温下保存即可,有效期为1个月。②乘飞机时不能将胰岛素放在托运行李中,要随身携带。

(2)注射部位:腹部、上臂外侧、大腿前侧及外侧或臀部。脐周5 cm范围内不能注射,注射部位应经常轮换。吸收速度:腹部>上臂及大腿>臀部。

(3)注射胰岛素的注意事项:①定时定量进餐和进行适当的体育活动。②胰岛素从冰箱中取出后应该恢复到室温后再用。③胰岛素应该注射入皮下组织,如果注射入肌肉中,由于吸收较快,可能导致低血糖。④注射时注意注射部位轮换。⑤规范丢弃针头,一次性处理。⑥超短效注射后可立即吃饭,短效注射后等待30 min,中长效睡前注射。

3. 院外低血糖反应的症状及应急处理　如出现饥饿感、心慌头晕、出虚汗、软弱无力等低血糖反应时,立即进食含糖食物。大多数低血糖患者通过进食含糖食物15分钟内可很快缓解,含糖食物有糖果、含糖饼干、蜂蜜、果汁或含糖饮料等。

4. 定时复诊。

5. 随身携带糖尿病治疗保健卡,以防发生低血糖时,可及时采取急救措施。

6. 您的出院带药是________，________，________。请您按时足量服用。如有疑问请电话咨询。

7. 请您保留好“出院复诊提示卡”，留下准确的1~2个电话号码或邮箱，以便我们进行随访。

8. 您下次复查的时间是：20________年________月________日，星期________。

9. 您的主治医生是________，坐诊时间是周________上午，周________下午，请您预约就诊。

第二十七节　消渴病肾病（糖尿病肾病）患者健康宣教流程及内容

一、入院日健康宣教

1. 您的主管医生__________、__________。护士长________。责任护士________、________。

2. 病房环境及规章制度宣教，包括环境、物品摆放、陪护、探视、禁用电器、呼叫器使用、被服数量，以及床档、餐板的使用等。

3. 住院期间请您穿患者服。佩戴腕带，出院时才可以取下。

4. 在给药及治疗前，护士要核对您的身份：①问您姓名；②核对腕带。

5. 为了您的用药安全，请按时服用口服药。不要将口服药放在抽屉里，因口服药的外包装已去除，易受潮及变质。

6. 入院检查及注意事项：①需明晨空腹抽血及做腹部B超者，请您在夜间12点后不要吃任何东西及喝水，以免影响检查结果。明晨留取二便。②做心电图时请摘下手表，不要讲话。

7. 戒除不良嗜好：①戒烟。烟草中的主要有害物质尼古丁有收缩血管的作用，会减少肾脏的血流量，引起肾血管硬化，加重肾脏缺血缺氧，使慢性肾炎引起的高血压难控制。②限酒。乙醇对人体直接损害的脏器主要是肝脏，对肾脏直接损害不大，但乙醇会导致引起肾功能损害的危险因素不易控制，同时这些危险因素本身也是导致慢性肾病的病因。

8. 患者危险因素的评估及宣教，包括压疮、跌倒、烫伤、冻伤、坠床等。请您理解床旁悬挂各种安全标识的目的和意义，并给予协助和支持。

9. 您目前的饮食是

□流食　□半流食　□普食　□糖尿病饮食　□低盐　□低脂　□低嘌呤

二、住院期间健康宣教

（一）疾病概念

消渴病肾病是因消渴病日久及肾，损伤肾气所致。以神疲乏力、腰膝酸软、尿少浮肿、畏寒肢冷等为主要临床表现。病位在肾,与膀胱、三焦有关。糖尿病肾病可参照本病护理。

(二)护理指导

1. 起居指导

(1)请您保持病室环境安静,减少探视,以防交叉感染。

(2)注意皮肤清洁,可用温水擦洗,尽量不使用肥皂或使用油性肥皂。

(3)修剪指甲,避免用力搔抓,以免造成皮肤感染,可涂用炉甘石洗剂止痒。

(4)长期卧床患者协助翻身,保持床铺清洁、平整,经常更换柔软的棉质内衣,以免局部持续受压发生压疮。女性患者应以温水清洗会阴,保持局部干燥,以免发生局部瘙痒、感染。

(5)急性肾衰竭的患者,我们会尽量给您安排单人房间,请您遵守探视制度,以免感染。饭前饭后用淡盐水漱口,若口腔中有尿臭味,可用藿香煎水含漱。保持大、小便通畅,促使"浊阴出下窍",也能减轻口中尿味。

2. 用药指导

(1)中药汤剂宜浓煎,少量频服。

(2)应用清氮方煎剂灌肠治疗时,应注意保护肛门周围皮肤。

(3)应用激素治疗应严格遵守医嘱,勿自行增减药量或停药。服用糖皮质激素和细胞毒药物时应注意以下几点:①口服激素应饭后服用,以减少对胃黏膜的刺激。②长期服药者应补充钙剂及维生素 D,以防骨质疏松。③使用 CTX 时应多饮水,以促进药物从尿中排出。

3. 施膳指导

(1)急性肾衰竭:①严格限制食盐的摄入量,每日小于 2 g,或无盐饮食。可以用糖、醋等调味,以提高患者的食欲。②严格限制蛋白质的摄入,低蛋白饮食,给予优质蛋白。

(2)慢性肾衰竭:①患者主食可以米、面为主,限制蛋白质入量,以减轻肾脏负担,可选用优质蛋白质,以动物性蛋白质为主,如牛奶、鸡蛋、瘦肉等。②忌食黄豆、花生及其豆制品等含植物性蛋白类食物,芥末应禁用,葱、姜、蒜等不可多食。③多食蔬菜水果。在限制钠盐饮食的条件下,尽可能多地根据条件和爱好选择多样化的食谱,以促进食欲、改善营养。④疲乏者可进食一些补中益气、温阳的食物,如牛奶、蛋类、鳗鱼等。⑤水肿者进食一些清热利湿的食物,如西瓜、冬瓜等。

4. 情志疏导　消除悲观绝望情绪,树立战胜疾病的信心,请您配合治疗。

(三)临证宣教

1. 使用清氮方煎剂保留灌肠者,请尽量保留 1 小时以上,以促进药液的吸收,达到最佳排毒效果。

2. 口中有尿味时,给予中药煎汤含漱。

3. 神志不清、躁动不安或抽搐者,在积极治疗的同时,实施保护性约束,请您及家人知情同意并理解。

(四)伴随疾病的宣教

肾衰竭的潜在并发症有出血、染毒的危险。用软毛刷刷牙,刷牙时出现牙龈出血、大便黑色(当您吃深颜色蔬菜、动物血时也会出现黑便),请您及时告知医护人员。

三、出院前健康宣教

1. 定期到医院复查肾功能、尿常规,避免复发。

2. 补其虚,去其实。咸伤肾,慢性肾衰竭患者在服用人参等补气药时应忌食萝卜、绿豆等凉性食物,以免降低药物的温补作用。

3. 患者治疗期间不可擅自换药、减量、过早停药或停药后不追踪观察,以免加重病情。

4. 增加抵抗力、预防感染,一旦发生感染应及早、有效治疗,可适当参加体育锻炼,严防感冒。

5. 注意调摄,起居有常,随天气变化增减衣服。春防风,夏防暑,长夏防湿,秋防燥,冬防寒,以免病中加感。

6. 保持情绪稳定,心情舒畅,避免恐惊心理。

7. 出院带的药物是________,________,________。请您按时足量服用。如有疑问请电话咨询。

8. 请您保留好"出院复诊提示卡",留下准确的1~2个电话号码或邮箱,以便我们进行随访。

9. 您下次复查的时间是:20________年________月________日,星期________。

10. 您的主治医师是________,坐诊时间是周________上午,周________下午,请您预约就诊。

第二十八节　瘿病(甲状腺功能亢进症)患者健康宣教流程及内容

一、入院日健康宣教

1. 您的主管医生__________、__________。护士长________。责任护士________、________。

2. 病房环境及规章制度宣教,包括环境、物品摆放、陪护、探视、禁用电器、呼叫器使用、被服数量,以及床档、餐板的使用等。

3. 住院期间请您穿患者服。佩戴腕带,出院时才可以取下。

4. 在给药及治疗前,护士要核对您的身份:①问您姓名;②核对腕带。

5. 为了您的用药安全，请按时服用口服药。不要将口服药放在抽屉里，因口服药的外包装已去除，易受潮及变质。

6. 入院检查及注意事项：①如需要明晨空腹抽血查血常规、血生化系列、凝血系列、感染系列、甲状腺功能及做腹部 B 超者，请您在夜间 12 点后不要吃任何东西及喝水，以免影响检查结果。②明晨请留取二便标本。③做心电图时请摘下手表，不要讲话。

7. 戒除不良嗜好：①戒烟。烟草中的主要有害物质尼古丁有收缩血管的作用，会引起心、脑、肾等脏器病变。②限酒。乙醇直接损害人体肝脏。

8. 患者危险因素的评估及宣教，包括压疮、跌倒、烫伤、冻伤、坠床等。请您理解床旁悬挂各种安全标识的目的和意义，并给予协助和支持。

9. 伴随疾病的宣教：甲亢的诱发因素、甲亢患者忌食含碘食物。

10. 您目前的饮食是

□流食　□半流食　□普食　□糖尿病饮食　□低盐　□低脂　□禁食

二、住院期间健康宣教

（一）疾病概念

瘿病主要与情志内伤、饮食及水土失宜、体质因素有关，临床表现为颈部肿胀不适、急躁易怒、心悸失眠、手颤、乏力、怕热多汗、突眼、消瘦等，病变部位主要在肝、脾、心。西医称为甲状腺功能亢进。

（二）辨证宣教

1. 肝郁痰结

（1）情志疏导：鼓励表达自己的心愿，可听慢节奏、轻松愉快的音乐，以使心情平和，气机条达。

（2）用药指导：坚持服药，不要随意增减药物。

（3）鼓励患者进行自我修饰，突眼者可佩戴墨镜，颈前肿大可穿高领衣服或系丝巾。

2. 肝火旺盛

（1）起居指导：保持病室环境安静、整洁、凉爽、空气新鲜，保证充分休息。

（2）情志疏导：了解情志与本病的关系，保持稳定心态。

（3）睡眠指导：保证足够的睡眠，严重失眠者可遵医嘱给予安神定志的药物。

3. 气阴亏虚证

（1）起居指导：适当休息，勿劳累。

（2）辨证施膳：选择高蛋白、高热量饮食，如银耳、莲子、兔肉、山药、甲鱼等，多饮梨汁、藕汁、西瓜水、绿豆汤，每日不少于 3 000 mL。

4. 阴虚火旺证

(1)起居指导:保持病室安静、舒适、通风良好、光线适宜。适当休息,勿劳累耗气,必要时给予吸氧。

(2)辨证施膳:多食木耳、黑鱼、瘦肉等滋阴之品。

(3)情志疏导:保持心情舒畅,避免忧思忧怒等情志刺激。

(三)临证宣教

1. 甲亢危象

(1)起居指导:保持病室安静,绝对卧床休息,设特级护理,并予低流量吸氧。

(2)情志疏导:放松心情,避免焦虑。

(3)饮食指导:饮食宜高热量和高纤维素,多饮水,每日 3 000 mL 以上;昏迷患者给予鼻饲。

2. 甲亢突眼

(1)保护用眼:少看书、少看电视。眼勿向上凝视,以免加重突眼和诱发斜视。戴有色眼镜防止强光及灰尘刺激,睡觉时用油纱布或眼罩保护眼睛。经常做转眼球运动,使眼部肌肉放松。

(2)正确使用眼药水。

(3)取高枕卧位,限制食盐以减轻局部水肿,必要时遵医嘱使用利尿药。

(四)护理指导

1. 起居指导　保持居室安静,限制访视,避免外来刺激,满足患者基本生理及安全需要。帮助患者合理安排作息时间,白天适当活动,夜间充足睡眠。

2. 饮食指导　合理安排膳食,增加热量。

(1)饮食以高热量、高蛋白、高维生素、适量脂肪和钠盐为原则。忌烟酒、浓茶、咖啡。少食含碘食物及中药。

(2)适当增加动物内脏、新鲜绿叶蔬菜,或补充维生素制剂。

(3)适当控制纤维素多的食物。甲亢患者常有腹泻现象,如过多供给富含纤维素的食品会加重腹泻。

3. 情志疏导　使患者保持心情舒畅,避免忧思恼怒等情志刺激,鼓励患者听慢节奏、轻松愉快的音乐,使之心情平和,气机条达。

4. 用药指导

(1)用药期间禁食以下食物:①辛辣食物,如辣子、生葱、生蒜。②禁忌海味,如海带、海虾、带鱼。③禁浓茶、咖啡、烟酒。

(2)遵医嘱定期查血常规及肝功能。

三、出院前健康宣教

1. 强调抗甲状腺药物长期服用的重要性,不得任意停服或减量,遵医嘱用药。

2. 定期到医院复查血常规、肝功能、甲状腺功能等。

3. 妊娠期患者严格在医师指导下用药。

4. 每日清晨卧床时自测脉搏，定期测量体重，脉搏减慢、体重增加是治疗有效的重要标志。

5. 每隔1～2个月门诊随访做甲状腺功能测定。

6. 病情自我监测。原有症状加重，出现严重乏力、烦躁、发热（39℃以上）、多汗、心悸、心率达120次/分以上，伴纳减、恶心、腹泻等应警惕甲状腺危象的发生。

7. 出院带的药物是________，________，________。请您按时足量服用。如有疑问请电话咨询。

8. 请您保留好“出院复诊提示卡”，留下准确的1～2个电话号码或邮箱，以便我们进行随访。

9. 您下次复查的时间是：20________年________月________日，星期________。

10. 您的主治医师是________，坐诊时间是周________上午，周________下午，请您预约就诊。

第二十九节　虚劳（甲状腺功能减退症）患者健康宣教流程及内容

一、入院日健康宣教

1. 您的主管医生__________、__________。护士长________。责任护士________、________。

2. 病房环境及规章制度宣教，包括环境、物品摆放、陪护、探视、禁用电器、呼叫器使用、被服数量，以及床档、餐板的使用等。

3. 住院期间请您穿患者服。佩戴腕带，出院时才可以取下。

4. 在给药及治疗前，护士要核对您的身份：①问您姓名；②核对腕带。

5. 为了您的用药安全，请按时服用口服药。不要将口服药放在抽屉里，因口服药的外包装已去除，易受潮及变质。

6. 入院检查及注意事项：①如需要明晨空腹抽血查血常规、血生化系列、凝血系列、感染系列、甲状腺功能及做腹部B超者，请您在夜间12点后不要吃任何东西及喝水，以免影响检查结果。②明晨请留取二便标本。③做心电图时请摘下手表，不要讲话。

7. 戒除不良嗜好：①戒烟。烟草中的主要有害物质尼古丁有收缩血管的作用，会引起心、脑、肾等脏器的病变。②限酒。乙醇直接损害人体肝脏。

8. 患者危险因素的评估及宣教，包括压疮、跌倒、烫伤、冻伤、坠床等。请您理解床旁悬挂各种安全标识的目的和意义,并给予协助和支持。

9. 您目前的饮食是

□流食 □半流食 □普食 □糖尿病饮食 □低盐 □低脂 □禁食

二、住院期间健康宣教

(一)疾病概念

虚劳又称虚损,是以脏腑亏损、气血阴阳虚衰、久虚不复成劳为主要病机,以五脏虚证为主要临床表现的多种虚弱证候的总称。

(二)辨证宣教

1. 脾肾阳虚证

(1)起居:注意保暖,避风寒,适寒温,可适当参加户外散步。

(2)饮食:宜清淡。

(3)情志:保持情绪稳定、舒畅乐观,注意休息、劳逸适度。

2. 心肾阳虚证

(1)起居:嘱患者注意休息,防止过度劳累,合理安排作息时间,适量运动如练导引术、打太极拳等活动。

(2)饮食:宜清淡、高蛋白饮食。忌辛辣厚味、过分滋腻、生冷不洁之物。

(3)情志:保持情绪舒畅。

3. 气血两虚证

(1)起居:注意休息,不宜劳累,注意保暖。

(2)饮食:宜性温食物。忌食寒凉生冷食物。

(3)情志:保持心情舒畅。

(三)护理指导

1. 起居指导

(1)病室环境清洁、舒适、安静,保持室内空气新鲜,温湿度适宜。生活起居避寒保暖,晨练宜饭后进行。

(2)搓手暖脚促循环。甲减患者末梢循环不好,容易手足发凉,四肢欠温,在天气寒冷时,这些身体暴露的部位就更容易受寒。

2. 饮食指导

(1)给予高热量、高蛋白、易消化的低盐饮食。可多食韭菜、山药以温阳健脾。少吃寒凉生冷之品,如冷饮、苦瓜、西瓜、菊花茶等。

(2)因缺碘引起的甲减,需选用适量海带、紫菜,可用碘盐、碘酱油、碘蛋和面包加碘。炒菜时要注意,碘盐不宜放入沸油中,以免碘挥发而降低碘浓度。

(3)忌食用生甲状腺肿物质,如卷心菜、白菜、油菜、木薯、核桃等,以免发生甲状腺肿大。

(4)限制脂肪和富含胆固醇的饮食。

(5)有贫血者应补充富含铁质的食物,如动物肝脏。

3. 用药须知

(1)应用甲状腺制剂治疗时,应按医嘱递增药量,严密观察药物疗效及其不良反应。如出现心动过速、失眠、兴奋、多汗等症状时,应遵照医嘱减量或暂时停药。

(2)在服药期间应注意的事项:①禁忌辛辣食物,如辣椒、生葱、生蒜。②禁忌浓茶、咖啡、烟酒。③合理使用含碘盐。

4. 情志疏导　保持情绪稳定、舒畅乐观。

(四)评估

1. 观察乏力程度。

2. 观察尿量。

3. 观察全身浮肿及消退情况。

三、出院前健康宣教

1. 预防甲减的发生,如地方性缺碘者可服用碘盐,药物引起者应调整剂量或调药。注意个人卫生,冬季要保暖,避免出入公共场所,以预防感染和创伤。慎用催眠、镇静、镇痛、麻醉等药物。

2. 保持情绪稳定、舒畅乐观,注意休息、劳逸适度。

3. 要保持良好的卫生习惯和生活方式。

4. 坚持服药的重要性,用药的作用及注意事项。

5. 避风寒、调饮食、慎起居、适劳逸、舒情志。

6. 出院带的药物是________,________,________。请您按时足量服用。如有疑问请电话咨询。

7. 请您保留好"出院复诊提示卡",留下准确的1~2个电话号码或邮箱,以便我们进行随访。

8. 您下次复查的时间是:20________年________月________日,星期________。

9. 您的主治医生是________,坐诊时间是每周________上午,周________下午,请您预约就诊。

第三十节　虚劳(慢性再生障碍性贫血)患者健康宣教流程及内容

一、入院日健康宣教

1. 您的主管医生__________、__________。护士长________。责任护士________、

________。

2. 病房环境及规章制度宣教,包括环境、开水间、厕所、护士站、医生办公室、本院餐厅的位置。每天下午餐厅有人来订餐。物品摆放、陪护、探视、禁用电器、呼叫器使用、被服数量,以及床档的使用等。

3. 住院期间请您穿患者服。佩戴腕带,出院时才可以取下。

4. 紫外线灯的位置。因紫外线对眼睛及皮肤有损伤,不要自己打开。

5. 在给药及治疗前,护士要核对您的身份:①问您姓名;②核对腕带。

6. 为了您的用药安全,请按时服用口服药。不要将口服药放在抽屉里,因口服药的外包装已去除,易受潮及变质。

7. 入院检查及注意事项:①需明晨空腹抽血及做腹部 B 超者,请您在夜间 12 点后不要吃任何东西及喝水,以免影响检查结果。请明晨留取二便标本。②做心电图时请摘下手表,不要讲话。

8. 戒除不良嗜好:①戒烟。烟草中的主要有害物质尼古丁有收缩血管的作用,会引起心脑肾等脏器的病变。②限酒。乙醇直接损害人体肝脏。

9. 患者危险因素的评估及宣教,包括压疮、跌倒、烫伤、冻伤、坠床等。请您理解床旁悬挂各种安全标识的目的和意义,并给予协助和支持。

10. 伴随疾病的宣教:糖尿病需低糖、冠心病需低脂、高血压需低盐饮食等。

11. 您目前的饮食是

□流食 □半流食 □普食 □糖尿病饮食 □低盐 □低脂 □禁食

二、住院期间健康宣教

(一)疾病概念

慢性再生障碍性贫血是指骨髓未能生产足够或新的细胞来补充血液细胞的情况。一般来说,贫血是指低的红细胞统计,但患有再生障碍性贫血的患者会在三种血液细胞种类(红细胞、白细胞及血小板)均出现低统计的情况。

(二)辨证宣教

1. 头晕乏力

(1)注意休息,保证充足的睡眠:头晕乏力明显者,卧床休息。

(2)做好安全护理,预防跌倒损伤。

(3)密切观察贫血症状的轻重,如面色、睑结膜、口唇、甲床苍白程度及自觉症状。

(4)心悸气短明显者,遵医嘱给予氧气吸入及输血治疗。

(5)遵医嘱耳穴贴压,取心、神门、交感、皮质下、内分泌、枕、额等穴。粒细胞缺乏($<0.5\times10^9/L$)患者禁用。

(6)遵医嘱穴位按摩或艾灸,取肾俞、脾俞、足三里等穴。

(7)遵医嘱中药足浴。

2. 出血　注意观察皮肤黏膜、口腔、头部有无不适,二便情况等,以了解出血情况。

(1)皮下出血:做好皮肤护理,治疗或注射后穿刺局部应按压 15 分钟以上,避免出血。

(2)鼻衄:协助患者取坐位或半卧位,报告医师,向鼻中隔方向压迫鼻翼止血,血不止者遵医嘱用云南白药棉球或 1:1 000 肾上腺素棉球填塞鼻腔压迫止血,仍不止者请耳鼻喉科医生诊治。遵医嘱耳穴贴压,取内鼻、肺、肾上腺、额等穴,粒细胞缺乏患者禁用。

(3)齿衄:报告医师,遵医嘱用棉棒蘸止血药物局部按压,或用云南白药/三七粉棉球外敷牙龈。

(4)便血:报告医师,绝对卧床,密切监测生命体征,切忌下床排便,排便时勿用力。做好肛门及周围皮肤的护理。

3. 发热

(1)准确监测、记录体温。

(2)高热者可给予物理降温,遵医嘱给予退热药物,热退汗出时,及时更换衣物,防止受凉。耳穴贴压,取肺、交感、耳尖等穴,粒细胞缺乏患者禁用。穴位按摩,取合谷、曲池、耳尖等穴,有出血倾向的患者禁用。

(3)注意休息,限制陪护和探视,粒细胞缺乏患者入住层流病床。

(4)肾痈。

(5)肛周湿毒者(肛周感染),遵医嘱中药局部熏洗湿敷。

(三)护理指导

1. 情志疏导

(1)语言疏导法:责任护士多与患者沟通,鼓励病友间多沟通、多交流,家属多陪伴患者。

(2)移情易志法:听音乐、看电视等以分散患者注意力,调节其心境情志。

(3)向患者介绍治疗效果好的病例,树立战胜疾病的信心。

2. 生活起居

(1)适当活动,勿过煎,贫血严重者,绝对卧床休息。

(2)肾阳虚者多穿衣盖被,双足置热水袋,以热助阳。阴虚怕热,病室宜阴面。

(3)预防外邪入侵,注意做好口腔、皮肤及二阴的护理:戴口罩、漱口,便后用温水清洗肛周,注意经期卫生。避免磕碰,用软毛牙刷刷牙,勿用牙签剔牙,勿挖鼻孔,饮食干净卫生,室内经常通风。

3. 饮食指导

(1)肾阴虚证:宜食滋阴补肾、填精益髓的食品,如瘦肉、山药、黑豆、海带、海参、果仁等,忌辛辣刺激之品。便血者暂禁食。

(2)肾阳虚证:宜食温阳补肾,填精益髓的食品,如牛脊髓、黑芝麻、虾、猪肾、黑豆、黑米、核桃等,忌生冷寒凉之品。

(3)肾阴阳两虚证:滋阴壮阳,填精益髓的食品,如猪肾、羊肾、乌鸡、枸杞子、虾等,忌辛辣、生冷寒凉之品。

(4)发热患者多饮水或果汁,如西瓜汁、梨汁,或用鲜芦根煎汤代茶饮,脾胃虚寒者慎用。

(5)有出血倾向患者避免食用硬固或带骨刺的食品,如油条、坚果、排骨、鱼虾等。

(四)评估

1. 注意观察皮肤黏膜、口腔、头部有无不适,二便情况等,以了解出血情况。

2. 测量体温。

三、出院前健康宣教

1. 中止不良的生活习惯,避免接触有害物质。

2. 慎起居,避寒暑。

3. 进食有规律,勿暴饮暴食。

4. 勿劳累,适当锻炼,增强体质。

5. 坚持治疗,不擅自停药,按时复诊,病情变化及时就诊。若出现头痛、呕吐、视物模糊,提示有颅内出血的可能,应立即呼叫“120”来院就诊。

6. 出院带的药物是________,________,________。请您按时足量服用,如有疑问请电话咨询。

7. 您下次复查的时间是:20________年________月________日,星期________。

8. 您的主治医师是________,门诊时间为周________上午,周________下午,请您预约就诊。

第三十一节 虚劳(急性白血病)患者健康宣教流程及内容

一、入院日健康宣教

1. 您的主管医生__________、__________。护士长________。责任护士________、________。

2. 病房环境及规章制度宣教,包括环境、开水间、厕所、护士站、医生办公室、本院餐厅的位置。每天下午餐厅有人来订餐。物品摆放、陪护、探视、禁用电器、呼叫器使用、被服数量,以及床档的使用等。

3. 住院期间请您穿患者服。佩戴腕带,出院时才可以取下。

4. 紫外线灯的位置，因紫外线对眼睛及皮肤有损伤，不要自己打开。

5. 在给药及治疗前，护士要核对您的身份：①问您姓名；②核对腕带。

6. 为了您的用药安全，请按时服用口服药。不要将口服药放在抽屉里，因口服药的外包装已去除，易受潮及变质。

7. 入院检查及注意事项：①需明晨空腹抽血及做腹部 B 超者，请您在夜间 12 点后不要吃任何东西及喝水，以免影响检查结果。请次日早晨留取二便标本。②做心电图时请摘下手表，不要讲话。

8. 戒除不良嗜好：①戒烟。烟草中的主要有害物质尼古丁有收缩血管的作用，会引起心、脑、肾等脏器的病变。②限酒。乙醇直接损害人体肝脏。

9. 患者危险因素的评估及宣教，包括压疮、跌倒、烫伤、冻伤、坠床等。请您理解床旁悬挂各种安全标识的目的和意义，并给予协助和支持。

10. 伴随疾病的宣教：糖尿病需低糖、冠心病需低脂、高血压需低盐饮食等。

11. 您目前的饮食是

□流食　□半流食　□普食　□糖尿病饮食　□低盐　□低脂　□禁食

二、住院期间健康宣教

（一）疾病概念

髓劳（急性白血病）是造血干细胞的恶性克隆性疾病，发病对骨髓中异常的原始细胞及幼稚细胞大量增值，蓄积于骨髓并抑制正常造血，广泛浸润肝脾淋巴结等髓外气管，表型为感染、贫血、出血、浸润等征象。

（二）辨证宣教

1. 疲乏无力

（1）注意休息，适当活动，重度贫血者，卧床休息，限制探视。

（2）注意观察患者的面色、皮肤和黏膜以及自觉症状，监测血红蛋白值及白细胞、粒细胞、血小板计数等。

2. 发热

（1）密切观察患者体温变化，准确监测、记录体温。

（2）高热者可给予物理降温，遵医嘱给予退热药物，热退汗出时，及时更换衣裤、被褥，防止受凉。

（3）充分休息，限制陪护和探视，粒细胞缺乏的患者可入住层流病床。

（三）护理指导

1. 起居指导

（1）病室安静整洁，适时开窗通风。

（2）充分休息，限制陪住和探视，重症患者卧床休息，粒细胞缺乏的患者实行保护性隔离。

(3)指导患者建立良好的生活习惯,保持口腔清洁,经常漱口,用软毛牙刷刷牙,避免挖鼻孔、用力擤鼻涕等。

(4)指导患者保持大便通畅,便后用温水清洗肛周,女性患者注意经期卫生。

(5)指导患者适度活动,避免磕碰、外伤,洗浴用水不宜过热,不可用力搔抓皮肤,保持皮肤清洁。

2. 情志疏导

(1)向患者及家属讲解疾病的相关知识,如发病诱因、治疗方法及化疗时注意事项等,使患者正确面对疾病,积极配合治疗和护理。

(2)注意调节情志,宜平淡静志,避免七情过激和外界不良刺激,可采用移情疗法、暗示疗法等,及时发泄抑郁情绪,化郁为畅。

(3)定期组织病友会,患者通过沟通交流,增强树立战胜疾病的信心。

3. 饮食指导

(1)热毒炽盛证:宜进清热解毒、凉血止血食品,多饮清凉饮料,多食偏凉的蔬菜水果,如西瓜汁、冬瓜汤、绿豆汤、丝瓜、苦瓜、藕汁、荠菜等,忌食辛辣刺激之品如羊肉、辣椒等。

(2)气阴两虚证:宜进益气养阴,清热解毒的食品,如鱼、蛋、大枣、猪瘦肉、、山药等,少食硬固、煎炸之品。

(3)气血双亏证:宜进补气养血解毒的食品,如大枣、山药、鱼、蛋等,忌食硬固之品。

(4)发热患者多饮水或果汁,如西瓜汁、梨汁或用鲜芦根煎汤代茶饮,汗出较多者,可适量饮用淡盐水,脾胃虚寒者慎用。

(5)贫血患者宜食富含铁的食品,如黑豆、芝麻酱、蛋黄、猪肝等。

(6)有出血倾向患者避免食用硬固或带骨刺的食品,如坚果、排骨、鱼虾等。

(四)自我监测

1. 学会自我观察贫血、出血、感染的症状。

2. 若出现头痛、呕吐、视力模糊,提示有颅内出血的可能,应立即呼救医护人员。

(五)用药宣教

1. 长春新碱的不良反应有外周神经症状,如手指及足趾麻木、腱反射迟钝或消失、外周神经炎;腹痛、便秘、麻痹性肠梗阻偶见;脱发;偶见血压的改变。长春新碱对局部组织有刺激作用,药液不能外漏,否则会引起局部坏死。

2. 服用泼尼松者,不可擅自加量及减量。长期服用可引起向心性肥胖、多毛、满月脸、痤疮、浮肿、低血钾、糖尿病、诱发和加重溃疡等。

3. 服用中药不宜温度太高,以温服为宜;发热、出血者还可以凉服。

三、出院前健康宣教

1. 戒除不良的生活习惯，避免接触有害物质。

2. 慎起居，避寒暑。

3. 进食有规律，勿暴饮暴食。

4. 勿劳累，适当锻炼，增强体质。

5. 坚持治疗，不擅自停药，按时复诊，病情变化及时就诊。若出现头痛、呕吐、视物模糊，提示有颅内出血的可能，应立即呼叫“120”来院就诊。

6. 出院带的药物是________，________，________。请您按时足量服用，如有疑问请电话咨询。

7. 您下次复查的时间是：20 ________年________月________日，星期________。

8. 您的主治医师是________，坐诊时间为周________上午，周________下午，请您预约就诊。

第三十二节 紫癜（免疫性血小板减少症）患者健康宣教流程及内容

一、入院日健康宣教

1. 您的三管医生__________、__________。护士长________。责任护士________、________。

2. 病房环境及规章制度宣教，包括环境、开水间、厕所、护士站、医生办公室、本院餐厅的位置。每天下午餐厅有人来订餐。物品摆放、陪护、探视、禁用电器、呼叫器使用、被服数量，以及床档的使用等。

3. 住院期间请您穿患者服。佩戴腕带，出院时才可以取下。

4. 紫外线灯的位置，因紫外线对眼睛及皮肤有损伤，不要自己打开。

5. 在给药及治疗前，护士要核对您的身份：①问您姓名；②核对腕带。

6. 为了您的用药安全，请按时服用口服药。不要将口服药放在抽屉里，因口服药的外包装已去除，易受潮及变质。

7. 入院检查及注意事项：①需明晨空腹抽血及做腹部 B 超者，请您在夜间 12 点后不要吃任何东西及喝水，以免影响检查结果。请明晨留取二便标本。②做心电图时请摘下手表，不要讲话。

8. 患者危险因素的评估及宣教，包括压疮、跌倒、烫伤、冻伤、坠床等。请您理解床旁悬挂各种安全标识的目的和意义，并给予协助和支持。

9. 您目前的饮食是

□流食 □半流食 □普食 □糖尿病饮食 □低盐 □低脂 □禁食

二、住院期间健康宣教

（一）疾病概念

免疫性血小板减少症是一种获得性自身免疫性出血性疾病，血小板计数减少，多伴有皮肤斑点或瘀斑，或伴有鼻衄、齿衄、便血、尿血、月经过多等黏膜出血的病证。

（二）辨证宣教

1. 皮肤紫癜 观察皮肤色泽和紫癜分布情况，以了解疾病发展情况。加强皮肤护理，定期修剪指甲，避免抓伤引起感染。进行医疗技术操作时动作要轻，如必须注射给药时，局部应有效的按压。

2. 鼻衄 协助患者取坐位或半卧位，报告医师，向鼻中隔方向压迫鼻翼止血，血不止者遵医嘱用云南白药棉球填塞鼻腔，如出血量大且位置较深时请耳鼻喉科会诊填塞。

3. 齿衄 报告医师，遵医嘱用棉棒蘸止血药物局部按压，或用云南白药三七粉棉球外敷牙龈，做好口腔护理。

4. 便血 报告医师，卧床休息，切忌下床排便，排便时勿用力。保持大便通畅，做好肛门及周围皮肤的护理。

5. 尿血 报告医师，卧床休息，多饮水、勤排尿。

6. 月经过多 报告医师，卧床休息，注意会阴部卫生。

以上症状可遵医嘱选择穴位贴敷、中药涂擦等治疗。

（三）护理指导

1. 情志疏导

（1）安慰鼓励患者，向其介绍治疗效果好的病例，增强战胜疾病的信心。

（2）注意调节情志，可采用移情疗法、暗示疗法等，及时发泄抑郁情绪，防七情内伤。

2. 生活起居

（1）保持病室环境清洁，温湿度适宜，房间适时通风。

（2）患者注意休息，出血重者，卧床休息。

（3）床铺干燥平整清洁，衣被柔软舒适，不揉搓皮肤。

（4）注意安全，防磕碰，防跌仆，防坠床。

（5）保持口腔及皮肤的清洁，用软毛牙刷刷牙，漱口等。

3. 饮食指导

（1）血热妄行证：宜食清热解毒、凉血止血之品，如丝瓜、苦瓜、荠菜等，忌辛辣、油腻、坚硬食物。

（2）阴虚火旺证：宜食滋阴清火、凉血止血之品，如菠菜、山药、黄瓜、枸杞子等，忌辛辣刺激之品。

(3)气不摄血证:宜食健脾益气,摄血止血之品,如大枣、山药、莲子、黑木耳等。

(4)瘀血阻络证:宜食化瘀通络、活血止血之品,如芹菜、大白菜、葡萄、番茄、蘑菇等。

(四)评估

观察皮肤色泽和紫癜分布情况。

三、出院前健康宣教

1. 注意卧床休息,避免劳累。

2. 保持床铺干净平整清洁,衣被柔软舒适,不搓揉皮肤,避免诱发出血。

3. 注意安全,防磕碰,防跌仆,防坠床。

4. 保持口腔及皮肤清洁,用软毛牙刷刷牙。

5. 饮食宜食凉血止血之品,宜食软食。

6. 避免情绪激动及过度紧张、焦虑,保持情绪稳定,保持心情舒畅、乐观。

7. 出院带的药物是________,________,________。请您按时足量服用。如有疑问请电话咨询。

8. 请您保留好“出院复诊提示卡”,留下准确的 1 ~ 2 个电话号码或邮箱,以便我们进行随访。

9. 您下次复查的时间是:20 ________年________月________日,星期________。

10. 您的主治医师是________,坐诊时间为周________上午,周________下午,请您预约就诊。

第三十三节 尪痹(类风湿关节炎)患者健康宣教流程及内容

一、入院日健康宣教

1. 您的主管医生__________、__________。护士长________。责任护士________、________。

2. 病房环境及规章制度宣教,包括环境、物品摆放、陪护、探视、禁用电器、呼叫器使用、被服数量,以及床档、餐板的使用等。

3. 住院期间请您穿患者服。佩戴腕带,出院时才可以取下。

4. 在给药及治疗前,护士要核对您的身份:①问您姓名;②核对腕带。

5. 为了您的用药安全,请按时服用口服药。不要将口服药放在抽屉里,因口服药的外包装已去除,易受潮及变质。

6. 检查及注意事项:需要明晨空腹抽血或做腹部 B 超时,请您在夜间 12 点后不要吃任何东西及喝水，以免影响检查结果，请明晨留取二便标本。

7. 您目前的饮食是

□流食 □半流食 □普食 □糖尿病饮食 □低盐 □低脂 □低嘌呤

□特殊饮食

二、住院期间健康宣教

（一）疾病概念

尪痹（类风湿关节炎）系风、寒、湿邪客于关节，气血痹阻所致的骨关节疾病，以小关节疼痛、肿胀、晨僵为特点，多见于中老年人。

（二）辨证宣教

1. 晨僵　注意防寒保暖，必要时佩戴手套、护膝、袜套、护腕等。晨起用力握拳再松开，交替进行 50～100 次（手关节锻炼前先温水浸泡）；床上行膝关节屈伸练习 30 次。

2. 关节肿痛　疼痛剧烈的患者，以卧床休息为主，受损关节保持功能位。局部保暖并在关节处加护套。勿持重物，可使用辅助工具，减轻对受累关节的负重。

3. 关节畸形　防止跌倒或其他意外事件发生。

4. 疲乏无力　急性期多卧床休息，恢复期适量活动，防止劳累，减少弯腰、爬高、下蹲等动作。

（三）辨证分型

1. 湿热痹阻证　关节肿胀，疼痛，触之发热，皮色发红。关节屈伸不利，晨僵，发热，口渴，咽痛，汗出，小便黄，大便干。舌质红，苔黄厚、腻，脉滑数或弦滑。

2. 寒热错杂证　关节肿胀，疼痛，局部发热，恶风寒。关节屈伸不利，晨僵，身热不扬，口渴，汗出，阴雨天加重，肢体沉重。舌质红，苔薄白，脉弦。

3. 肝肾亏虚证　关节酸痛，或隐痛，肿胀，或有关节变形。关节屈伸不利，晨僵，腰膝酸软，乏力，五心烦热，口干咽燥，盗汗，头晕耳鸣。舌质淡红，苔薄白，脉沉细数。

4. 痰瘀痹阻证　关节疼痛，夜间明显，肿胀，按之发硬，关节强直畸形。关节屈伸不利，晨僵，皮下硬节，关节局部肤色晦暗，肌肤干燥无光泽，或肌肤甲错，妇女月经量少或闭经。舌质黯红，有瘀斑或瘀点，苔白腻，脉涩或弦滑。

（四）护理指导

1. 起居指导

（1）居室环境宜温暖向阳、通风、干燥，避免接触寒冷刺激。

（2）避免小关节长时间负重，避免不良姿势，减少弯腰、爬高、蹲起等动作。

（3）每日适当晒太阳，用温水洗漱，坚持热水泡足，足滑膜炎重者、肿者不宜使用。

（4）卧床时保持关节功能位，行关节屈伸运动。

2. 情志疏导

(1)多与患者沟通，了解其心理状态，及时给予心理疏导。同时鼓励患者与他人多交流。

(2)鼓励家属多陪伴患者，给予情感支持。

3. 服药须知

(1)非甾体抗炎药(NSAIDs)：不良反应主要是胃黏膜损害，如胃痛、消化不良、甚至胃溃疡、出血、穿孔，故建议在饭后短期服用。

(2)糖皮质激素：具有强大的抗炎作用，能迅速消除关节肿胀，减轻疼痛、晨僵，应严格遵循医嘱，不能擅自增减剂量或是停药。

(3)慢作用抗风湿药：柳氮磺吡啶(SASP)、羟氯喹、氯喹、反应停等以及免疫抑制剂如氨甲蝶呤(MTX)、环磷酰胺(CTX)、硫唑嘌呤等药物长期应用副作用较多，如：肝损，骨髓抑制，肺间质病变等，需在专科医师指导下选用，并定期复查血象、肝肾功。

(4)生物制剂：可调节机体的免疫反应，抑制机体的炎症反应，疗效较好。

4. 饮食指导

(1)湿热痹阻证：宜食祛风除湿、通络止痛的食品，如鳝鱼、薏苡仁、木瓜、樱桃等。食疗方：薏仁粥、葱豉汤。

(2)寒热错杂证：宜食祛风散寒、清热通络的食品，如牛肉、山药、枣、红糖、红小豆等。食疗方：红枣山药粥、黄酒烧牛肉等。

(3)肝肾亏虚证：宜食补益肝肾、强筋通络的食品，如甲鱼、山药、枸杞子、鸭肉、鹅肉、芝麻、黑豆等。食疗方：山药芝麻糊、枸杞鸭汤等。

(4)痰瘀痹阻证：宜食祛痰逐瘀、通络止痛的食品，如山楂、桃仁、陈皮、薏苡仁、绿豆等。食疗方：薏苡仁桃仁汤、山芋薏仁粥等。

(五)保健疗法

1. 风寒湿痹　遵医嘱用艾灸、隔姜灸、拔火罐等以祛寒止痛和络。也可外贴麝香虎骨膏、伤湿止痛膏，当归和汾酒按摩。

2. 热痹(红肿热痛)　遵医嘱用黄金膏外敷，也可用牛膝、黄芩煎水，稍冷后外洗患处，有清热解毒止痒作用。

3. 针刺疗法　行痹可针刺曲池、尺泽、合谷、外关、环跳、阳陵泉等以疏通经络，调整气血。痛痹应加刺肾俞、关元以振奋阳气，驱散寒邪。着痹应加刺足三里、商丘以振奋脾土化湿。热痹应加刺大椎等以散热。

(六)评估

1. 观察晨僵持续的时间、程度及受累关节。

2. 观察疼痛性质、部位、程度、持续时间及伴随症状。

三、出院前健康宣教

1. 自我调畅情志，怡神悦志。

2. 关节功能康复

(1)早期进行有规律的主动或被动关节锻炼活动，锻炼前应先进行理疗如热水袋、热浴等，可增加局部血液循环，使肌肉松弛，有轻度止痛的效果。

(2)无力起床者，可仰卧床上，自动将股四头肌进行收缩和弛张交替运动，每日早、中、晚各练一回，每回从5~10次增加至50次，有困难的可给帮助。

3. 遵医嘱服药治疗，注意服药后的不良反应，如胃肠道反应及是否有出血倾向等。

4. 出院带的药物是________，________，________。请您按时足量服用。如有疑问请电话咨询。

5. 请您保留好“出院复诊提示卡”，留下准确的1~2个电话号码或邮箱，以便我们进行随访。

6. 您下次复查的时间是：20________年________月________日，星期________。

7. 您的主治医师是________，坐诊时间是每周________上午，周________下午，请您预约就诊。

第三十四节　脊痹(强直性脊柱炎)患者健康宣教流程及内容

一、入院日健康宣教

1. 您的主管医生__________、__________。护士长________。责任护士________、________。

2. 病房环境及规章制度宣教，包括环境、物品摆放、陪护、探视、禁用电器、呼叫器使用、被服数量，以及床档、餐板的使用等。

3. 住院期间请您穿患者服。佩戴腕带，出院时才可以取下。

4. 在给药及治疗前，护士要核对您的身份：①问您姓名；②核对腕带。

5. 为了您的用药安全，请按时服用口服药。不要将口服药放在抽屉里，因口服药的外包装已去除，易受潮及变质。

6. 检查及注意事项：需要明晨空腹抽血或做腹部B超时，请您在夜间12点后不要吃任何东西及喝水，以免影响检查结果，请明晨留取二便标本。

7. 您目前的饮食是

□流食　□半流食　□普食　□糖尿病饮食　□低盐　□低脂　□低嘌呤

□特殊饮食

二、住院期间健康宣教

(一)疾病概念

脊痹(强直性脊柱炎)是因先天不足、后天劳顿,致肾督亏虚、复感邪气,以脊柱、四肢关节疼痛、僵硬、活动不利甚至强直变形的一种疾病。

(二)辨证宣教

1. 晨僵　宜卧硬板床。晨起时可先做一下四肢拉伸运动,比如取仰卧位,双手尽量往后伸直,用鼻吸气,用口呼气,身体维持5秒不动。膝胸运动:仰卧位,双足着床板,屈膝,双手抱膝拉向胸前,单膝运动2~3次,放松,双膝运动2~3次,放松,如此反复,直到僵硬消失为止。扩胸运动:缓解紧张的肌肉和关节的灵巧度,晨僵的症状会慢慢减弱。

2. 脊柱痛　晨起或睡前俯卧15~20分钟,可减轻疼痛。疼痛剧烈的患者,以卧床休息为主,尽量避免促成屈曲畸形的体位。做好脊柱保暖,防止受凉。

3. 关节肿痛　疼痛剧烈的患者,以卧床休息为主,受损关节保持功能位,适当进行功能锻炼。局部保暖并在关节处加护套。勿持重物,可使用辅助工具,减轻对受累关节的负重。

4. 疲乏无力　急性期多卧床休息、恢复期适量活动,防止劳累,减少长时间机械活动。

(三)辨证分型

1. 湿热痹阻证　腰骶部疼痛,脊背疼痛,腰脊活动受限,晨僵,膝、踝等外周关节肿痛灼热。舌质红,苔黄腻,脉濡数。

2. 寒湿痹阻证　腰骶部、脊背冷痛,腰脊活动受限,部位固定,晨僵,遇冷加重,得热减轻。舌淡苔白,脉弦紧。

3. 痰瘀毒滞证　腰骶部、脊背疼痛,腰脊活动受限,晨僵,局部刺痛明显,固定不移,入夜尤甚。舌暗苔白,脉沉细或弦涩。

4. 肾虚督空证　腰骶部、脊背疼痛,腰脊活动受限,晨僵,遇劳加重,畏寒喜暖,手足不温,可伴有足跟痛。舌淡苔白,脉沉细。

(四)护理指导

1. 起居指导

(1)嘱患者注意保暖,并尽量选择向阳的居室居住,保持室内干燥、温暖、空气新鲜,温水洗手、洗脚,避免衣物潮湿,戒烟酒。

(2)对于有髋关节病变患者,无负重的情况下进行肢体活动,病变严重者应进行腋拐行走。

(3)病情较重的卧床患者,应有护理人员协助患者在床上进食、床上浴、床上大小便,并保持患者身体清洁、按时帮助患者翻身,防止压疮及坠积性肺炎的发生。

(4)指导患者在日常生活与工作中,注意对脊柱的保健,宜卧硬板床,取仰卧位、低枕。工作时要做到脊柱姿势正确,避免长时间伏案工作,定期测量身高,了解脊柱弯曲程度。同时还要防止寒冷等不良因素的刺激。

2. 情志疏导

(1)了解患者的情绪,使用言语开导法做好安慰工作,保持情绪平和、神气清净。

(2)用移情疗法,转移或改变患者的情绪和意志,舒畅气机、怡养心神,有益患者的身心健康。

(3)疼痛时出现情绪烦躁,使用安神静志法,要患者闭目静心全身放松,平静呼吸,以达到周身气血流通舒畅。

3. 服药须知

(1)祛风利湿药宜饭后半小时服用,以减少胃肠道刺激。

(2)止痛药应遵医嘱,防止产生药物依赖。

(3)服用激素类药物时,应严格遵循医嘱,不得随意增减剂量或停用药物。

4. 饮食指导

(1)湿热痹阻证:饮食宜以清热利湿食品为主,多食清淡、易消化的食物,如丝瓜、绿豆、冬瓜、苋菜等,多食新鲜水果,以生津止渴。

(2)寒湿阻滞证:应以温热食品为主,副食中可加适量葱、姜,禁生冷,忌食肥厚、油腻食品。

(3)痰瘀毒滞证:饮食宜清淡,忌食油腻、辛辣之品。

(4)肾虚督空证:饮食宜温服,可用补肾之品,如枸杞、山药等。

(五)保健疗法

1. 寒湿阻滞者可用针灸治疗,可选艾灸、隔姜灸,以祛寒止痛和络。也可外敷温热药物以温经通络。

2. 证属湿热者,可用牛膝、黄柏等煎水,稍冷后外洗患处,有清热利湿解毒的作用。

3. 经络治疗可取膀胱经腧穴。合并坐骨神经痛者,可配合针刺疗法:选用环跳、委中、承山等穴。风湿寒邪偏盛者,用泻法;肝肾亏虚者用补法。每日1次。

(六)评估

1. 观察晨僵持续的时间、程度及受累关节。

2. 观察疼痛性质、部位、程度、持续时间及伴随症状。

三、出院前健康宣教

1. 调情志,树立战胜疾病的信心。

2. 劳逸结合,加强功能锻炼,促进关节功能康复。

(1)减少或避免引起持续性疼痛的体力劳动,定期测量身高。

(2)睡硬板床,多取仰卧位,避免促进屈曲畸形的体位。

3. 出院带的药物是________,________,________。请您按时足量服用。如有疑问请电话咨询。

4. 请您保留好“出院复诊提示卡”，留下准确的 1 ~ 2 个电话号码或邮箱，以便我们进行随访。

5. 您下次复查的时间是：20 ________ 年________月________日，星期________。

6. 您的主治医师是________，坐诊时间为每周________上午，周________下午，请您预约就诊。

第三十五节　阴阳毒（系统性红斑狼疮）患者健康宣教流程及内容

一、入院日健康宣教

1. 您的主管医生__________、__________。护士长________。责任护士________、________。

2. 病房环境及规章制度宣教，包括环境、物品摆放、陪护、探视、禁用电器、呼叫器使用、被服数量，以及床档、餐板的使用等。

3. 住院期间请您穿患者服。佩戴腕带，出院时才可以取下。

4. 在给药及治疗前，护士要核对您的身份：①问您姓名；②核对腕带。

5. 为了您的用药安全，请按时服用口服药。不要将口服药放在抽屉里，因口服药的外包装已去除，易受潮及变质。

6. 检查及注意事项：需要明晨空腹抽血或做腹部 B 超时，请您在夜间 12 点后不要吃任何东西及喝水，以免影响检查结果，请明晨留取二便标本。

7. 您目前的饮食是

□流食　□半流食　□普食　□糖尿病饮食　□低盐　□低脂　□低嘌呤

□特殊饮食

二、住院期间健康宣教

（一）疾病概念

系统性红斑狼疮（systemic lupus erythematosus，SLE）是一种累及多系统、多器官并有多种自身抗体出现的自身免疫性疾病。

（二）辨证宣教

1. 发热

（1）密切观察患者体温变化，准确监测、记录体温。

（2）高热者可在头部、腋下、腹股沟置冰袋，或使用冰毯机物理降温，遵医嘱给予退热药，热退汗出时，及时更换衣裤、被褥，防止受凉。

（3）保证休息，限制陪住和探视，避免交叉感染。

2. 关节肿痛

(1)观察疼痛性质、部位、程度、持续时间及伴随症状。

(2)疼痛剧烈的患者,以卧床休息为主,受损关节保持功能位,适当进行功能锻炼。

(3)局部保暖并在关节处加护套。

(4)勿持重物,可使用辅助工具,减轻对受累关节的负重。

3. 皮肤和黏膜受损

(1)保持皮损处局部清洁,宜用温水清洗,禁用冷水,避免化妆品和其他化学用品的刺激,局部不可搔抓,如皮损广泛,应防止感染。

(2)溃疡部位可用养阴生肌膜外贴。口腔溃疡者,进食时勿过烫、过咸、过甜、过硬,以减轻疼痛;进食后温水漱口,刷牙时应用软毛刷。如继发真菌感染,可选用2.5%碳酸氢钠溶液清洗口腔。外阴部糜烂、溃疡时,每日温水清洗,内裤宜柔软,每日更换。

(3)保持鼻腔湿润,忌用力抠挖鼻孔,防止加重出血。出血时应及时通知医护人员,可用吸收性明胶海绵塞鼻、棉球蘸山栀粉或云南白药塞鼻压迫止血,或遵医嘱给予麻黄素滴鼻。

4. 雷诺病

(1)加强四肢末端的保暖,勿接触冷水。冬天戴棉手套,避免接触冰雪或暴露在低温下;夏天症状相对较轻,亦注意保暖,不可贪凉接触冰、冷等低温物品。

(2)可经常行局部按摩,以活血行血。

(3)忌饮咖啡,忌烟酒。

(4)形寒肢冷者注意保暖,可艾叶煎水浴足,温阳通脉促进血液循环。

5. 胸闷、心悸

(1)协助患者取舒适卧位,加强生活护理,限制探视,减少气血耗损,保证充足的睡眠。

(2)予间断低流量吸氧,观察吸氧后的效果。

(3)嘱患者平淡情志,勿七情过极。保持情绪稳定,避免焦虑、紧张及过度兴奋。

(4)做好患者心理护理,消除其恐惧感,避免不良的情绪刺激,必要时让亲属陪伴给予亲情支持。

6. 尿少肢肿

(1)准确记录24小时出入量,限制摄入量(入量比出量少200~300 mL),正确测量每日晨起体重(晨起排空大、小便,穿轻薄衣服,空腹状态)。

(2)遵医嘱给予低盐、易消化、高维生素、高膳食纤维饮食,忌饱餐。选用有利尿作用的食品,如海带、西瓜等,也可用玉米须煎水代茶饮。

(3)做好皮肤护理,保持床单位整洁干燥,定时翻身,预防压疮。会阴部水肿患者做好会阴清洗,防止尿路感染,男性患者可予吊带托起阴囊防止摩擦,减轻水肿。下肢水肿者，可抬高双下肢，利于血液回流。

(4)应用利尿药后观察用药后效果，定期复查电解质，观察有无水、电解质紊乱。

(三)护理指导

1. 生活起居

(1)保持病室整洁舒适，温湿度适宜，空气新鲜。

(2)避免日晒和紫外线照射，外出活动最好安排在早上或晚上，尽量避免上午 10 点至下午 4 点日光强烈时外出。外出时应撑遮阳伞或戴宽边帽，穿浅色长袖和长裤。

(3)在寒冷季节应注意保暖，冬天外出戴好帽子、口罩，避免受凉，病情稳定期还可进行适当的保健强身活动。

2. 饮食指导

(1)热毒炽盛证：饮食宜清淡，多食水果如梨、甘蔗、西瓜、藕等，多食蔬菜，忌辛辣、香燥之品。

(2)气阴两伤证：忌食醇酒厚味等温燥伤阴的食物，如酒、牛、羊肉；饮食易消化、清淡以达清热、生津、滋阴的作用，如百合、大枣、乌鱼汤，清热降火，可进食新鲜蔬菜水果，如西瓜汁等，进食粗纤维食物，保持大便通畅。

(3)脾肾两虚证：饮食宜低盐，低于 3 g/d，多食健脾补肾之品，如莲子、百合、瘦肉、鸭蛋白、甲鱼、核桃等，以血肉有情之品补益气血，每晨温水冲服蜂蜜一匙，以润肠通便，通腑祛邪。

(4)肝肾阴虚证：宜服养阴生津之品，如藕、百合、沙参、麦冬，忌辛辣、香燥、热性食物。

3. 情志疏导

(1)针对患者个体差异，与患者有效沟通，进行适当的健康教育，解除患者的情感障碍，使之能正确认识、对待疾病和自身形体变化，主动配合治疗和护理。

(2)鼓励患者的亲朋好友主动关心患者，给予精神支持。

(3)对于情志失调患者可以进行应试转移法和喜疗转移法。

(四)评估

观察疼痛性质、部位、程度、持续时间及伴随症状。

三、出院前健康宣教

1. 注意保暖，尽量少去公共场所，避免劳累、感冒等，生活规律，避免熬夜。

2. 病情稳定适当锻炼，如练导引、散步、打太极拳等，避免劳累。

3. 避免日光直射，穿长衣长裤，戴宽边帽、打伞等。

4. 遵医嘱坚持合理用药，正确理解药物不良反应及用药的必要性。育龄期妇女避免服用避孕药。

5. 不接触某些化学制品（厨房清洁剂、去污剂、染发剂），必要时戴手套，正确使用护肤品。

6. 出院带的药物是________，________，________。请您按时足量服用。如有疑问请电话咨询。

7. 请您保留好“出院复诊提示卡”，留下准确的 1 ~ 2 个电话号码或邮箱，以便我们进行随访。

8. 您下次复查的时间是：20 ________年________月________日，星期________。

9. 您的主治医师是________，坐诊时间为每周________上午，周________下午，请您预约就诊。

第三十六节　肺积（肺癌）患者健康宣教流程及内容

一、入院日健康宣教

1. 您的主管医生__________、__________。护士长________。责任护士________、________。

2. 病房环境及规章制度宣教，包括环境、开水间、厕所、护士站、医生办公室、本院餐厅的位置。每天下午餐厅有人来订餐。物品摆放、陪护、探视、禁用电器、呼叫器使用、被服数量，以及床档的使用等。

3. 住院期间请您穿患者服。佩戴腕带，出院时才可以取下。

4. 紫外线灯的位置，因对眼睛及皮肤有损伤，不要自己打开。

5. 在给药及治疗前，护士要核对您的身份：①问您姓名；②核对腕带；③请您不要私自调动床位，如有什么需要请告诉我们，我们会尽量满足。

6. 为了您的用药安全，请按时服用口服药。不要将口服药放在抽屉里，因口服药的外包装已去除，易受潮及变质。

7. 入院检查及注意事项：①需明晨空腹抽血及做腹部 B 超者，请您在夜间 12 点后不要吃任何东西及喝水，以免影响检查结果。请明晨留取二便标本。②做心电图时请摘下手表，不要讲话。

8. 戒除不良嗜好：①戒烟。烟草中的主要有害物质尼古丁有收缩血管的作用，会引起心、脑、肾等脏器的病变。②限酒。乙醇直接损害人体肝脏。

9. 患者危险因素的评估及宣教，包括跌倒、烫伤、冻伤、坠床等。请您理解床旁悬挂各种安全标识的目的和意义，并给予协助和支持。

10. 您目前的饮食是

□流食　□半流食　□普食　□糖尿病饮食　□低盐　□低脂　□禁食

二、住院期间健康宣教

（一）疾病概念

肺癌是原发性支气管肺癌的简称，指原发于支气管黏膜或腺体的肿瘤，是最常见的肺部原发性恶性肿瘤，也是目前世界上发病率和病死率排第一的恶性肿瘤。

（二）辨证宣教

1. 咳嗽/咳痰

（1）观察呼吸、咳嗽状况，有无咳痰，痰液的性质、颜色、量；遵医嘱雾化吸入后观察有无咳痰以及痰液的性质、颜色、量。

（2）保持病室空气新鲜、温湿度适宜，避免灰尘及刺激性气味。

（3）咳嗽胸闷者取半卧位或半坐卧位，少说话；痰液黏稠难咯者，可变换体位。

（4）协助翻身拍背（咯血及胸腔积液者禁翻身拍背），教会患者有效咳嗽、咳痰、深呼吸的方法。

（5）保持口腔清洁，咳痰后以淡盐水或漱口液漱口。

2. 咯血

（1）密切观察咯血的性质、颜色、量及伴随症状，监测生命体征、尿量、皮肤弹性等准确、及时记录。

（2）保持病室空气新鲜，温湿度适宜。

（3）指导患者不用力吸气、屏气、剧咳，喉间有痰轻轻咳出。

（4）少量咯血静卧休息；大量咯血绝对卧床，头低脚高位，头偏向健侧，尽量少语、少翻身。

（5）及时清除口腔积血，淡盐水擦拭口腔。

（6）消除恐惧、焦虑不安的情绪，禁恼怒、戒忧愁、宁心神。

3. 发热

（1）注意观察体温变化及汗出情况。

（2）病室凉爽，光线明亮，空气保持湿润。

（3）卧床休息，限制活动量，避免劳累。

（4）协助擦干汗液，温水清洗皮肤，及时更换内衣，切忌汗出当风。

（5）穴位按摩，可选择合谷、曲池或耳尖、大椎放血（营养状况差者慎用）。

4. 胸痛

（1）观察疼痛的性质、部位、程度、持续时间及伴随症状，遵医嘱予止痛剂后观察用药反应。

(2)保持环境安静,光线柔和,色调淡雅,避免噪声及不必要的人员走动。

(3)给予舒适体位,避免体位突然改变。胸痛严重者,宜患侧卧位。

(4)避免剧烈咳嗽,必要时用手按住胸部疼痛处,以减轻胸痛。

(5)指导采用放松术,如缓慢呼吸、全身肌肉放松、听舒缓音乐等。

5. 气促胸闷

(1)密切观察生命体征变化,遵医嘱给予吸氧。

(2)保持病室安静、空气新鲜、温湿度适宜,避免灰尘、刺激性气味。

(3)取半卧位或半坐卧位,减少说话等活动,避免不必要的体力消耗。

(4)与患者有效沟通,帮助其保持情绪稳定,消除紧张、焦虑等。

(5)教会患者进行缓慢的腹式呼吸。

(6)病情允许情况下,鼓励患者下床适量活动,以增加肺活量。

(7)遵医嘱协助胸腔穿刺抽水或胸腔药物灌注,治疗后观察症状、生命体征变化,指导患者进高热量、高营养及富含蛋白质的食物。

6. 便溏

(1)观察排便次数、量、性质及有无里急后重感。

(2)保持肛周皮肤清洁。

7. 纳呆

(1)病室空气流通、新鲜。

(2)做好心理疏导,化解不良情绪。

(3)遵医嘱耳穴贴压(耳穴埋豆),可选择脾、胃、交感等穴位。

(4)穴位按摩,可选择足三里、阳陵泉、内关、脾俞、胃俞等穴位。

(5)进食增加肠动力的食物,如苹果、番茄、白萝卜、菠萝等,忌肥甘厚味、甜腻之品,少食多餐。

8. 便秘

(1)指导患者规律排便,适度增加运动量。

(2)餐后 1 ~2 小时,以肚脐为中心顺时针腹部按摩,促进肠蠕动。

(3)指导患者正确使用缓泻剂。

(4)遵医嘱给予中药泡洗。

(5)进食富含膳食纤维的食物,如蔬菜、菱藕、粗粮等,适当增加液体的摄入。

9. 恶心呕吐

(1)保持病室整洁,光线色调柔和,无异味刺激。

(2)遵医嘱及时、准确给予止吐药物,必要时记录出入量。

(3)保持口腔及床单位清洁,协助淡盐水或漱口水漱口。

(4)体质虚弱或神志不清者呕吐时应将头偏向一侧,以免呕吐物误入气管,引起窒息。

(5)选择易消化的食物,如蔬菜、水果、山药、小米、百合等;少食多餐,每天4~6餐;避免进食易产气、油腻或辛辣的食物;呕吐后不要立即进食,休息片刻后进清淡的流食或半流食;频繁呕吐时,宜进食水果和富含电解质的饮料,以补充水分和钾离子。

(6)因呕吐不能进食或服药者,可在进食或服药前先滴姜汁数滴于舌面,稍等片刻再进食,以缓解呕吐。

(7)指导采用放松术,如聆听舒缓的音乐、做渐进式的肌肉放松等。

(8)遵医嘱耳穴贴压(耳穴埋豆),可选择脾、胃、神门等穴位。

(三)护理指导

1. 起居指导　您应适劳逸,慎起居,进行适当的活动。轻症者可从事日常生活、学习和部分工作,适当从事一些力所能及的家务劳动。生活自理能力降低者可进行散步、早操、下棋等活动。卧床者可看电视、听音乐、看书报、做深呼吸、肢体局部运动、全身肌肉放松等活动,活动度以个人感觉到精力充足,不疲劳为宜。

2. 情志疏导　畅情志,保持心情舒畅;护士会根据您的认知水平向您及家属讲解本病的病因、病机、基本发展过程及手术放、化疗的治疗过程。

3. 饮食护理

(1)阴虚肺热证:饮食宜清热滋阴化痰及通便的食物,如藕粉、梨汁、藕汁等,中药宜凉服。

(2)肺脾两虚证:饮食宜润肺止咳,健脾消滞之品,如百合粥、莲子红枣汤、砂仁猪肚汤等,中药宜温服。

(3)肺肾两虚证:饮食宜清淡富营养之品,以滋养津液,如圆肉炖虫草汤,忌辛辣肥厚之品。胸闷气喘者取半卧位,梨汁、陈皮汁等少量多次服用以祛痰、消气平喘,中药宜温服。

(4)痰热壅肺证:注意饮食调养,宜清热化痰之品,如青、红萝卜猪肺汤、肉汤,中药宜凉服。

(5)气血双亏证:做好口腔护理;饮食宜温肾补脾之品,以大补元气,如人参、桂圆等,中药宜温热服。

4. 放疗后膳食　宜滋阴养血,以新鲜蔬菜和汁多液盛的水果,如荸荠、杏仁、梨、枇杷、枸杞果、罗汉果、核桃仁、银耳、百合、海蜇、银鱼等。化疗后应补气血,如乌鱼、燕窝、香菇、冬虫夏草、大枣、动物肝脏等。您也可根据自己的喜好选择色、香、味适宜的食物,以少量多餐为宜。

5. 中药服法　中药汤剂多宜温服,痰热壅肺者或凉服。服药后请您多饮水并观察体温变化及出汗情况。清热化痰药应少量频服,防呕吐时药物呛入气道造成呼吸困难。

6. 防便秘法　当肺胃热盛时易便秘,您应每日训练定时排便。同时可遵医嘱用生大黄、番泻叶代茶饮或用温盐水灌肠，保持大便通畅，邪有出路。

7. 自我调护　当您出现咳嗽、咳血、胸痛、呼吸困难、发热等不适时，应及时告诉医护人员。痰液较多时我们会为您诱导排痰。遵医嘱定期检查血常规，尤其是白细胞、血小板。

三、出院前健康宣教

1. 注意防寒保暖，多到空气新鲜的环境中去活动，但勿到人多的公共场所，禁止吸烟。

2. 您要坚持治疗，勿擅自停药。

3. 当您感觉疼痛时可以遵医嘱饭后服用止痛药。

4. 您需遵医嘱准确使用多种药物，以减轻化疗、放疗的毒性反应。不要操之过急，如出现白细胞、血小板过低、肝肾功能障碍时，应慎用化疗药物。通过调理情况改善后再进行治疗。

5. 您及家属均应认识到疾病的治疗是艰巨、长期的过程，需要社会保障体系的支持、家人的关心和配合，树立信心，保持情志舒畅，心情愉悦，才能使气血通畅早日康复。

6. 在疾病早期，您需注意休息，适当参加力所能及的活动，如打太极拳、做呼吸操等，以增强体质。晚期则以卧床休息为主，并发慢阻肺或胸腔积液的，可采取半卧位或端坐卧位，并吸氧。

7. 出院带的药物是________，________，________。请您按时足量服务用。如有疑问请电话咨询。

8. 定期门诊复查，如果出现咳嗽、咯血、头痛等情况要随时就诊。

9. 您下次复查的时间是：20________年________月________日，星期________。

10. 您的主管医生是________，门诊时间________。

11. 您的主管医师出诊时间：每周________上午，周________下午。请您提前预约就诊。

第三十七节　胃积（胃癌）患者健康宣教流程及内容

一、入院日健康宣教

1. 您的主管医生__________、__________。护士长________。责任护士________、________。

2. 病房环境及规章制度宣教，包括环境、开水间、厕所、护士站、医生办公室、本院餐厅的位置。每天下午餐厅有人来订餐。物品摆放、陪护、探视、禁用电器、呼叫器使用、被服数量，以及床档的使用等。

3. 住院期间请您穿患者服。佩戴腕带，出院时才可以取下。

4. 紫外线灯的位置，因紫外线对眼睛及皮肤有损伤，不要自己打开。

5. 在给药及治疗前，护士要核对您的身份：①问您姓名；②核对腕带。③请您不要私自调动床位，如有什么需要请告诉我们，我们会尽量满足。

6. 为了您的用药安全，请按时服用口服药。不要将口服药放在抽屉里，因口服药的外包装已去除，易受潮及变质。

7. 入院检查及注意事项：①需明晨空腹抽血及做腹部 B 超者，请您在夜间 12 点后不要吃任何东西及喝水，以免影响检查结果。请明晨留取二便标本。②做心电图时请摘下手表，不要讲话。

8. 戒除不良嗜好：①戒烟。烟草中的主要有害物质尼古丁有收缩血管的作用，会引起心、脑、肾等脏器的病变。②限酒。乙醇直接损害人体肝脏。

9. 患者危险因素的评估及宣教，包括跌倒、烫伤、冻伤、坠床等。请您理解床旁悬挂各种安全标识的目的和意义，并给予协助和支持。

10. 您目前的饮食是

□流食 □半流食 □普食 □糖尿病饮食 □低盐 □低脂 □禁食

二、住院期间健康宣教

（一）疾病概念

胃积是由于长期饮食不节，情志抑郁不舒，肝气郁结，肝胃不和或气血瘀滞，痰湿凝滞聚于胃土而成。常以上腹不适或疼痛、食欲减退、消瘦、呕吐、下咽困难、呕血、黑便及腹水、肿块转移为主要临床表现。

（二）辨证宣教

1. 胃脘痛

（1）观察疼痛的性质、部位、程度、持续时间、诱发因素及伴随症状，总结疼痛发作规律。出现疼痛加剧，伴呕吐、寒热，或出现厥脱先兆症状时应立即报告医师，采取应急处理措施。

（2）急性发作时宜卧床休息，注意防寒保暖。

（3）指导患者采用转移注意力或松弛疗法，如缓慢呼吸、全身肌肉放松、听舒缓音乐等，以减轻患者对疼痛的敏感性。

2. 吞酸、嗳气

（1）观察吞酸、嗳气的频率、程度、伴随症状及与饮食的关系。

（2）遵医嘱使用黏膜保护剂与抑酸剂。黏膜保护剂应在餐前半小时服用，以起保护作用；抑酸剂应在餐后 1 小时服用，以中和高胃酸；抗菌药时应在餐后服用，减少抗生素对胃黏膜的刺激。

(3)指导患者饭后不宜立即平卧,发作时宜取坐位,可小口频服温开水;若空腹时出现反酸、嗳气症状,应立即进食以缓解不适。

3. 腹胀

(1)观察腹胀的部位、性质、程度、时间、诱发因素、排便、排气情况及伴随症状。

(2)患者宜卧床休息,给予半坐卧位。鼓励饭后适当运动,保持大便通畅。

(3)遵医嘱给予肛管排气,观察排便、排气情况。

(4)遵医嘱中药外敷,保留时间 6 ~8 小时。

3. 便溏

(1)观察排便次数、量、性质及有无里急后重感。

(2)遵医嘱指导患者正确使用缓泻剂,保持肛周皮肤清洁。

(3)严重便溏者适量饮淡盐水。

4. 便秘

(1)观察排便次数、性状、排便费力程度及伴随症状。

(2)指导患者规律排便,适度增加运动量,餐后 1 ~2 小时,取平卧位,以肚脐为中心,顺时针方向摩揉腹部,促进肠蠕动,排便时忌努责。

(三)护理指导

1. 起居指导　您应适劳逸,慎起居,保证睡眠,进行适当的活动。

2. 情志疏导　畅情志,保持心情舒畅;护士会根据您的认知水平向您及家属讲解本病的相关知识。

3. 饮食指导　根据辨证,选用不同食疗方或适当饮食。

(1)脾虚痰湿:细软、温热素食为宜,忌生冷肥甘、生痰之品。

(2)气滞血瘀:细软之品为宜,忌用粗糙、硬固之品。

(3)肝胃不和:饮食宜清淡,不宜食用土豆、红薯之类易致肠道胀气之品,可食用萝卜、柑橘等行气开胃之品。

(4)脾胃虚塞:进食补气养血之品如当归炖鸡、大枣。

(5)胃热伤阴:宜进食养阴生津之品。忌辛甘、厚腻之品。

(6)气血双亏:宜选择富于营养的高维生素高蛋白营养等补益食物。

4. 用药指导　中药汤剂一般应温服。脾胃虚寒或寒凝气滞者,中药汤剂应热服。止痛药应饭后服用。补气养血之剂,饭前温热服用。

(四)自我监测

1. 观察疼痛的部位、性质、程度、时间,并及时告诉医护人员,我们会根据诱发因素及与寒热、饮食的关系给予您必要的止痛措施。遵医嘱应用止痛药,或给予您针刺中脘、足三里等穴。兼虚者可给您穴位处行艾灸,可以热水袋温熨胃部。当您胃痛持续不已,疼痛较剧烈,或呕血、黑便时,应卧床休息,缓解后再下床活动。

2. 观察呕吐物和大便的颜色、性质。出现呕血或黑便、面色苍白、冷汗时出、四肢厥冷、烦躁不安、血压下降时,应立即报告医师。

3. 保持皮肤清洁、干燥。长期卧床者,应定时给予更换卧位,防止发生压疮,鼓励和帮助他们做床上肢体运动,以防止血栓性静脉炎的发生。

三、出院前健康宣教

1. 保持良好的情绪,乐观地对待生活。

2. 多吃高蛋白、低脂肪、高维生素、易消化的软食,少吃过冷、过烫食物,忌暴饮暴食,养成定时定量、细嚼慢咽的饮食习惯。禁止吸烟。

3. 生活规律,劳逸结合,保证睡眠,进行适当的活动,活动度以不疲劳为宜。

4. 镇痛药饭后服用;当您出现消化道出血时不要惊慌,出血期间绝对卧床休息,采取平卧位,头偏向一侧,防止因呕血引起窒息;严重呕血或明显出血时,必须禁食,并立即来院就诊。

5. 患者及其家属均应认识到本病需要一个艰巨、长期的治疗过程,以及社会保障体系的支持、家人的关心和配合。树立信心,保持情志舒畅,心情愉悦,才能使气血通畅,早日康复。

6. 出院带药是________,________,________。请您按照医嘱按时服用出院带药,不可擅自停药。如有疑问请电话咨询。

7. 化疗后定期门诊复查血常规、糖类抗原项目及肝功能,如果出现咯血、吐血、便血或其他不适要随时就诊。

8. 您下次复查的时间是:20 ________年________月________日,星期________。

9. 您的主治医师是________,出诊时间是周________上午,周________下午,请您预约就诊。

第三十八节 肝积(肝癌)患者健康宣教流程及内容

一、入院日健康宣教

1. 您的主管医生__________、__________。护士长________。责任护士________、________。

2. 病房环境及规章制度宣教,包括环境、物品摆放、陪护、探视、禁用电器、呼叫器使用、被服数量,以及床档、餐板的使用等。

3. 住院期间请您穿患者服。佩戴腕带,出院时才可以取下。

4. 在给药及治疗前,护士要核对您的身份:①问您姓名;②核对腕带。

5. 为了您的用药安全，请按时服用口服药。不要将口服药放在抽屉里，因口服药的外包装已去除，易受潮及变质。

6. 入院检查及注意事项：①如需要明晨空腹抽血检查相关的项目如血常规、血型、凝血系列、肝功能、传染病八项等或者腹部 B 超者，请您在夜间 12 点后不要吃任何东西及喝水，以免影响检查结果。②请明晨留取二便标本。

二、住院期间健康宣教

（一）疾病概念

肝积系因脏腑气血亏虚、七情、饮食、寒湿等致病因素所致，以右胁肿硬、疼痛、消瘦、食欲不振，或有黄疸，或有昏迷等为主要临床表现。

（二）辨证施膳

1. 肝郁脾虚　腹泻者可常食薏苡仁，以健脾益气。禁食肥甘厚味及凉性果蔬，以免损伤脾胃。不宜饮绿茶、咖啡等。

2. 气滞血瘀　饮食宜清淡、易消化、富含维生素，可多进食瓜蒌、丝瓜、菠菜、茄子等疏肝解郁、行气止痛之品，忌辛辣、刺激、肥甘厚味之品。

3. 湿热蕴结　宜以清淡饮食为主，可服清凉饮品。

4. 肝肾阴亏　宜食清凉多津的食物，出血时禁食。

5. 湿瘀搏结　饮食宜以清淡、柔软为主，可服清凉饮品，病情允许可多饮水，少量多餐。忌油腻、辛辣食物。可用玉米须煎汤代茶饮。便秘时可予蜂蜜温开水冲服。

（三）护理指导

1. 起居指导　适劳逸，慎起居，保证睡眠，进行适当的活动。

2. 情志疏导　舒畅情志，保持心情舒畅；护士会根据患者的认知水平向患者及其家属讲解本病的病因、病机、基本发展过程及手术放、化疗的治疗过程。

3. 用药指导　中药汤剂一般应温服；脾胃虚寒或寒凝气滞者，中药汤剂应热服。镇痛药应饭后服，补气养血之剂饭前温热服。

三、出院前健康宣教

1. 保持情绪稳定、心情愉快，中医认为“怒则伤肝”，应尽量避免精神紧张。

2. 饮食清淡，定时定量，适量摄入优质蛋白、高热量、富含维生素、低脂食物，忌食油炸、生冷、辛辣等刺激性食物，多吃新鲜蔬菜、水果，戒烟酒。

3. 患者及其家属均应认识到本病需要一个艰巨、长期的治疗过程，以及社会保障体系的支持、家人的关心和配合，树立信心，保持情志舒畅，心情愉悦，才能使气血通畅，早日康复。

4. 出院带的药物是________，________，________。请您按时足量服用。如有疑问请电话咨询。

5. 化疗后定期门诊复查 AFP、肝功能、B 超、CT 等,出现不适症状随时就诊。

6. 您下次复查的时间是:20 ________年________月________日,星期________。

7. 您的主治医师是________,坐诊时间为每周________上午,周________下午,请您预约就诊。

第三十九节　外感发热(上呼吸道感染)患者健康宣教流程及内容

一、入院日健康宣教

1. 您的主管医生__________、__________。护士长__________。责任护士________、________。

2. 病房环境及规章制度宣教,包括环境、物品摆放、陪护、探视、禁用电器、呼叫器使用、被服数量,以及床档、餐板的使用等。

3. 住院期间请您穿患者服。佩戴腕带,出院时才可以取下。

4. 在给药及治疗前,护士要核对您的身份:①问您姓名;②核对腕带。

5. 为了您的用药安全,请按时服用口服药。不要将口服药放在抽屉里,因口服药的外包装已去除,易受潮及变质。

6. 检查及注意事项:①需要明晨空腹抽血及腹部 B 超检查时,如血常规、凝血系列、肝功能、传染病八项等,请您在夜间 12 点后不要吃任何东西及喝水,以免影响检查结。明晨请留取二便标本。②做心电图时请摘下手表,不要讲话。③咳嗽有痰患者会根据您的病情遵医嘱留取痰培养。方法:请您清晨清洁口腔后,深吸气用力将痰咳出,至痰培养的容器中,请注意留取痰标本前请勿打开痰培养皿,避免污染内部,影响培养结果。④相关辅助检查。

7. 您目前的饮食是

□流食　□半流食　□普食　□糖尿病饮食　□低盐　□低脂　□低嘌呤

二、住院期间健康宣教

(一)疾病概念

外感发热是包括鼻腔、咽或喉部急性炎症的总称。

(二)辨证宣教

1. 恶寒、发热

(1)观察体温变化及汗出情况。

(2)汗出较甚切忌当风,并及时更衣;风寒束表者注意保暖。

(3)保持口腔清洁,鼓励多饮温开水。

(4)指导给予物理降温。

2. 头痛

(1)观察头痛部位、性质、程度、伴随症状及持续时间。

(2)改变体位时动作要缓慢。

3. 咳嗽、咳痰

(1)观察咳嗽的性质、程度、持续时间、规律以及痰液的量、颜色、性状等。

(2)咳嗽剧烈时取半卧位。

(3)教会有效咳嗽及咳痰方法,翻身拍背。

(4)遵医嘱耳穴贴压,取肺、气管、神门、下屏尖等穴。

4. 鼻塞、流涕

(1)观察鼻塞情况及涕液颜色、性质等。

(2)掌握正确的擤鼻涕方法。

(三)护理指导

1. 情志疏导

(1)加强与患者沟通,避免不良情绪。

(2)向患者讲解本病的发生、发展及转归。

2. 生活起居　年老体弱、反复外感者练习太极拳、八段锦等中国传统养生保健操,以增强体质。

3. 饮食指导　饮食清淡易消化,忌食辛辣油腻之品,忌烟、酒。

(1)风寒束表证:宜食解表散寒的食品,如生姜、葱白、红糖等。食疗方:红糖生姜饮等。

(2)风热犯表证:宜食疏风清热、宣肺化痰的食品,如西瓜汁、荸荠汁、金银花茶等。

(3)暑湿袭表证:宜食清热解暑、理气化湿的食品,如丝瓜、冬瓜、绿豆汤等。

(4)卫气同病证:宜食养阴透热、益肺生津的食品,如藕汁、梨汁、荸荠汁等。

(四)评估

1. 观察体温变化及汗出情况。

2. 观察头痛部位、性质、程度、伴随症状及持续时间。

3. 观察咳嗽的性质、程度、持续时间、规律以及痰液的量、颜色、性状等。

4. 观察鼻塞情况及涕液颜色、性质等。

三、出院前健康宣教

1. 鼓励适当户外活动,平时注意身体锻炼,以增强体质,改善肺功能。

2. 注意四时气候变化,随时增减衣物,注意保暖,预防感冒。

3. 外感咳嗽痊愈后要重视锻炼身体,增强抗御外邪的能力。内伤咳嗽久病体虚,要重视合理调养，慎起居避风寒，调饮食，戒烟酒，宜进补益食品。

4. 避免情绪激动及过度紧张、焦虑，保持情绪稳定，保持心情舒畅、乐观，睡眠充足。

5. 出院带的药物是________，________，________。请您按时足量服用。如有疑问请电话咨询。

6. 请您保留好“出院复诊提示卡”，留下准确的1~2个电话号码或邮箱，以便我们进行随访。

7. 您下次复查的时间是：20________年________月________日，星期________。

8. 您的主治医师是________，坐诊时间是周________上午，周________下午，请您预约就诊。

第二章　外科系统

第一节　肠痈(阑尾炎)患者健康宣教流程及内容

一、入院日健康宣教

1. 您的主管医生__________、__________。护士长________。责任护士________、________。

2. 病房环境及规章制度宣教:介绍病区环境及设施使用方法,介绍作息时间、探视及相关制度。呼叫器使用、床档、餐板的使用,禁用电器。

3. 您的疾病是因饮食不节、湿热内阻,使败血浊气壅遏于阑门所致。以转移性右下腹痛为主要临床表现。可伴有脘腹胀闷、恶心、嗳气、纳呆、大便正常或秘结、小便黄。病位在肠。我们会用中医的方法如口服中药、外敷中药、针灸等为您治疗,效果很好,请您充满信心,配合治疗。

4. 住院期间请您穿患者服。佩戴腕带,出院时才可以取下。

5. 在给药及治疗前,护士要核对您的身份:①问您姓名;②核对腕带;③请您不要私自调动床位,如有需要请告诉我们,我们会尽量满足。

6. 检查及注意事项:①明晨空腹抽血检查相关的项目如血常规、血型、凝血系列、血生化、感染系列等,请您在夜间12点后不要吃任何东西及喝水,以免影响检查结果。并留取尿标本。②做心电图时请摘下手表,不要讲话。

7. 辨证施膳

(1)气滞血瘀证:①饮食以半流食或软食为宜,如米粥、莲子粥等,也可食山药粥、大枣粥、银耳汤等健脾润燥之品,保持大便通畅。②忌辛辣、油腻之品。不宜食用山芋、糯米、豆类等产气多的食物。

(2)瘀滞化热证:①饮食以流食或半流食为宜。鼓励患者多饮水,也可给予西瓜汁、橘汁、苹果汁饮用。腹胀恶心者少食多餐。②忌辛辣、油腻之品。

(3)热毒炽盛证:呕吐频繁者应禁食,根据医嘱补充体液,防止水、电解质紊乱。腹胀严重者应予胃肠减压。中药汤剂可由胃管注入,注入药液后夹管2小时。

8. 伴随疾病的宣教

(1)糖尿病需低糖:低糖饮食有面条、玉米面窝头、大米、黑米粥、低糖牛奶、新鲜蔬菜等。

(2)冠心病需低脂:可供选择的低脂食物有肉类、鱼类、蔬菜、水果、脱脂乳制品、谷物等。

(3)高血压需低盐:低盐饮食指每日可用食盐不超过 2 g(约一牙膏盖,含钠 0.8 g),但不包括食物内自然存在的氯化钠。

9. 您目前使用的主要药物及注意事项

种类	药名	用法	不良反应	主要不良反应
消炎药				①过敏反应 ②消化道反应:恶心呕吐 ③肾损害 ④肝损害 ⑤耳毒性 ⑥局部刺激 ⑦头晕、头痛 ⑧其他
消肿药				①肾损害 ②肝损害 ③局部刺激 ④其他
止痛药				①恶心、呕吐 ②出汗、口干 ③头痛、头晕 ④便秘 ⑤呼吸抑制 ⑥其他

二、术前健康宣教

(一)术前 1 日准备

1. 物品准备 尿壶、大便器、日常用品。

2. 皮肤准备 先清洗手术区域皮肤,护士会为您术前备皮,清洁肌肤及脐部,以减少伤口感染的机会。

3. 药物过敏试验 根据您的情况,有可能为您做有关药物的过敏试验。请您告诉医护人员您是否有药物及食品等方面的过敏史。

4. 胃肠道准备 晚餐照常进行,但以清淡易消化软饭为宜。夜里 12 点以后不可饮水及吃饭,直至手术。

5. 术前康复训练宣教,术后适用性锻炼 ①有效咳嗽,深呼吸方法:用鼻子深吸气,屏气 2 秒,用嘴慢慢地吹气。目的是利于肺扩张,清理呼吸道分泌物,预防肺不张、肺部感染。②自我训练床上大、小便 2 次。③练习胸式呼吸。

(二)手术当日晨准备

1. 术日晨洗漱完毕后请您更换患者服(请您将自己的所有衣服全部脱下,包括内衣、内裤、袜子,只穿患者服)。

2. 如您有活动义齿，请取下并妥善保管。

3. 如您有佩戴的饰品（包括眼镜），请将所有饰品全部摘下，贵重饰品转交家属保管。

4. 术日晨有护士为您测血压、体温，导尿并留置导尿管。

5. 我们会准备好病历、所有片子、术中用药、腹带等一并带入手术室。

6. 手术室会有专人来病房接您，请放松不要紧张。

三、术后健康宣教

（一）手术回病房 1～6 小时

1. 硬膜外麻醉后患者要去枕平卧，禁食禁水 6 小时。

2. 术后您会感觉口干，是因为禁食禁水、术中应用止血药物引起。随着液体的补充口干症状会缓解。

3. 如果您感觉心慌、憋气、伤口疼痛剧烈，立即告诉医护人员。

4. 您的伤口处有留置引流管（条），请您不要紧张，这是为了更好地引出伤口内积血和积液，促进伤口愈合。

（二）术后 6～12 小时

1. 我们会将您的床头摇起呈半卧位，您可以枕枕头。饮食以温热、软性食物为主，可先进少量流食如小米汁，暂禁食牛奶、豆浆等产气食物以防腹胀。

2. 如果您感觉刀口疼痛较重，我们为您准备了镇痛针剂及口服药品，还可以针刺足三里、合谷穴止痛。

（三）术后 12～48 小时

1. 此时您可以坐起并下床活动，以促进肠蠕动、预防肠粘连。

2. 第一次起床可能会出现头晕，可以先从摇床坐起开始。

3. 您应该多饮水，进高热量、易消化饮食，如有腹胀可饮用萝卜水以通腑气。

4. 若有引流管请注意保护；注意保暖；多做深呼吸、咳嗽，防止肺部感染。

（四）术后 1 周内健康教育

1. 术后需用抗生素治疗，根据病情一般不少于 3 天，以预防术后伤口感染。

2. 保持引流管通畅。妥善固定引流管，确保有效引流。

3. 饮食宜营养丰富、易于消化、富含纤维的食物。多饮水，以使大便保持通畅。

四、出院前健康宣教

1. 慎起居，畅情志，避免饮食不节及饮食后剧烈运动，培养良好的生活习惯。

2. 阑尾炎术后早期下床活动，防止发生肠粘连甚至粘连性肠梗阻。

3. 术后近期内避免重体力劳动，特别是增加腹压的活动，防止形成切口疝。

4. 阑尾周围脓肿者，出院时应告知患者 3 个月后再次住院行阑尾切除手术。

5. 出院带的药物是________，________，________。请您按时足量服用。如有疑问请电话咨询。

6. 请您保留好“出院复诊提示卡”，留下准确的 1 ~ 2 个电话号码或邮箱，以便我们进行随访。

7. 您下次复查的时间是：20 ________ 年________月________日，星期________。

8. 您的主治医师是________，门诊时间是每周________上午，周________下午，请您预约就诊。

第二节 肠结（肠梗阻）患者健康宣教流程及内容

一、入院日健康宣教

1. 您的主管医生__________、__________。护士长________。责任护士________、________。

2. 病房环境及规章制度宣教：介绍病区环境及设施使用方法，介绍作息时间、探视及相关制度。呼叫器使用、被服数量，以及床档、餐板的使用，禁用电器等。

3. 您的疾病多因腹部手术损伤、或实邪内积，使肠体活动异常而搏结不通，气机阻塞所致。以腹痛、呕吐、腹胀、便闭、无排气等为主要临床表现。病位在肠。我们会用中医的方法如中药灌肠、针灸等为您治疗，效果很好，请您充满信心，配合治疗。

4. 住院期间请您穿患者服。佩戴腕带，出院时才可以取下。

5. 在给药及治疗前，护士要核对您的身份：①问您姓名；②核对腕带；③请您不要私自调动床位，如有什么需要请告诉我们，我们会尽量满足。

6. 从现在开始您需要禁饮食，任何水与食物都不能摄入。

7. 遵医嘱为您留置胃管行胃肠减压，可以减轻腹胀，降低肠腔内压力，改善肠壁血循环，减少肠腔内细菌和毒素的吸收，有利于改善局部和全身状况。插管时请您放松心情，配合护士的嘱托做吞咽动作，恶心时大口哈气或深呼吸。

8. 检查及注意事项：①明晨空腹抽血检查相关的项目如血常规、血型、凝血系列、血生化、感染系列等，并留取尿标本，请您床上等待，护士床边进行标本的收集。②做心电图时请摘下手表，不要讲话。

9. 伴随疾病的宣教，如糖尿病、冠心病、高血压等。

10. 辨证施膳

（1）肠梗阻未缓解前禁食。

（2）肠梗阻症状缓解后，遵医嘱进食流质、半流质饮食。第 1 天患者可以喝适量的温开水，一次喝 30 ~ 50 mL，也可用青萝卜煮水服用。如果没有出现身体不适的情况，每隔

2 小时喝一次。

(3)第 2 ~3 天,可以喝温开水、米汤、果汁等,一次 50 mL,隔 2 小时喝一次,如无不适,可逐渐加量至 100 ~150 mL。

(4)第 3 ~4 天,看患者的反应,可以吃稀饭、煮得很烂的面条,小半碗就可以。

11. 您目前使用的主要药物及注意事项

种类	药名	用法	不良反应	主要不良反应
消炎药				①过敏反应 ②消化道反应:恶心呕吐 ③肾损害 ④肝损害 ⑤耳毒性 ⑥局部刺激 ⑦头晕、头痛 ⑧其他
消肿药				①肾损害 ②肝损害 ③局部刺激 ④其他
镇痛药				①恶心、呕吐 ②出汗、口干 ③头痛、头晕 ④便秘 ⑤呼吸抑制 ⑥其他

二、住院期间健康宣教

(一)疾病概念

肠梗阻是指部分或全部的肠内容物不能正常流动并顺利通过肠道,同时肛门停止排便排气,是外科常见的急腹症之一。

(二)辨证宣教

1. 腹痛

(1)观察疼痛的性质、部位、程度、持续时间、诱发因素及伴随症状,总结疼痛发作规律。出现疼痛加剧,伴呕吐或出现厥脱先兆症状时应立即报告医师,采取应急处理措施。

(2)急性发作时宜卧床休息,注意防寒保暖。

(3)指导患者采用转移注意力或松弛疗法,如缓慢呼吸、全身肌肉放松、听舒缓音乐等,以减轻患者对疼痛的敏感性。

2. 恶心、呕吐

(1)观察呕吐的性质、次数及呕吐物的性状、颜色、气味和量,及时报告医生。

(2)遵医嘱给予止吐药物治疗,注意观察用药后反应。

(3)协助患者取适宜体位,清醒且为一般呕吐者,可协助坐起,并轻拍背部,促使胃内容物吐出。如为重症者,取侧卧位或仰卧位头偏向一侧,保持呼吸道通畅,防止窒息。呕吐后,协助患者漱口,保持口腔卫生。

(4)及时清除呕吐物,以免引起恶性刺激。指导患者缓慢深呼吸,减轻或控制症状。

(5)遵医嘱补液治疗,监测电解质及酸碱平衡情况。

(6)做好情志护理,缓解患者的紧张情绪。

3. 腹胀

(1)观察腹胀的部位、性质、程度、时间、诱发因素、排便、排气情况及伴随症状。

(2)患者宜卧床休息,给予半坐卧位。鼓励饭后适当运动,保持大便通畅。

(3)遵医嘱给予肛管排气,观察排便、排气情况。

(三)情志调理

1. 针对患者忧思恼怒、恐惧紧张等不良情志,指导患者采用移情相制疗法,转移其注意力。

2. 针对患者焦虑或抑郁的情绪变化,可采用暗示疗法或顺情从欲法。

3. 多与患者沟通,了解其心理状态,指导患者和家属掌握缓解疼痛的简单方法,减轻身体痛苦和精神压力,多陪伴患者,给予患者安慰,精神支持。

4. 鼓励病友间多交流疾病防治经验,提高认识,增强治疗信心。

(四)辨证施膳

1. 肠梗阻未缓解前禁食。

2. 肠梗阻症状缓解后,遵医嘱进食流质、半流质饮食。第 1 天患者可以喝适量的温开水,一次喝 30 ~ 50 mL,也可用青萝卜煮水服用。如果没有出现身体不适的情况,每隔 2 小时喝一次。

3. 第 2 ~ 3 天,可以喝温开水、米汤、果汁等,一次 50 mL,隔 2 小时喝一次,如无不适,可逐渐加量至 100 ~ 150 mL。

4. 第 3 ~ 4 天,看患者的反应,可以吃稀饭、煮得很烂的面条,小半碗就可以。

三、出院前健康宣教

1. 注意饮食卫生,防止蛔虫症。

2. 有腹部外伤及腹部手术史者,应注意腹部锻炼和及时治疗,以防肠粘连。

3. 老年体弱者,经常保持大便通畅,鼓励多饮水,多进蔬菜、水果及富含纤维素的食物。忌烟酒,忌辛辣刺激性食物。

4. 出现进食后腹胀、恶心、呕吐甚至停止排便排气,应及时来医院检查。

5. 您出院带的药物是________,________,________。请您按时足量服用,如有疑问请电话咨询。

6. 请您保留好"出院复诊提示卡",留下准确的 1 ~ 2 个电话号码或邮箱,以便我们进行随访。

7. 您下次复查的时间是:20 ________年________月________日,星期________。

8. 您的主治医师是________,门诊时间是每周________上午,周________下午。请您预约就诊。

第三节 噎膈(食管癌)患者健康宣教流程及内容

一、入院日健康宣教

1. 您的主管医生__________、__________。护士长________。责任护士________、________。

2. 病房环境及规章制度宣教,包括环境、开水间、厕所、护士站、医生办公室、本T院餐厅的位置。每天下午餐厅有人来订餐。物品摆放、陪护、探视、禁用电器、呼叫器使用、被服数量,以及床档的使用等。

3. 住院期间请您穿患者服。佩戴腕带,出院时才可以取下。

4. 紫外线灯的位置,因紫外线对眼睛及皮肤有损伤,不要自己打开。

5. 在给药及治疗前,护士要核对您的身份:①问您姓名;②核对腕带;③请您不要私自调动床位,如有什么需要请告诉我们,我们会尽量满足。

6. 为了您的用药安全,请按时服用口服药。不要将口服药放在抽屉里,因口服药的外包装已去除,易受潮及变质。

7. 入院检查及注意事项:①需明晨空腹抽血及做腹部B超者,请您在夜间12点后不要吃任何东西及喝水,以免影响检查结果。请明晨留取二便标本。②做心电图时请摘下手表,不要讲话。

8. 戒除不良嗜好:①戒烟。烟草中的主要有害物质尼古丁有收缩血管的作用,会引起心脑肾等脏器的病变。②限酒。乙醇直接损害人体肝脏。

9. 患者危险因素的评估及宣教,包括跌倒、烫伤、冻伤、坠床等。请您理解床旁悬挂各种安全标识的目的和意义,并给予协助和支持。

10. 您目前的饮食是

□流食 □半流食 □普食 □糖尿病饮食 □低盐 □低脂 □禁食

二、住院期间健康宣教

(一)疾病概念

噎膈是因食管干涩或食管狭窄等因素所致。以吞咽食物哽噎,甚则食物不能下咽入胃、食入即吐等为主要临床表现。

(二)辨证施膳

根据辨证,选用不同食疗方或饮食。

1. 痰气交阻型 饮食应细软,忌高热、辛辣及肥甘厚味。

2. 津亏热结型 给半流质或流质饮食,以滋养为施护要点。可用牛乳、梨汁、藕汁、生姜汁等少量多次服用。

3. 痰瘀内结型 给流质饮食,梗阻严重者给予静脉补液或胃造瘘,供给足够的能量及其他营养物质。

4. 气虚阳微型 此型属食管癌晚期,病情危重,所需营养全由静脉供给。

(三)护理指导

1. 起居指导 适劳逸,慎起居,保证睡眠,进行适当的活动。

2. 情志疏导 舒畅情志,保持心情舒畅;护士会根据您的认知水平向您及家属讲解本病的相关知识。

三、出院前健康宣教

1. 保持心情愉快,避免精神刺激。

2. 少量多餐,由稀到干,逐渐增加食量,并注意进食后的反应。避免进食硬质、刺激性食物与碳酸饮料。

3. 保证充分睡眠,劳逸结合,逐渐增加活动量。

4. 争取亲属在心理、经济上的支持和配合,解除患者的后顾之忧。

5. 您的出院带药是________,________,________,________。请遵医嘱按时服用出院带药,不可擅自停药。如有疑问请电话咨询。

6. 化疗后定期门诊复,出现不适症状随时就诊。

7. 您下次复查的时间是:20________年________月________日,星期________。

8. 您的主治医师是________,坐诊时间是周________上午,周________下午,请您预约就诊。

第四节 脑瘤(颅内肿瘤)患者健康宣教流程及内容

一、入院日健康宣教

1. 您的主管医生__________、__________。护士长__________。责任护士________、________。

2. 病房环境及规章制度宣教,包括环境、物品摆放、陪护、探视、禁用电器、呼叫器使用、被服数量,以及床档、餐板的使月等。

3. 住院期间请您穿患者服。佩戴腕带,出院时才可以取下。

4. 在给药及治疗前,护士要核对您的身份:①问您姓名;②核对腕带。

5. 为了您的用药安全,请按时服用口服药。不要将口服药放在抽屉里,因口服药的外包装已去除,易受潮及变质。

6. 术前检查及注意事项：①明晨空腹抽血检查相关的项目如血常规、血型、凝血系列、肝功能、感染系列等，请您在夜间 12 点后不要吃任何东西及喝水，以免影响检查结果。并留取尿标本。②做心电图时请摘下手表，不要讲话。③遵守磁共振及 CT、脑电图的注意事项及禁忌。

7. 戒除不良嗜好：①戒烟。因香烟能储湿生痰，易引起麻醉意外。②忌酒。过度饮酒可使血压升高。

8. 危险因素的评估及宣教，包括压疮、跌倒、烫伤、冻伤、坠床，误吸，感染等。请您理解床旁悬挂各种安全标识的目的和意义，并给予协助和支持。

9. 伴随疾病的宣教：糖尿病、冠心病、高血压。

10. 辨证施膳

（1）宜：以清淡、易消化、软饭食品为主。多吃新鲜蔬菜及水产品，如青菜、萝卜、海带、紫菜等。宜少食多餐。

（2）忌：①忌肥腻之品，如骨头汤、肥鸡、炖甲鱼等；②忌不消化食物，不宜食用山芋、糯米、豆类等产气多的食物；③不可吃刺激性强的葱、椒、咖啡等。

11. 您目前的饮食是

□流食 □半流食 □普食 □糖尿病饮食 □低盐 □低脂 □低嘌呤

□特殊饮食

12. 您目前使用的主要药物及注意事项

<table>
<tr><th colspan="4">药物</th><th rowspan="2">主要不良反应</th></tr>
<tr><th>种类</th><th>药名</th><th>用法</th><th>不良反应</th></tr>
<tr><td rowspan="2">消炎药</td><td></td><td></td><td></td><td rowspan="2">①过敏反应 ②消化道反应：恶心呕吐
③肾损害 ④肝损害 ⑤耳毒性
⑥局部刺激 ⑦头晕、头痛 ⑧其他</td></tr>
<tr><td></td><td></td><td></td></tr>
<tr><td rowspan="2">脱水药</td><td></td><td></td><td></td><td rowspan="2">①一过性头痛 ②眩晕
③视物模糊 ④其他</td></tr>
<tr><td></td><td></td><td></td></tr>
<tr><td rowspan="2">降压药</td><td></td><td></td><td></td><td rowspan="2">①低血压 ②便秘 ③头晕，恶心
④咽痒，干咳 ⑤血脂异常
⑥面部潮红，头痛 ⑦其他</td></tr>
<tr><td></td><td></td><td></td></tr>
<tr><td>促凝药</td><td></td><td></td><td></td><td>①过敏样反应 ②头晕 ③其他</td></tr>
<tr><td rowspan="3">镇痛药</td><td></td><td></td><td></td><td rowspan="3">①恶心、呕吐 ②出汗、口干 ③头痛、头晕
④便秘 ⑤呼吸抑制 ⑥其他</td></tr>
<tr><td></td><td></td><td></td></tr>
<tr><td></td><td></td><td></td></tr>
</table>

（续表）

<table>
<tr><th colspan="4">药物</th><th rowspan="2">主要不良反应</th></tr>
<tr><th>种类</th><th>药名</th><th>用法</th><th>不良反应</th></tr>
<tr><td rowspan="2">镇静药</td><td></td><td></td><td></td><td rowspan="2">①呼吸抑制 ②恶心，呕吐
③心动过速或出汗
④手、舌和眼睑的粗大震颤
⑤癫痫大发作 ⑥其他</td></tr>
<tr><td></td><td></td><td></td></tr>
<tr><td>利尿药</td><td></td><td></td><td></td><td>①低血容量 ②高尿酸血症 ③耳毒性
④恶心呕吐 ⑤皮疹 ⑥其他</td></tr>
</table>

二、术前健康宣教

（一）术前 1 日准备

1. 物品准备　尿壶、尿垫、吸管、毛巾 3 ~ 4 块。

2. 胃肠道准备　①晚餐照常进行，但以清淡易消化软饭为宜。②午夜 12 点以后不可饮水及吃饭，直至手术。

3. 皮肤准备　先清洗手术区域支肤，护士为您剃除头部的毛发，以利于手术。

4. 药物过敏试验　根据您的情况，有可能为您做有关药物的过敏试验。请您告诉医护人员您是否有药物及食品等方面的过敏史。

5. 抽取血标本　备术中用血。

6. 术前康复训练宣教，术后适用性锻炼　①有效咳嗽，深呼吸方法：用鼻子深吸气，屏气 2 秒，用嘴慢慢地吹气。②自我训练床上大小便 2 次。③掌握翻身要领，防止皮肤血瘀气滞。④预防并发症，及早做踝泵运动，预防下肢深静脉血栓（DVT）形成。⑤医护人员要认真、细致地观察意识、瞳孔、生命体征及肢体活动情况，并做好详细记录。

（二）手术当日晨准备

1. 术日晨洗漱完毕更换患者服。

2. 如有活动假牙及佩戴饰品的患者，请取下并妥善保管。

3. 手术室有专人来病房接患者。

4. 准备好所有检查片子，以及护士发的药品、敷料，带入手术室。

5. 术日晨护士您测血压、体温，导尿并留置导尿管。

6. 术前开颅手术常规准备：脑疝患者给予 20% 甘露醇等脱水药快速静脉滴注。

三、术后健康宣教

（一）手术回病房 1 ~ 6 小时注意事项

1. 全麻、联合麻醉、硬膜外麻醉的患者不能枕枕头，术后当日禁食禁水。

2. 护士定时观察患者生命体征的改变。

3. 家属应经常呼唤患者，护士会及时观察瞳孔的大小、形态、对光反应。

4. 术后常表现为躁动，可加床档以防患者坠床，必要时按医嘱用镇静药。

5. 术后可能会出现恶心不适，主要与麻醉、止痛、禁食等因素有关。准备好棉垫放在枕边，想吐时，头偏向一侧呕吐即可。

6. 如果感觉心慌、憋气、伤口疼痛剧烈，立即通知医护人员。

7. 目前的卧位是仰卧位，双下肢可以适当活动。

8. 如果有导尿管留置，定时放尿，及时夹闭导尿管，集尿袋不可高于膀胱。

9. 术后的伤口处有可能留置引流管（条），请患者不要紧张，这是为更好地引出手术部位的淤血，促进伤口愈合。

（二）术后 6 ~ 12 小时注意事项

1. 疼痛可能是患者此时比较严重的问题，护理人员应采取相应的处理措施。

2. 患者清醒后，生命体征稳定者可头部抬高 15° ~ 30°，以利于静脉回流，降低颅内压。

3. 术后第一次进食应该以温热软性食物为主，最好是粥类、面条。且进食、饮水量不要过大，最好少量多次进行。输液速度不宜过快以免增加心脏负担。

4. 观察切口敷料有无渗血、渗液情况，如有浸湿应及时更换。同时头部下面应垫以无菌棉垫，防止引起切口感染。

（三）术后 12 ~ 48 小时注意事项

1. 不能由口进食者术后 48 小时鼻饲，鼻饲时抬高床头，防止误吸发生坠积性肺炎。

2. 保持大便通畅，饮食恢复后，应增加食物中纤维素的含量，防止便秘的发生。过度用力，可使血压升高，有引起颅内出血的危险。

3. 注意卧床姿势，瘫痪肢体应置于功能位，防止足下垂及内翻。

4. 做好情志护理，消除焦虑、恐惧心理，鼓励患者积极配合治疗。

5. 保持室内空气新鲜，有呼吸道感染者勿进入病室，以防引起患者呼吸道感染。

（四）术后 1 周内健康教育

1. 术后 48 ~ 72 小时是脑水肿易发的高峰期，应加强观察，以便早期发现。

2. 术后患者清醒后，观察患者的精神状态、肢体活动情况、语言功能等有无受损情况。

3. 有颅内压增高者，加强观察，特别注意观察双侧瞳孔等大等圆及对光反应情况，严防脑水肿引发脑疝。

4. 恢复期据医嘱摇高床头 10 ~ 15 cm，适应后逐渐摇高床头至半卧位，每天 30 分钟到 1 ~ 2 小时不等。

5. 近期并发症预防的健康教育：①鼓励患者做踝泵运动，以预防下肢深静脉血栓形成。

②督促患者做呼吸操,他人拍背,以利于痰液排出。③要做好口腔护理,口腔护理每天2次。

6. 若术后癫痫发作者,应妥善固定头部,防止引流管脱出,防止舌咬伤及患者坠床等意外伤害。

7. 辨证施膳原则同上。

(五)术后1周后健康教育

1. 辨证施膳

(1)辨证:瘀肿大部分吸收,此时治疗原则以活血通络为主。饮食由清淡转为补充高营养,以满足机体恢复的需要。

(2)宜:清淡、低脂、低糖饮食。补给更多的维生素及蛋白质,少食多餐。

(3)忌:①酸辣、油腻、煎炸食品。②少喝咖啡、浓茶及碳酸饮料等。③忌食发物。④食盐量限制在每天4 g以内。⑤忌大量饮水。

(2)食疗:虫草山药牛髓汤连服15天以上。此方有健智健脑补心功效。

2. 绝对卧床休息2周,头部可轻轻向左右转动,应避免过度搬动或抬高头部,四肢可在床上进行小幅度翻动。大小便在床上进行,不可自行下床解便。

四、出院前健康宣教

1. 正确转移体位的方法,如从卧位到坐位、由坐位到站位、由站位到行走、由不完全负重至完全负重锻炼。安全起见,锻炼时一定要有他人陪伴。

2. 改善家庭生活用具,如坐便器的高矮,座椅的高矮及稳定性,拐杖的正确使用,鞋子的大小等。

3. 语言交流训练,早期应以口腔训练为主,练习发声和咽腭闭合训练。

4. 日常生活练习,应着重进行患肢的日常生活练习,如洗脸、刷牙等,逐渐能达到生活自理,对步行不能者可应用拐杖。

5. 保持大便通畅,平时应保持大便通畅,可食用香蕉、蜂蜜,多喝水,加强适度翻身,按摩腹部,减少便秘发生。

6. 饮食调摄,对于尚能进食者,喂饮食物时不宜过急,遇呕吐或反呛时应暂停休息,防止食物呛入气管引起窒息或吸入性肺炎。

7. 患者在恢复期还可应用理疗、针灸及水浴疗法,选择打太极拳、散步等项目进行锻炼。不可整日卧床,不利于机体功能的逐渐恢复。

8. 辨证施膳原则同上。

9. 出院带的药物是________,________,________。请您按时足量服用。如有疑问请电话咨询。

10. 请您保留好“出院复诊提示卡”,留下准确的1~2个电话号码或邮箱,以便我们进行随访。

11. 您下次复查的时间是:20 ________年________月________日,星期________。

12. 您的主治医师是________,门诊时间是每周________上午,周________下午。请您预约就诊。

第五节　脑髓震荡(脑震荡)患者健康宣教流程及内容

一、入院日健康宣教

1. 您的主管医生__________、__________。护士长__________。责任护士________、________。

2. 病房环境及规章制度宣教,包括环境、物品摆放、陪护、探视、禁用电器、呼叫器使用、被服数量,以及床档、餐板的使用等。

3. 住院期间请您穿患者服。佩戴腕带,出院时才可以取下。

4. 在给药及治疗前,护士要核对您的身份:①问您姓名;②核对腕带。

5. 为了您的用药安全,请按时服用口服药。不要将口服药放在抽屉里,因口服药的外包装已去除,易受潮及变质。

6. 术前检查及注意事项:①明晨空腹抽血检查相关的项目如血常规、血型、凝血系列、肝功能、感染系列等,请您在夜间12点后不要吃任何东西及喝水,以免影响检查结果。并留取尿标本。②做心电图时请摘下手表,不要讲话。③遵守磁共振及CT、脑电图的注意事项及禁忌。

7. 饮食宜忌:

(1) 宜:呕吐严重、意识不清时禁食,清醒后应以清淡、易消化、软饭食品为主。多吃新鲜蔬菜及水产品,如青菜、萝卜、海带、紫菜等。少食多餐。要摄入足够的膳食纤维及润肠食物,防止便秘。

(2)忌:①忌肥腻之品,如骨头汤、肥鸡、炖甲鱼等。②忌不消化食物,故不宜食用山芋、糯米、豆类等产气多的食物。③不可吃刺激性强的葱、椒、咖啡等。

(3)食疗:①木耳10 g,加水炖烂,加白糖少许食用。②燕窝适量,加水炖烂,加白糖少许服用。

8. 危险因素的评估及宣教,包括跌倒、烫伤、冻伤、坠床、误吸、感染等。请您理解床旁悬挂各种安全标识的目的和意义,并给予协助和支持。

9. 伴随疾病的宣教,如糖尿病、冠心病、高血压等。

10. 您目前的饮食是

□流食　□半流食　□普食　□糖尿病饮食　□低盐　□低脂　□低嘌呤

11. 您目前使用的主要药物及注意事项(同前)。

二、术前健康宣教

(一)术前1日准备

1. 物品准备 尿壶、尿垫、吸管、毛巾3~4块。

2. 胃肠道准备

(1)晚餐照常进行,但以清淡易消化软饭为宜。

(2)夜间12点以后不可饮水及吃饭,直至手术。

3. 皮肤准备 先清洗手术区域皮肤,护士为患者剃除头部的毛发,以利于手术。

4. 药物过敏试验 根据患者的情况,有可能为您做有关药物的过敏试验。请您告诉医护人员您是否有药物及食品等方面的过敏史。

5. 抽取血标本 以备术中用血。

6. 术前康复训练宣教,术后适用性锻炼 ①有效咳嗽,深呼吸方法:用鼻子深吸气,屏气2秒,用嘴慢慢地吹气。②自我训练床上大、小便2次。③掌握翻身要领,防止皮肤血瘀气滞。④预防并发症,及早做踝泵运动预防下肢深静脉血栓(DVT)形成。

(二)手术当日晨准备

1. 术日晨洗漱完毕后请您更换患者服。

2. 如有活动义齿及佩戴饰品的患者,请取下并妥善保管。

3. 手术室会有专人来病房接您。

4. 准备好所有检查片子,以及护士发的药品、敷料,带入手术室。

5. 术日晨有护士为您测血压、体温,导尿并留置导尿管。

三、术后健康宣教

(一)手术回病房1~6小时注意事项

1. 全麻、联合麻醉、硬膜外麻醉的患者不能枕枕头,术后当日禁食禁水。

2. 护士会定时观察您生命体征的改变。

3. 家属应经常呼唤患者,护士会及时观察瞳孔的大小、形态、对光反应。

4. 术后常表现为躁动,可加床档以防患者坠床,必要时按医嘱使用镇静药。

5. 术后可能会出现恶心不适,主要与麻醉、镇痛、禁食等因素有关。不要紧张,我们会为您准备好棉垫放在枕边,想吐时,头偏向一侧呕吐即可。

6. 如果感觉心慌、憋气、伤口疼痛剧烈,立即通知医护人员。

7. 目前患者的卧位是仰卧位,双下肢可以适当活动。

8. 如果有导尿管留置,定时放尿,及时夹闭导尿管,集尿袋不可高于膀胱。

9. 术后您的伤口处有可能留置引流管(条),请您不要紧张,这是为更好地引出手术部位的淤血,促进伤口愈合。

（二）术后 6～12 小时注意事项

1. 疼痛可能是此时比较严重的问题，患者需要告诉医护人员现在的疼痛程度，以便采取相应的处理措施。

2. 术后第 2 天头部抬高 15°～30°，以利于静脉回流，降低颅内压。

3. 术后第一次进食，应该以温热软性食物为主，最好是粥类、面条等，减少对胃的刺激。且进食、饮水量不要过大，最好少量多次进行。

（三）术后 12～48 小时注意事项

1. 伤后 2 天内须静脉注射 50% 葡萄糖液 40～60 mL，每日 2～4 次，以减少脑水肿。

2. 对少数失眠、头痛、耳鸣等症状者，我们会在精神上给予安慰，劝其适当活动，并且可以给予脑复康（吡拉西坦）及安神合剂等药。

3. 医护人员主动给患者详细解释病情及预后，消除紧张、焦虑心理。

（四）术后 1 周内健康教育

1. 恢复期据医嘱摇高床头 10～15 cm，后依据耐受及适应程度逐渐摇高床头至半卧位，每天 30 分钟到 1～2 小时不等。

2. 饮食以低盐饮食为主。受伤后 5～7 天要吃半流食、软食，尽量减少咀嚼。

（五）术后 1 周后健康教育

1. 辨证施膳

（1）辨证：瘀肿大部分吸收，此时治疗原则以活血通络为主。饮食由清淡转为补充高营养，以满足机体恢复的需要。

1）宜：清淡、低脂、低糖饮食。补给更多的维生素及蛋白质。注意粗细搭配，少食多餐，多吃水果。

2）忌：①酸辣、燥热、油腻、煎炸食品。②甜食要少吃，少喝咖啡、浓茶及碳酸饮料等。③忌食发物。④忌大量饮水。

（2）食疗：虫草山药牛髓汤连服 15 天以上。此方有健智健脑补心功效。

四、出院前健康宣教

1. 正确转移体位的方法，如从卧位到坐位、由坐位到站位、由站位到行走、由不完全负重至完全负重锻炼。

2. 改善家庭生活用具，如坐便器的高矮、座椅的高矮及稳定性，拐杖的正确使用，鞋子的大小、跟脚程度，地面的防滑等。

3. 慎起居，预防感冒，观察手术部位是否有红、肿、热、痛等现象，如果出现及时就医。

4. 日常生活练习，应着重进行患肢的日常生活练习，如洗脸、刷牙等，逐渐能达到生活能自理，对步行不能者可应用拐杖。

5. 保持大便通畅，平时应保持大便通畅，可食用香蕉、蜂蜜，多进水，加强适度翻身，按摩腹部，减少便秘发生。

6. 饮食调摄，对于尚能进食者，喂饮食物时不宜过急，遇呕吐或反呛时应暂停休息，防止食物呛入气管引起窒息或吸入性肺炎。

7. 2～3 周后可选择打太极拳、散步等项目进行锻炼。不可整日卧床，不利于机体功能的逐渐恢复。

8. 辨证施膳原则同上。

9. 出院带的药物是________，________，________。请您按时足量服用。如有疑问请电话咨询。

10. 请您保留好“出院复诊提示卡”，留下准确的 1～2 个电话号码或邮箱，以便我们进行随访。

11. 您下次复查的时间是：20 ________年________月________日，星期________。

12. 您的主治医师是________，门诊时间是每周________上午，周________下午。请您预约就诊。

第六节　气瘿（结节性甲状腺肿）患者健康宣教流程及内容

一、入院日健康宣教

1. 您的主管医生__________、__________。护士长__________。责任护士________、________。

2. 病房环境及规章制度宣教，包括环境、物品摆放、陪护、探视、禁用电器、呼叫器使用、被服数量，以及床档、餐板的使用等。

3. 住院期间请您穿患者服。佩戴腕带，出院时才可以取下。

4. 在给药及治疗前，护士要核对您的身份：①问您姓名；②核对腕带。

5. 为了您的用药安全，请按时服用口服药。不要将口服药放在抽屉里，因口服药的外包装已去除，易受潮及变质。

6. 术前检查及注意事项：①明晨空腹抽血检查相关的项目如血常规、血型、凝血系列、肝功能、感染系列等，请您在夜间 12 点后不要吃任何东西及喝水，以免影响检查结果。并留取尿标本。②做心电图时请摘下手表，不要讲话。③遵守磁共振的注意事项及禁忌。④基础代谢率测定。

7. 辨证施膳

（1）辨证：颈前肿块按之质硬或有结节，肿块经久不消，或恶心呕吐，头身困重。

（2）宜：化痰利湿，软坚散结。可用益气养血、理气散结之品，如菠菜、丝瓜、海带、山楂、玫瑰花等。摄取加碘的食盐，补充含碘丰富的食物，如海带、海蜇皮、紫菜、苹果、橙子等。

(3)忌：酸辣、燥热、油腻食品，尤不可食用肥腻滋补之品，如骨头汤、肥鸡、炖甲鱼等，痰湿体质患者更应遵循。忌食醇酒、煎炒、荤腥、厚味、发霉等助火生痰有碍脾运的食物。忌公鸡、鹅、猪头肉等发物。

(4)食疗：①五味红糖煎。喝汤食肉，每日 1 剂，连服数日。②川贝海带粥。将川贝母、丹参先煎汤后去渣，然后加入海带、薏苡仁和冬瓜等共同煮粥。每日晨起空腹温服，连服15～20天，用于颈部肿大、恶心、便溏等症。

8. 戒除不良嗜好：①戒烟；②术前禁酒；③去除不良生活习惯。

9. 危险因素的评估及宣教，包括出血、感染、血肿、坠床、甲状腺危象等。请您理解床旁悬挂各种安全标识的目的和意义，并给予协助和支持。

10. 伴随疾病的宣教，如糖尿病、冠心病、高血压等。

11. 您目前的饮食是

□流食 □半流食 □普食 □糖尿病饮食 □低盐 □低脂 □低嘌呤

□特殊饮食

12. 您目前使用的主要药物及注意事项

<table>
<tr><th colspan="4">药物</th><th rowspan="2">主要不良反应</th></tr>
<tr><th>种类</th><th>药名</th><th>用法</th><th>不良反应</th></tr>
<tr><td rowspan="2">消炎药</td><td></td><td></td><td></td><td rowspan="2">①过敏反应 ②消化道反应:恶心呕吐
③肾损害 ④肝损害 ⑤耳毒性
⑥局部刺激 ⑦头晕、头痛 ⑧其他</td></tr>
<tr><td></td><td></td><td></td></tr>
<tr><td rowspan="2">消肿药</td><td></td><td></td><td></td><td rowspan="2">①肾损害 ②肝损害 ③局部刺激
④其他</td></tr>
<tr><td></td><td></td><td></td></tr>
<tr><td>促凝药</td><td></td><td></td><td></td><td>①过敏样反应 ②头晕 ③其他</td></tr>
<tr><td rowspan="2">化痰药</td><td></td><td></td><td></td><td rowspan="2">①耳毒性 ②肝毒性 ③恶心
④轻度腹泻 ⑤其他</td></tr>
<tr><td></td><td></td><td></td></tr>
<tr><td rowspan="3">止痛药</td><td></td><td></td><td></td><td rowspan="3">①恶心、呕吐 ②出汗、口干 ③头痛、头晕
④便秘 ⑤呼吸抑制 ⑥其他</td></tr>
<tr><td></td><td></td><td></td></tr>
<tr><td></td><td></td><td></td></tr>
<tr><td>碘剂</td><td></td><td></td><td></td><td>①疱状皮疹 ②碘中毒 ③其他</td></tr>
</table>

13. 如果内治无效，或瘿块大，且有呼吸困难；或头颈部血液回流受阻等症状者，可考虑手术治疗，但青春期患者不宜手术。

二、术前健康宣教

(一)术前1日准备

1. 物品准备 尿壶、尿垫、吸管、毛巾3~4块,如有特殊需要我们会告知您。

2. 胃肠道准备

(1)晚餐照常进行,但以清淡易消化软饭为宜。

(2)夜间12点以后不可饮水及吃饭,直至手术。

(3)皮肤准备:先清洗手术区域皮肤,护士会为您剃除颈部上的毛发,以利于手术。

(4)药物过敏试验:根据您的情况,有可能为您做有关药物的过敏试验。请您告诉医护人员您是否有药物及食品等方面的过敏史。

(5)抽取血标本,以备术中用血。

(6)术前康复训练宣教,术后适应性锻炼。

1)协助患者练习手术体位(前3天把双肩垫高20~30 cm,头平卧2小时,每天1~2次,此利于耐受手术的特殊体位)。

2)深呼吸、有效咳痰方法、床上使用便器。

3)减轻疼痛的方法:①避免颈部过度伸展,过度弯由可压迫气管,过伸可引起牵拉痛。②活动时头部应缓慢,不应快速做头部运动。③起立时,用手支持头部,以防缝线牵拉引起疼痛。

(二)手术当日晨准备

1. 术日晨洗漱完毕后请您更换患者服。

2. 如有活动假牙及佩戴饰品的患者,请取下并妥善保管。

3. 手术室会有专人来病房接患者。

4. 准备好所有检查片子,以及护士发的药品、敷料,带入手术室。

5. 术日晨有护士为您测血压、体温,导尿并留置导尿管。

三、术后健康宣教

(一)手术回病房1~6小时注意事项

1. 全麻、联合麻醉、硬膜外麻醉的患者不能枕枕头,禁食禁水6小时。

2. 术后可能会出现恶心不适,主要与麻醉、镇痛、禁食等因素有关。不要紧张,我们会为您准备好棉垫放在枕边,想吐时,头偏向一侧呕吐即可。

3. 如果感觉心慌、憋气、伤口疼痛剧烈,立即通知医护人员。

4. 目前患者的卧位是仰卧位,双下肢可以适当活动,按揉背部及双下肢。

5. 如果有导尿管留置,可定时放尿,及时夹闭导尿管,集尿袋不可高于膀胱。

6. 术后您的伤口处有可能留置引流管(条),请您不要紧张,这是为更好地引出手术部位的瘀血,促进伤口愈合。

(二)术后6~12小时注意事项

1. 改为半卧位,这样有利于呼吸及伤口渗出物的引流。

2. 给予少量温凉水,无不适后进食微温流质食物。

3. 感觉咽部有分泌物时咳嗽即可;应早期开始做转头运动和颈部按摩。

4. 疼痛可能是此时比较严重的问题,应采取相应的处理措施,如使用镇痛泵,可按压开关释放镇痛药。

5. 活动是主要的任务,麻醉恢复后您应在医务人员的指导下尽量下床活动。

(三)术后12~48小时注意事项

1. 您应多饮水。

2. 为了促进早日康复或尽快接受其他治疗,应进高蛋白、高热量和高维生素的营养膳食,以及多吃新鲜的蔬菜水果。

3. 做好口腔护理,如果可以下床,建议以软毛牙刷刷牙。

4. 注意保暖,深呼吸、咳嗽,防止肺感染。

5. 如果有导尿管留置,可考虑终止使用。

(四)术后1周内健康教育

1. 保持伤口清洁干燥,在医师同意后方可洗澡。

2. 伤口在拆线愈合后,可粘贴抗瘢痕胶布直到瘢痕完全愈合。

3. 您应每日进行有规律的活动,有助于刺激残留甲状腺的功能。

4. 近期并发症预防的健康教育

(1)出血:术后48小时内应严密观察呼吸、脉搏、血压及切口渗血情况,有创口引流管者应注意观察引流管的色、质、量,如引流出大量血液或发现患者有颈部紧压感、呼吸费力、气急烦躁、心率加速、发绀等应及时通知医师处理。预防:术后48小时内,患者不应过频活动和谈话,术后痰多且不易咯出者,帮助和鼓励患者咳痰或做雾化吸入。

(2)甲状腺危象:做好充分的术前准备,待基础代谢率接近正常后继续给予碘剂,是预防甲状腺危象的重要措施。

(3)神经损伤:①喉返神经损伤,可应用促神经恢复药物、针灸、理疗等,一侧损伤可由对侧代偿,6个月后发音可好转,双侧损伤需做气管切开,以后可进行手术修补。②喉上神经损伤,喉上神经外支损伤,患者出现声调降低,内支损伤可出现饮水呛咳。要协助患者坐起进食,或进半固体饮食。一般理疗后可恢复。

(4)辨证施膳原则同上。

(五)术后1周后健康教育

1. 辨证施膳

(1)宜:①饮食宜补足热量和糖、蛋白质、B族维生素等营养物质。②根据临床辨证,宜进食下列食物,西瓜、金针菜等凉性食物;木耳、甲鱼、鸭子等滋阴食物;山药、大枣等健脾食物。

(2)忌:忌食辣椒、生姜、羊肉、浓茶、浓咖啡等温热或具有刺激性的食物。

(3)食疗:①紫淡双菜汤:紫菜 15 g,淡菜 100 g,猪瘦肉 60 g,水煎煮熟,调味服。②海带瘦肉汤:海带 50 g,猪瘦肉 60 g,水煎煮熟,调味服食。

2. 术后头痛者可按摩风池、大椎、太阳、百会等穴位,以疏通经络、减轻头痛。严重者遵医嘱行针刺合谷、内关穴,以通络止痛。必要时遵医嘱给予镇痛药。

3. 中晚期并发症预防健康教育

(1)手足抽搐的预防:饮食限制含磷较高的食物,如瘦肉、蛋黄、鱼类,多用大米、水果、蔬菜等食物。

(2)定期复检血钙、磷及尿钙、磷。

四、出院前健康宣教

1. 环境:宜舒适、安静,温湿度适宜,慎起居,预防感冒。

2. 观察手术部位是否有红、肿、热、痛等现象,如果出现及时就医。

3. 患者在一般情况下,不会影响工作学习,压迫症状明显时,出现呼吸不畅、声音嘶哑等症状,应卧床休息。

4. 讲解碘与本病的关系,对于妊娠、哺乳、青春发育期者,应多进食含碘丰富的食物以满足机体的需要。地方性甲状腺肿流行地区居民掌握食物中增加碘含量的方法,以补充足够的碘预防本病。

5. 指导患者若发生下列情况,随时复诊。

(1)口周、四肢感觉异常,低血钙可引起震颤。

(2)出现感染的症状及体征,如切口处有渗出、红、肿、热、痛及切口裂开。

(3)出现血肿、水肿的症状及体征,如呼吸困难、声音改变、有压迫感、颈部发紧。

(4)出现甲状腺危象的症状及体征,如体温高、脉搏快而弱、烦躁不安。

6. 使用甲状腺制剂时应坚持长期服药,以免停药后复发,教会患者观察药物疗效及不良反应。观察甲状腺药物的治疗效果及不良反应。术后残留的甲状腺组织常增生、肿大,为防止再形成腺肿及术后甲状腺功能偏低,宜采用中药方剂治疗调理。

7. 出院带的药物是________,________,________。请您按时足量服用。如有疑问请电话咨询。

8. 请您保留好"出院复诊提示卡",留下准确的 1 ~ 2 个电话号码或邮箱,以便我们进行随访。

9. 您下次复查的时间是:20________年________月________日,星期________。

10. 您的主治医师是________,坐诊时间是每周________上午,周________下午。请您预约就诊。

第七节 乳痈(乳腺炎)患者健康宣教流程及内容

一、入院日健康宣教

1. 您的主管医生__________、__________。护士长________。责任护士________、________。

2. 病房环境及规章制度宣教,包括环境、物品摆放、陪护、探视、禁用电器、呼叫器使用、被服数量,以及床档、餐板的使用等。

3. 住院期间请您穿患者服。佩戴腕带,出院时才可以取下。

4. 在给药及治疗前,护士要核对您的身份:①问您姓名;②核对腕带。

5. 为了您的用药安全,请按时服用口服药。不要将口服药放在抽屉里,因口服药的外包装已去除,易受潮及变质。

6. 术前检查及注意事项:①明晨空腹抽血检查相关的项目如血常规、血型、凝血系列、肝功能、感染系列等,请您在夜间12点后不要吃任何东西及喝水,以免影响检查结果。并留取尿标本。②做心电图时请摘下手表,不要讲话。③遵医嘱做B超检查。

7. 辨证施膳

(1)气滞热壅型:乳汁排泄不畅,乳房肿胀疼痛,皮肤不红或微红,乳房内有肿块,全身畏寒发热、骨节酸痛、胸闷、泛恶舌苔薄白或微黄,脉浮数或弦数。宜疏肝清胃、消导化积、理气散结,如薏苡仁、海带、山楂。忌壅滞黏腻、助火生痰之品。

(2)热毒炽盛型:乳房肿痛较甚,皮肤潮红,灼热,肿块变软,按之应指,身热弛张或高热不退,口渴多饮,大便秘结,尿赤,舌红苔黄,脉数有力。宜进食清淡性凉之食物,以助清火解毒,多饮水。忌膏粱厚味、煎烤等助火之品,辛辣刺激之食物。

(3)正虚毒恋型:溃破出脓,身热减退,乳房肿消痛减,逐渐愈合,若引流不畅,或"传囊"者溃久不愈,耗气伤血,可见脓水清稀、形体消瘦、面色无华、自汗畏风、舌淡苔薄、脉数无力等。宜采用营养丰富、和胃降逆、益气养血之品。忌辛辣、醇酒厚味。

8. 戒除不良嗜好:①戒烟,因香烟能储湿生痰,易引起麻醉意外。②术前禁酒。

9. 危险因素的评估及宣教,包括跌倒、烫伤、冻伤、坠床等。请您理解床旁悬挂各种安全标识的目的和意义,并给予协助和支持。

10. 您目前的饮食是

□流食 □半流食 □普食 □糖尿病饮食 □低盐 □低脂

□特殊饮食

二、术前健康宣教

(一)术前1日准备

1. 物品准备 尿壶、尿垫、吸管、毛巾3~4块。

2. 胃肠道准备

(1)晚餐照常进行,但以清淡易消化软食为宜。

(2)夜间12点以后不可饮水及吃饭,直至手术。

(3)皮肤准备:先清洗手术区域皮肤,剃除乳房及腋窝上的毛发,以利于手术。

(4)药物过敏试验:根据情况,有可能为患者做有关药物的过敏试验。了解患者有无药物及食品等方面的过敏史。

3. 手术当日晨准备

(1)术日晨洗漱完毕后更换患者服。

(2)如有活动假牙及佩戴饰品的患者,请取下并妥善保管。

(3)手术室会有专人来病房接。

(4)准备好所有检查片子,以及护士发的药品、敷料,带入手术室。

(5)术日晨护士测血压、体温。

三、术后健康宣教

(一)手术回病房1~6小时注意事项

1. 全麻、联合麻醉、硬膜外麻醉的患者不能枕枕头,禁食禁水6小时,心电监护,指脉氧监护,吸氧6小时。

2. 术后可能会出现恶心不适,主要与麻醉、止痛、禁食等因素有关。不要紧张,可将棉垫放在枕边,想吐时,头偏向一侧呕吐即可。

3. 如果感觉心慌、憋气、伤口疼痛剧烈,立即通知医护人员。

4. 目前卧位是仰卧位,双下肢可以适当活动。

5. 术后伤口处有可能留置引流管(条),请不要紧张,这是为更好地引出手术部位的瘀血,促进伤口愈合。

6. 术后伤口加压包扎,保持引流通畅,观察伤口有无渗血、引流情况。

7. 定时监测体温、脉搏、呼吸,了解白细胞计数及分类有无升高,注意用药反应,高热患者给予物理降温。

(二)术后6~12小时注意事项

1. 疼痛可能是此时比较严重的问题,请不要担心,我们会采取相应的处理措施。如中药外敷:取芒硝100 g,研细,加进面粉调成糊剂,贴敷于患侧乳房局部,可减轻乳房疼痛。

2. 术后第一次进食应该以温热软性食物为主,最好是粥类、面条等,减少对胃的刺激。饮食、饮水量不要过大，最好少量多次进行。

3. 取半坐卧位，或取患侧卧位，以利脓液引流。病情较重者，应卧床休息。

（三）术后 12～48 小时注意事项

1. 您要进高热量、高蛋白、高维生素、低脂、易消化饮食，并注意水分的补充。

2. 注意保暖，避风寒。

3. 消除焦虑、恐惧心理，积极配合治疗。

4. 不能继续哺乳者我们会及时给您讲解人工喂养的知识。

（四）术后 1 周内健康教育

1. 饮食以清淡为宜，忌食辛辣、肥甘厚味、鱼腥发物等。

2. 用三角巾或胸罩托起患乳，以减轻疼痛，有利于血液循环，控制炎症发展。

3. 遵医嘱定时手术部位换药。

（五）术后 1 周后健康教育

1. 注意观察炎性包块是否缩小、消失，有无乳瘘等情况。

2. 保持手术部位的清洁干燥，及时更换内衣。

四、出院前健康宣教

1. 避免情绪刺激，起居有规律，预防感冒。坚持适当锻炼，增强机体抗病能力，培养积极乐观的生活态度。

2. 您要观察手术部位是否有红、肿、热、痛等现象，如果出现及时就医。发热，体温达 39℃时不宜吸乳。

3. 再次妊娠 5 个月后经常用温开水或肥皂水洗净乳头，乳头内陷者可经常提拉矫正，以预防乳痈的发生。

4. 忌食辛辣之物，不过食肥甘厚腻之品。

5. 哺乳期要保持乳头清洁，常用温水清洗乳头。不使婴儿含乳头而睡，注意乳儿口腔清洁；要定时哺乳，每次哺乳应将乳汁吸空，如有积滞，可用按摩或吸奶器帮助排出乳汁。

6. 若有乳头擦伤、皲裂，可外涂麻油或蛋黄油；身体其他部位有化脓性感染时，应及时治疗。

7. 断乳时应先逐步减少哺乳时间和次数，再行断乳。断乳前可用生麦芽 60 g、生山楂 60 g 煎汤代茶，并用芒硝 60 g 装入纱布袋中外敷。

8. 出院带的药物是________，________，________。请您按时足量服用。如有疑问请电话咨询。

9. 请您保留好“出院复诊提示卡”，留下准确的 1～2 个电话号码或邮箱，以便我们进行随访。

10. 您下次复查的时间是：20 ________年________月________日，星期________。

11. 您的主治医师是________，门诊时间是每周________上午，周________下午。请您预约就诊。

第八节 乳岩（乳腺癌）患者健康宣教流程及内容

一、入院日健康宣教

1. 您的主管医生__________、__________。护士长________。责任护士________、________。

2. 病房环境及规章制度宣教，包括环境、开水间、厕所、护士站、医生办公室、本院餐厅的位置。每天下午餐厅有人来订餐。物品摆放、陪护、探视、禁用电器、呼叫器使用、被服数量，以及床档的使用等。

3. 住院期间请您穿患者服。佩戴腕带，出院时才可以取下。

4. 紫外线灯的位置，因紫外线对眼睛及皮肤有损伤，不要自己打开。

5. 在给药及治疗前，护士要核对您的身份：①问您姓名；②核对腕带；③请您不要私自调动床位，如有什么需要请告诉我们，我们会尽量满足。

6. 为了您的用药安全，请按时服用口服药。不要将口服药放在抽屉里，因口服药的外包装已去除，易受潮及变质。

7. 入院检查及注意事项：①需明晨空腹抽血及做腹部B超者，请您在夜间12点后不要吃任何东西及喝水，以免影响检查结果。请明晨留取二便标本。②做心电图时请摘下手表，不要讲话。

8. 戒除不良嗜好：①戒烟。烟草中的主要有害物质尼古丁有收缩血管的作用，会引起心、脑、肾等脏器的病变。②限酒。乙醇直接损害人体肝脏。

9. 遵医嘱做钼钯检查：钼钯作为现阶段最被重视的乳岩筛查工具，可以早期发现乳岩的只有钼钯，但不主张对年轻的女性进行钼钯检查。

10. 患者危险因素的评估及宣教，包括跌倒、烫伤、冻伤、坠床等。请您理解床旁悬挂各种安全标识的目的和意义，并给予协助和支持。

11. 伴随疾病的宣教：如糖尿病、冠心病、高血压。

12. 您目前的饮食是

□流食 □半流食 □普食 □糖尿病饮食 □低盐 □低脂 □禁食

二、住院期间健康宣教

（一）疾病概念

乳岩因情志失调、饮食失节、冲任不调及外感风寒之气所致，以乳房肿块、乳头和乳晕异常、乳房轮廓及皮肤改变、疼痛为主要临床表现。

(二)起居指导

1. 定期对健侧乳房进行自我检查,乳房切除的患者建议佩戴义乳。

2. 适当锻炼,如太极拳、气功、八段锦、伸展运动等。

(三)辨证施膳

1. 肝气郁结证　宜食疏肝理气,化痰散结的食品,如陈皮、丝瓜、李子、海带、紫菜等。食疗方:海带汤。

2. 冲任失调证　宜食调理冲任,补益肝肾的食品,如红枣、甲鱼、桑葚、黑木耳等。食疗方:红杞鲫鱼汤。

3. 毒热蕴结证　食清热解毒,活血化瘀的食品,如莲藕、苦瓜、葡萄、柠檬、大白菜、茄子、香菇等。食疗方:菱角汤或菱角薏米粥。

4. 气血亏虚证　宜食益气养血,健脾补肾的食品,如龙眼肉、大枣、茯苓、山药、黑芝麻等,多食瘦肉、牛奶及蛋类等。食疗方:小米大枣粥。

(四)保护患肢

1. 评估患侧肢体水肿程度,如出现肿胀加重及时报告医生。

2. 平卧时抬高患肢,使其与心脏保持同一水平;患肢不宜进行静脉输液,及测血压。

3. 指导患者做患肢握拳活动,每次5~10分钟,每日2~3次。

4. 遵医嘱气压式血液循环驱动仪治疗,每次30分钟,每日1次。

5. 遵医嘱中药外敷。

6. 遵医嘱中药湿敷。

(五)放疗后宣教

在放疗后期,患侧臂可发生感觉异常或淋巴水肿等并发症。避免摩擦,涂抹刺激性药物。淋巴水肿者应加强患侧上肢的锻炼和运动,动作轻柔,向心性按摩、推拿。对有复发癌肿的部位,禁忌加压和按摩。

三、出院前健康宣教

1. 坚持治疗,不擅自停药,以保证疗效,减少复发的危险。

2. 出院后不宜用患侧上肢搬动、提拉重物,避免在患肢测量血压、静脉穿刺,坚持康复锻炼。

3. 患者及其家属均应认识到本病需要一个长期、艰巨的治疗过程,需要社会保障体系的支持及家人的关心和配合,患者保持情志舒畅、心情愉悦,才能使气血通畅。

4. 请按期进行另一侧乳房及术区的自我查体,或请医师检查以便发现早期转移病变并及时处理。

(1)解开内衣面对穿衣镜,先两手下垂放松,仔细观察两侧乳房,注意大小、外形、轮廓、对称性、有无隆起肿块、凹陷或“橘皮征”;乳头有无溢液和回缩,乳晕有无疱疹。

(2)两臂高举过头,看乳房外观有无不规则凹陷和凸起。

(3)仰卧,肩胛下垫薄枕,左臂高举过头,尽量放松肌肉,使左乳完全平铺于胸壁,用右手沿顺时针方向仔细检查乳房各部位有无肿块。

(4)左臂放下,用右手触摸左侧腋窝有无肿块。右侧用同样方法检查。可每月检查一次,最好选在月经后1周进行。

5. 出现特殊不适症状,随时来院就诊,并按时来院定期复查。

6. 出院带的药物是________,________,________。请您按时足量服用。如有疑问请电话咨询。

7. 您下次复查的时间是:20 ________年________月________日,星期________。

8. 您的主治医师是________,坐诊时间是周________上午,周________下午,请您预约就诊。

第九节 癃闭(前列腺增生)患者健康宣教流程及内容

一、入院日健康宣教

1. 您的主管医生__________、__________。护士长________。责任护士________、________。

2. 病房环境及规章制度宣教:介绍病区环境及设施使用方法,介绍作息时间、探视及相关制度、呼叫器使用、床档、餐板的使用,禁用电器。

3. 我们会用中医的方法如口服中药、针灸等为您治疗,效果很好,请您充满信心,配合治疗。

4. 住院期间请您穿患者服。佩戴腕带,出院时才可以取下。

5. 在给药及治疗前,护士要核对您的身份:①问您姓名;②核对腕带;③请您不要私自调动床位,如有什么需要请告诉我们,我们会尽量满足。

6. 检查及注意事项:①明晨空腹抽血检查相关的项目如血常规、血型、凝血系列、血生化、感染系列等,并留取尿标本,请夜间10点后禁饮禁食,明早床上等待,护士床边进行标本的收集。②做心电图时请摘下手表,不要讲话。

二、住院期间健康宣教

(一)疾病概念

癃闭又称小便不通、尿闭,以小便量少,点滴而出,甚则闭塞不通为主症。病情轻者涓滴不利为癃,重者点滴皆无称为闭。现代医学称为尿潴留。

(二)辨证宣教

1. 尿频、夜尿增多、尿急

(1)观察患者排尿次数,尿液量、色、性状。

(2)积极治疗糖尿病,保持血糖接近正常水平,不利于细菌生长,这是预防尿路感染的主要手段。

(3)饮食有节,不食油腻、辛辣食物,多食蔬菜水果。

(4)适当增加饮水量以冲洗尿路。有尿时及时排空。

(5)加强体育锻炼,增强体质,一旦感染,急性期应卧床休息。恢复期参加适度的体力活动,避免体质虚弱,但不宜过劳。

(6)遵医嘱给予耳穴贴压,常选用穴位有肾、膀胱、输尿管、三焦、外生殖器等。每日压迫 5 次(每次按压处微痛为度),每次 30 分钟,3 日更换一次。并嘱患者在按压前 20 分钟,饮水 250 ~ 500 mL,并适当增加活动量。

2. 排尿困难

(1)观察患者排尿难易程度,尿色、量,有无尿痛。

(2)诱导患者排尿,让患者听水声或用温开水冲洗会阴。

(3)做好情志护理,减轻患者紧张、忧郁情绪,消除不良因素,如病室内不宜有生人,病室不宜喧闹等。

(4)尿潴留 6 小时以上,诱导无效者告知医师,遵医嘱给予导尿术,必要时留置导尿。

(5)留置导尿的患者保持引流通畅,避免引流管受压、扭曲、阻塞。防止逆行感染,定时更换集尿袋,集尿袋位置应低于耻骨联合。

(6)遵医嘱给予中药口服,中药汤剂少量温服,服药后注意排尿反应。

(7)遵医嘱给予艾灸,常选用肾俞、膀胱俞、三阴交、阳陵泉等穴位,以减轻排尿困难。

(8)经常有排尿困扰的老年人,可以在每天晚上睡觉前和早上起床前,排空小便,仰卧于床,双手搓热,左手置于小腹上,右手放在左手背上,双腿屈曲,腹部放松,双手按顺时针方向按摩,开始每次按 100 圈,以后次数逐渐增加,以改善症状。

3. 尿不尽、残余尿增多

(1)注意外阴卫生,每日用温开水冲洗外阴。

(2)有尿意时,及时排尿,不要憋尿,每晚临睡前,排空膀胱。

(3)多喝开水,增加尿量,排出细菌和毒素,保持尿道清洁。

(4)遵医嘱给予中药灌肠,以清热解毒、活血化瘀。

(5)除积极药物治疗外,也可遵医嘱配合穴位按摩,点揉气海、关元、中级、关元、三阴交,揉搓涌泉、肾俞、命门等,以强壮体质、补益肾气、固摄小便。

（三）护理指导

1. 生活起居

（1）注意饮食及个人卫生，不吃不洁食物，每日温水冲洗会阴1～2次。

（2）注意休息，防过度劳累，以免引起尿潴留。冬天应注意保暖，预防感冒。防止前列腺过度充血。

（3）定时饮水不憋尿，减轻前列腺负担。

（4）手术后3个月内不骑自行车，不走远路，不提重物，不用力排便，不同房。

（5）避免长期坐硬椅子，作息定时。避免剧烈运动。

2. 辨证施膳

（1）膀胱湿热者：饮食宜清淡，无刺激性食品，并多选用有渗湿作用的蔬菜，如空心菜、菠菜、芹菜、冬瓜、茭白、黄瓜等，以助膀胱气化、清利湿热。鼓励患者多饮水，多喝饮料或果汁，如西瓜汁、梨汁、绿豆汤、冬瓜汤、白藕汁等频饮，以通利小便。

（2）肝郁气滞者：可服沉香粉、琥珀粉各1 g，每日2次。伴血尿者，服三七粉1.5 g、琥珀粉1 g，每日2次。小便点滴不通、小腹胀满难忍者，可用麝香粉0.15～0.3 g吞服。常饮佛手汤、绿豆汤等。

（3）中气不足者：可多食黄芪粥（黄芪30 g，粳米50 g，煮粥）。

（4）肾气亏虚者：饮食应注意营养，多食温补之品，如牛羊肉、瘦猪肉、动物肾脏、牛奶、山药、大枣、莲子、桂圆，以及芡实茯苓粥、当归羊肉汤等药膳，可扶阳益精，通利小便。适当控制饮水量，尤其睡前少饮水。

（5）饮食忌辛辣刺激、肥腻炙烤、烟酒等生湿助火之物。

3. 情志调理

（1）护士多与患者沟通，了解其心理状态，指导其保持乐观情绪。针对患者不同的心理状态和心理需求，采用引导、鼓励、支持及暗示等心理学方法对患者心理施加影响，缓解身心痛苦。

（2）前列腺增生患者多为老人，病因复杂，病情多变，常使患者产生紧张、焦虑及恐惧心理。尿频、尿急、尿痛等症状也会使家属不知所措，责任护士应向患者及其家属讲解本病的性质，缓解患者紧张情绪，指导家属经常陪伴患者，给予患者心理支持。

（3）介绍治愈患者现身说法，帮助解除思想顾虑。

（4）教会患者心理放松技术，如呼吸调节、肌松训练、冥想静坐、音乐治疗等，使患者身心得到高度放松，同时激发自身活力，释放被压抑的情绪。

4. 根据病情可采用不同的方法促进排尿

（1）诱导排尿：有意识地让患者听流水声。适当改变体位，扶患者起来站立排尿。或做腹部按摩，协助膀胱气化排尿，按摩时用力要均匀缓慢。

（2）取嚏或探吐：用棉签刺激鼻黏膜取嚏或用压舌板刺激咽喉部致恶心、呕吐，开其上窍则下窍自通，即“提壶揭盖”之意。肾衰竭所致无尿症者禁用。

(3)外敷：①食盐半斤炒热，布包敷熨脐腹，冷即易。②独头蒜1个，栀子3枚，盐少许，捣烂摊纸上贴脐，或葱白1.5 kg切细布包，炒热敷脐。③白矾30 g研末，醋调包脚心，以通为度。④热水袋敷小腹部。

(4)针灸：针刺足三里、中极、三阴交、阴陵泉等穴，反复捻转提插，强刺激，虚者可灸关元、气海穴，排尿即止。

(5)经内服、外用仍未见效者可考虑导尿术，必要时留置导尿管，定时放尿，注意做好会阴部护理。必要时行膀胱造瘘术治疗，做好造瘘口的护理。

三、出院前健康宣教

1. 指导患者养成良好的卫生习惯，每日清洗外阴，勤换内裤，戒除忍尿不解的不良因素。

2. 生活有规律，劳逸结合。

3. 坚持参加体育锻炼，增强抗病能力，如散步、打太极拳、练导引术等。

4. 保持心情舒畅，切忌忧思恼怒。

5. 您出院带的药物是________，________，________。请您按时足量服用。如有疑问请电话咨询。

6. 请您保留好“出院复诊提示卡”，留下准确的1～2个电话号码或邮箱，以便我们进行随访。

7. 您下次复查的时间是：20________年________月________日，星期________。

8. 您的主治医师是________，门诊时间是每周________上午，周________下午，请您预约就诊。

第十节　筋疝(精索静脉曲张)患者健康宣教流程及内容

一、入院日健康宣教

1. 您的主管医生__________、__________。护士长__________。责任护士________、________。

2. 病房环境及规章制度宣教：介绍病区环境及设施使用方法，介绍作息时间、探视及相关制度、呼叫器使用、床档、餐板的使用，禁用电器。

3. 治疗期间，我们会用中医的方法如口服中药、针灸等为您治疗，效果很好，请您充满信心，配合治疗。

4. 住院期间请您穿患者服。佩戴腕带，出院时才可以取下。

5. 在给药及治疗前，护士要核对您的身份：①问您姓名；②核对腕带。

6. 请您不要私自调动床位，如有什么需要请告诉我们，我们会尽量满足。

7. 检查及注意事项：①明晨空腹抽血检查相关的项目如血常规、血型、凝血系列、血生化、感染系列等，并留取尿标本，请夜间 10 点后禁饮禁食，明早床上等待，护士床边进行标本的收集。②做心电图时请摘下手表，不要讲话。

二、住院期间健康宣教

（一）疾病概念

筋疝指因血脉瘀滞所致，以阴囊筋脉曲张如蚯蚓状，伴有坠胀为主要表现的疝病类疾病。本病相当于西医学所说的精索静脉曲张。

（二）辨证宣教

1. 阴囊潮湿、坠胀、疼痛

（1）观察阴囊潮湿、坠胀疼痛的程度，久站，久行，劳累后有无加重，休息后有无缓解。

（2）做好心理护理，介绍本病的专业知识，建立友善的人际关系，缓解患者的心理压力和焦虑情绪。

（3）术后用沙袋压迫腹股沟手术区，6 小时后移去，鼓励患者早期下床活动，卧床期间可做深呼吸和下肢活动。

（4）遵医嘱给予中药汤剂口服，如龙胆合剂。中药汤剂应温服，服药后注意患者反应。

（5）遵医嘱给予艾灸，常选用的穴位有关元、气海、足三里、三阴交等。以穴位温热，局部皮肤微红为宜。

（6）湿热瘀阻证可遵医嘱给予刮痧泄热，常选用的穴位有大椎、曲池、合谷等。

（7）遵医嘱选用大黄、芒硝、桃仁等配成中药方剂保留灌肠，以增加大便次数，祛瘀通络。

（8）遵医嘱给予耳穴贴压（耳穴埋豆），常选用的穴位有神门、生殖器、肝、脾、交感等，留豆 2 ~3 天，每天按压 3 ~5 次，每次 15 分钟左右，以耳郭潮红，穴位酸胀为宜。

（9）阴囊坠胀疼痛重者，遵医嘱给予大青膏外敷，并配合超声波理疗，以活血化瘀，疏通经络。

（三）护理指导

1. 情志疏导

（1）建立良好护患关系：入院后主动与患者沟通，了解患者的心理状态，取得家属和患者的信任，构建良好护患关系。

（2）因人而异制定护理方式：对患者出现的负性心理状况及时有效地进行心理疏导增加其治疗自身疾病信心，让其更好地配合治疗。

（3）得到家人支持和帮助：做好患者家属的心理工作，鼓励患者家属多与其沟通聊天，给予患者来自家人的支持，增加患者面对疾病的信心，避免负性生活事件的发生减轻心理负担。

2. 生活起居

(1)注意休息,合理安排锻炼。3 个月内禁止剧烈运动。

(2)避免长时间负重站立、久蹲、久坐、劳累、长时间行走等。

(3)成人术后 1 个月内禁止同房。

(4)穿宽松内裤,以免影响阴囊散热。

(5)如出现阴囊坠胀不适、有明显异常,应随时到医院就诊。

3. 饮食指导

(1)湿热瘀阻证:宜选用偏凉、渗湿的食物,如空心菜、黄瓜、冬瓜、梨、橙、西瓜等养阴生津之品,忌食辛辣、刺激之品,戒除烟、酒刺激。

(2)寒滞肝脉证:饮食宜选用暖肝通络的食物,如小油菜、豆干、牛肉、香蕉、瓜果等,忌食辛辣、油炸、生冷之品。

(3)瘀血阻络证:饮食宜选用清淡、低盐饮食,忌食油炸、刺激之品,禁止暴饮暴食。

(4)肝肾亏虚证:饮食宜选用滋阴补肾之物,如大枣、枸杞子、桂圆、当归等,忌食生冷、辛辣之品。

三、术前健康宣教

1. 术前在医护人员的指导下,按计划执行各种检查治疗。

2. 患者的准备:术前做好个人卫生,如洗头、洗澡等。嘱患者注意休息,预防感冒。

3. 常规准备:做好入院宣教,讲解术前、术后注意事项和手术的重要性,进行各种生化检查及心电图、胸透、出凝血时间检查,做好皮肤准备,并清洗外阴部。

四、术后健康宣教

1. 预防出血。术后卧床 24 小时避免剧烈运动,防止伤口缝线断裂,脱落,定期换药,观察切口有无渗血、渗液。

2. 术后保持舒适卧位,不仅可缓解疼痛,而且可促进血液循环。向患者说明若疼痛能忍受,可不用镇痛药,同时加强心理护理,使患者情绪稳定,精神放松,转移对疼痛的注意力,从而有效地缓解疼痛。

3. 严密观察病情变化,要注意血压、脉搏、呼吸、意识等的变化,发现异常及时报告医师处理;用沙袋压迫腹股沟手术区,24 小时移去,用“丁”字带托起阴囊,鼓励患者早期下床活动,卧床期间可做深呼吸和下肢活动。

五、出院前健康宣教

1. 注意休息,避免劳累,合理安排锻炼,3 个月内禁止剧烈运动。

2. 生活有规律,劳逸结合,避免长时间负重站立、久蹲、久坐、劳累、长时间行走等。

3. 注意穿着宽松内裤,成人术后 1 个月内禁止同房。

4. 保持心情舒畅,切忌忧思恼怒。

5. 您出院带的药物是________,________,________。请您按时足量服用。如有疑问请电话咨询。

6. 请您保留好“出院复诊提示卡”,留下准确的1～2个电话号码或邮箱,以便我们进行随访。

7. 您下次复查的时间是:20 ________年________月________日,星期________。

8. 您的主治医师是________,坐诊时间是每周________上午,周________下午。请您预约就诊。

第十一节　石淋(泌尿系结石)患者健康宣教流程及内容

一、入院日健康宣教

1. 您的主管医生__________、__________。护士长________。责任护士________、________。

2. 病房环境及规章制度宣教,包括环境、物品摆放、陪护、探视、禁用电器、呼叫器使用、被服数量,以及床档、餐板的使用等。

3. 住院期间请您穿患者服。佩戴腕带,出院时才可以取下。

4. 在给药及治疗前,护士要核对您的身份:①问您姓名;②核对腕带。

5. 为了您的用药安全,请按时服用口服药。不要将口服药放在抽屉里,因口服药的外包装已去除,易受潮及变质。

6. 入院检查及注意事项:①需明晨空腹抽血及做腹部B超者,请在夜间12点后不要吃任何东西及喝水,以免影响检查结果。请明晨留取二便标本。②做心电图时请摘下手表,不要讲话。

7. 戒除不良嗜好:①戒烟。烟草中的主要有害物质尼古丁有收缩血管的作用,会减少肾脏的血流量,引起肾血管硬化,加重肾脏缺血缺氧,使慢性肾炎引起的高血压难以控制。②限酒。乙醇对人体直接损害的脏器主要是肝脏,对肾脏直接损害不大,但乙醇会导致引起肾功能损害的危险因素不易控制,同时这些危险因素本身也是导致慢性肾病的病因。

8. 患者危险因素的评估及宣教,包括压疮、跌倒、烫伤、冻伤、坠床等。请您理解床旁悬挂各种安全标识的目的和意义,并给予协助和支持。

9. 您目前的饮食是

□流食　□半流食　□普食　□糖尿病饮食　□低盐　□低脂

二、住院期间健康宣教

（一）疾病概念

泌尿系结石（以下简称尿石病），为泌尿系常见病之一。可发生于泌尿系统任何部位，但多原发于肾脏。其临床表现为发病突然，剧烈腰痛，疼痛多呈持续性或间歇性，并沿输尿管向髂窝、会阴及阴囊等处放射；出现血尿或脓尿，排尿困难或尿流中断等。

（二）辨证宣教

1. 疼痛

(1)观察疼痛的持续时间、部位、程度、性质及伴随症状。

(2)向患者解释疼痛与活动的关系，减少剧烈活动，鼓励患者多饮水，利于结石的排出。

(3)教会患者非药物性缓解疼痛的方法，如分散注意力和放松方法。

(4)遵医嘱给予解痉和镇痛药物，病情较重者遵医嘱输液治疗。

(5)肾绞痛发作时，可局部热敷肾区，缓解疼痛。

(6)肾绞痛疼痛剧烈者，可遵医嘱艾灸止痛，常选用的穴位有肾俞、三阴交、足三里等，有止痛、促排石的作用。

(7)遵医嘱给予中药灌肠，选用生大黄等中药保留灌肠，可缓解结石疼痛。

2. 血尿

(1)发生血尿时，应卧床休息，避免剧烈活动，观察患者血压、脉搏、神志变化，防止发生虚脱。

(2)患者虚脱时，立即给予平卧位或头低位，迅速遵医嘱补液。

(3)向患者解释发生血尿的原因，安慰患者，消除紧张、忧郁情绪，鼓励患者多饮水，防止尿中盐类结晶的形成。

(4)中药汤剂宜温服，服药后嘱患者做跳跃运动，利于结石的排出。

(5)穴位按摩，点按中极、关元、大横、腹结穴60～80次，以酸胀为宜，用拇指指腹顺时针按摩肾俞穴，以酸胀为宜。

3. 恶心、呕吐

(1)观察患者呕吐的次数、量及呕吐物的性状，皮肤弹性，尿量，尿比重，血液浓缩程度，血清电解质及血气分析结果等。

(2)饮食宜清淡，低盐，忌食辛辣油腻、刺激之品，戒咖啡、浓茶、烟酒等。

(3)鼓励患者多饮水，适量运动，利于结石排出。

(4)呕吐严重者，立即通知医师，遵医嘱给予解痉、止吐药物，必要时遵医嘱补液治疗。

(5)患者恶心时可给予穴位按摩，如合谷、内关、双侧足三里等，也可配合穴位贴敷。

(6)可遵医嘱耳穴埋豆，常选用的穴位有神门、胃、交感为主穴，肝、脾为配穴，留豆3天左右，每天按压耳豆2～3次，每个穴位2分钟，以耳郭发红为宜。

4.膀胱刺激征

(1)观察患者排尿反应，有无尿频、尿急、尿痛，有无砂石排出，有无排尿突然中断。

(2)遵医嘱给予中药汤剂口服，也可给予金钱草、车前草煮水代茶饮，以清热利湿，通利小便。

(3)按摩小腹部，解除肌紧张，利于尿液排出，也可点按肾俞、膀胱俞、阳陵泉等穴，以酸胀为宜。

(4)遵医嘱给予耳穴埋豆，可选用神门、皮质下、肾、输尿管等穴。

(三)护理指导

1.情志疏导

(1)护士多与患者沟通，了解其心理状态，指导其保持乐观情绪。

(2)鼓励病友间多沟通交流疾病防治经验，提高认识，增强治疗信心。

2.生活起居

(1)注意饮食及个人卫生，勤换内裤，不喝生水，少食咸菜、火锅及腌制食物。

(2)保持心情愉悦，每天进行适量体育锻炼，建立健康的生活方式。

(3)鼓励患者多饮水，每天饮水量在2 000 mL以上，稀释尿液，防止结石再次形成。

3.饮食指导

(1)气血瘀滞证：宜选用有行导引能的食物，如白萝卜、生姜、桂皮等；桃仁、油菜、黑大豆具有活血祛瘀作用。忌食甘薯、栗子豆类等易胀气的食物及肥肉、油炸等食物。

(2)湿热蕴结证：饮食宜清淡，选用清热利湿的食物，如苦瓜、冬瓜、空心菜等，鼓励患者多饮水，可选用金钱草、车前草、玉米须煮水代茶饮，以清热利湿。

(3)肾气不足证：宜选用温补的食物，如山药、桂圆、牛羊肉、瘦猪肉、动物肝脏等，忌食辛辣、刺激之物。

三、术前健康宣教

1.术前戒烟酒，放松心情，保证充足睡眠。

2.如出现腰腹部疼痛等不适，立即通知医护人员。

3.根据病情术前照CT定位，定位后卧平车返回病房，请勿下平车，保持平卧于平车。

四、术后健康宣教

1.术后6小时内床上活动四肢(如握拳、双下肢屈曲提臀)。

2. 6小时后翻身(每2小时一次，翻身时避免牵拉引流管)。

3.经皮肾镜手术患者绝对卧床2～3天。经尿道输尿管软镜及腹腔镜手术患者手术次日，可下床病区活动。

五、出院前健康宣教

1. 坚持按医嘱服用药物，切勿自行中断，以免复发。

2. 按时复诊。如有发病症状，及时就医，以免延误。

3. 生活要有规律，注意劳逸结合，起居有常，饮食有节，节制房事。

4. 做好个人卫生，防止尿路感染。

5. 每日坚持多饮水，注意饮食卫生，给予富有营养.易消化的清淡之品并限制含钙及草酸丰富的饮食。

6. 病情缓解后适当活动。石淋者应增加活动量，指导患者进行跳跃、拍打等活动。

7. 避免疲劳过度，耗伤中气。

8. 保持情绪稳定，心情舒畅。避免恐惊心理。

9. 出院带的药物是________，________，________。请您按时足量服用。如有疑问请电话咨询。

10. 请您保留好“出院复诊提示卡”，留下准确的1～2个电话号码或邮箱，以便我们进行随访。

11. 您下次复查的时间是：20________年________月________日，星期________。

12. 您的主治医师是________，坐诊时间是每周________上午，周________下午，请您预约就诊。

第十二节　骨折（锁骨骨折）患者健康宣教流程及内容

一、入院日健康宣教

1. 您的主管医生__________、__________。护士长__________。责任护士________、________。

2. 病房环境及规章制度宣教，包括环境、物品摆放、陪护、探视、禁用电器、呼叫器使用、被服数量，以及床档、餐板的使用等。

3. 住院期间请您穿患者服。佩戴腕带，出院时才可以取下。

4. 在给药及治疗前，护士要核对您的身份：①问您姓名；②核对腕带。

5. 为了您的用药安全，请按时服用口服药。不要将口服药放在抽屉里，因口服药的外包装已去除，易受潮及变质。

6. 术前检查及注意事项：①明晨空腹抽血检查相关的项目如血常规、血型、凝血系列、肝功能、感染系列等，请您在夜间12点后不要吃任何东西及喝水，以免影响检查结果。并留取尿标本。②做心电图时请摘下手表，不要讲话。③遵守磁共振的注意事项及禁忌。

7. 辨证施膳

（1）辨证：受伤部位瘀血肿胀、经络不通、气血阻滞，此时治疗应以活血化瘀、行气消散为主。中医认为，瘀不去则骨不能生、瘀去新骨生，故消肿散瘀为骨折愈合之首要原则。

（2）饮食宜忌

1）宜：应以清淡、易消化、软饭食品为主，如蔬菜、蛋类、豆制品、水果、鱼汤、瘦肉等。多喝水。

2）忌：①忌酸辣、燥热、油腻食品，尤不可过早食用肥腻滋补之品，如骨头汤、肥鸡、炖甲鱼等，痰湿体质患者更应遵循。②忌食不消化之品，如山芋、糯米、豆类等产气多的食物。③禁饮果子露。

（3）食疗：①选用三七当归肉鸽汤，汤肉并进，每日 1 次，连续 7 天。②赤小豆适量煮水加赤砂糖少许，温服，活血化瘀。

8. 戒除不良嗜好：①戒烟。②术前禁酒。

9. 危险因素的评估及宣教，包括压疮、跌倒、烫伤、冻伤、坠床等。请您理解床旁悬挂各种安全标识的目的和意义，并给予协助和支持。

10. 伴随疾病的宣教，如糖尿病、冠心病、高血压等。

11. 您目前的饮食是

□流食　□半流食　□普食　□糖尿病饮食　□低盐　□低脂　□低嘌呤
□特殊饮食

12. 您目前使用的主要药物及注意事项

<table>
<tr><th colspan="4">药物</th><th rowspan="2">主要不良反应</th></tr>
<tr><th>种类</th><th>药名</th><th>用法</th><th>不良反应</th></tr>
<tr><td rowspan="3">消炎药</td><td></td><td></td><td></td><td rowspan="3">①过敏反应　②消化道反应：恶心呕吐
③肾损害　④肝损害　⑤耳毒性
⑥局部刺激　⑦头晕、头痛
⑧其他</td></tr>
<tr><td></td><td></td><td></td></tr>
<tr><td></td><td></td><td></td></tr>
<tr><td rowspan="2">消肿药</td><td></td><td></td><td></td><td rowspan="2">①肾损害　②肝损害　③局部刺激
④其他</td></tr>
<tr><td></td><td></td><td></td></tr>
<tr><td rowspan="3">治疗骨质
疏松药</td><td></td><td></td><td></td><td rowspan="3">①腹痛、腹胀、腹泻　②恶心、呕吐
③食管溃疡　④头痛、骨骼肌疼痛
⑤轻微面色潮红伴发热感　⑥低血压、头晕
⑦其他</td></tr>
<tr><td></td><td></td><td></td></tr>
<tr><td></td><td></td><td></td></tr>
</table>

（续表）

药物				主要不良反应
种类	药名	用法	不良反应	
扩血管活血类药				①皮疹　②头晕　③恶心　④皮肤发热感　⑤其他
止痛药				①恶心、呕吐　②出汗、口干　③头痛、头晕　④便秘　⑤呼吸抑制　⑥其他
抗凝药				①出血　②肝功能异常　③偶见注射部位出血及瘀斑　④其他
促进骨愈合药				①发热或皮疹　②口干、轻微头晕　③其他

二、术前健康宣教

（一）术前 1 日准备

1. 物品准备

（1）尿壶、尿垫、吸管、毛巾 3～4 块、三角巾或前臂吊带。

（2）如有特殊需要，需准备荞麦皮枕头、大浴巾。

2. 胃肠道准备

（1）晚餐照常进行，但以清淡易消化软食为宜。

（2）夜间 12 点以后不可饮水及吃饭，直至手术。

3. 皮肤准备　清洗手术区域皮肤，剃除皮肤上的毛发，以利于手术。

4. 药物过敏试验　根据患者情况，有可能为患者做有关药物的过敏试验。请告诉医护人员是否有药物方面的过敏史。

5. 抽取血标本　备术中使用。

6. 请您了解疼痛评分方法及控制方法　0 分指无痛；1～3 分指轻度疼痛：可忍受，能正常生活睡眠；3～5 分指中度疼痛：轻度干扰睡眠，需用镇痛药；5～7 分指重度疼痛：干扰睡眠，需用麻醉镇痛药；7～9 分指剧烈疼痛：干扰睡眠严重，伴有其他症状；9～10 分指无法忍受：严重干扰睡眠，伴有其他症状或被动体位。

7. 术前康复训练宣教，术后适用性锻炼

（1）有效咳嗽，深呼吸方法：用鼻子深吸气，屏气 2 秒，用嘴慢慢吹气。目的是有利于肺扩张,清理呼吸道分泌物,预防肺不张、肺部炎症。

(2)掌握翻身要领,防止皮肤血瘀气滞。

(二)手术当日晨准备

1. 术日晨洗漱完毕后请您更换患者服(请您将自己的所有衣服全部脱下,包括内衣、内裤、袜子,只穿患者服)。排空大小便。

2. 如有活动义齿的患者,请取下,妥善保管。

3. 请将所有饰品(包括眼镜)全部摘下,贵重饰品转交家属保管。

4. 女性患者请勿戴发卡、不要化妆、不涂指甲油。

5. 手术室会有专人来病房接您。

6. 准备好所有检查片子,以及护士发的药品、敷料都带入手术室。

7. 术日晨有护士测血压、体温。

三、术后健康宣教

(一)手术回病房1~6小时注意事项

1. 臂丛麻醉的患者,术后暂不枕枕头,禁食禁水4小时。

2. 全麻的患者不能枕枕头,禁食禁水6小时。

3. 术后您会感觉口干,他人会为您湿润口唇。主要是因为禁食、禁水时间较长,术中应用减少出血的药物导致口干。随着饮水及液体的补充,口干症状会缓解。

4. 术后可能会出现恶心不适,主要与麻醉、止痛、禁食等因素有关。不要紧张,我们为您准备好棉垫在枕边,想吐时,头偏向一侧呕吐即可。

5. 如果您感觉心慌、憋气、伤口疼痛剧烈,立即告诉身边任何人员通知医护人员。

(二)术后6~12小时注意事项

1. 疼痛可能是此时比较严重的问题,请不要担心,我们为您准备了镇痛针剂及口服药,您只需要告诉医护人员您现在的疼痛程度,我们会采取相应的处理措施。如您使用镇痛泵,可按压开关释放镇痛药。

2. 麻醉恢复后您应在医务人员的指导下尽量活动非固定部位,如握拳伸指运动。

3. 在医护人员帮助下每2小时变换卧姿1次。

4. 术后第一次进食应该以温热软性食物为好,如粥类、面条等,且饮水量不要过大,最好少量多次进行。

(三)术后12~48小时注意事项

1. 此时有些患者会接到医生的通知可以坐起,帮助患者坐起时,应托起背部及健侧肩部,以免引起患侧疼痛。

2. 术后第一次起床可能会出现头晕,可以先从摇床坐起开始,以30°~45°为宜,时间应控制在10分钟内,不宜过长。

3. 保持功能位：使上臂下垂、肘关节屈曲 90°、腕关节背伸 30°、前臂中立位、手半握拳、拇指对掌位，三角巾悬吊。

4. 请注意在今后的一段时间内患肢不能上举、不能负重。患肢做肱三头肌舒缩活动以及手指、腕关节的屈伸锻炼。如有石膏、夹板固定要注意观察患肢血运情况及夹板松紧度。

5. 鼓励患者多饮水，给予高热量易消化饮食。如有腹胀可饮用萝卜水，以通腑气。饮食原则遵循骨折早期膳食要求。

6. 注意起居有常，鼓励患者深呼吸、咳嗽，防止肺部感染。

7. 情志调理，消除焦虑、恐惧心理，鼓励积极配合治疗。

（四）术后 1 周内健康教育

1. 根据手术方式及内固定方法的不同在医护人员的指导下进行功能锻炼。可做手指、腕关节屈伸活动、握拳。不宜做前臂旋转。

2. 近期并发症预防的健康教育

（1）鼓励患者按时、足量、正确地进行功能锻炼，您可以做肱三头肌的等长收缩运动（患肢不改变位置，只做肌肉的收缩和舒张活动），预防血栓形成。一旦上肢肿胀明显、表浅静脉充盈、牵涉痛，要及时告知医护人员，可用冰硝散外敷及溶栓药。此时禁止按摩、热敷。

（2）督促患者做呼吸操，他人拍背，指压肺俞穴，推督脉，预防肺部感染等。

3. 辨证施膳原则同上。

（五）术后 1 周后健康教育

1. 辨证施膳

（1）辨证：瘀肿大部分吸收，此时治疗原则以活血通络、接骨续筋为主。饮食由清淡转为补充高营养，以满足骨痂生长的需要。

（2）饮食宜忌

1）宜：在初期的食谱上加骨头汤、田七煲鸡、动物肝脏之类，以补充更多的维生素 A、维生素 D、钙及蛋白质。注意粗细搭配，少食多餐。

2）忌：①酸辣、燥热、油腻、煎炸食品。甜食要少吃，少喝咖啡、浓茶及碳酸饮料等。忌盲目补充钙制品；②忌食过多的白糖。③忌长时间服用三七片。④忌少饮水。

（3）食疗：①选用当归排骨汤，汤肉共进，连用 2 周。②生黄芪粳米煮粥，早、晚服，适于气虚患者。

2. 本周仍进行不负重功能锻炼。

四、出院前健康宣教

1. 遵医嘱按时解除外固定，开始进行肩、肘、腕关节屈伸、肩关节旋转、手的活动。

2. 慎起居，防感冒，观察手术部位是否有红、肿、热、痛等现象，如有异常及时就医。

3. 辨证施膳

（1）辨证：受伤4周以后，骨折部瘀肿基本吸收，已经开始有骨痂生长，此时为骨折后期，治疗宜补，通过补益肝肾、气血可促进更牢固的骨痂生成，通过舒筋活络，使骨折部的邻近关节能自由灵活运动，恢复往日的功能。

（2）饮食宜忌

1）宜：膳食种类不限，食谱可再配以老母鸡汤、猪骨汤、羊骨汤、炖甲鱼等，能饮酒者可选用杜仲骨碎补酒、鸡血藤酒等。

2）忌：酸辣、燥热、油腻、煎炸食品。甜食要少吃，少喝咖啡、浓茶及碳酸饮料等。

（3）食疗：可用枸杞子、续断各10 g，骨碎补15 g，薏苡仁50 g，将骨碎补与续断先煎去渣，再加入另2味同煮粥进食。每日1次，7天为1个疗程，每个疗程后间隔3～5天，共用3～4个疗程。

4. 出院带的药物是________。请您按时、足量、服用。如有疑问请电话咨询。

5. 请您保留好“出院复诊提示卡”，留下准确的1～2个电话号码或邮箱，以便我们进行随访。

6. 您下次复查的时间是：201________年________月________日，星期________。

7. 您的主治医师是________，门诊时间是每周________上午，周________下午，请您预约就诊。

第十三节　骨折（桡骨远端骨折）患者健康宣教流程及内容

一、入院日健康宣教

1. 您的主管医生__________、__________。护士长________。责任护士________、________。

2. 病房环境及规章制度宣教，包括环境、物品摆放、陪护、探视、禁用电器、呼叫器使用、被服数量，以及床档、餐板的使用等。

3. 住院期间请您穿患者服。佩戴腕带，出院时才可以取下。

4. 在给药及治疗前，护士要核对您的身份：①问您姓名；②核对腕带。

5. 为了您的用药安全，请按时服用口服药。不要将口服药放在抽屉里，因口服药的外包装已去除，易受潮及变质。

6. 术前检查及注意事项：①明晨空腹抽血检查相关的项目如血常规、血型、凝血系列、肝功能、感染系列等，请您在夜间12点后不要吃任何东西及喝水，以免影响检查结果。并留取尿标本。②做心电图时请摘下手表,不要讲话。③遵守磁共振的注意事项及禁忌。

7. 辨证施膳

(1)辨证:受伤部位气滞血瘀、瘀阻经络、不通则痛,此时治疗应以活血化瘀、行气止痛为主。中医学认为,瘀不去则骨不生,瘀去新骨生。故消肿散瘀为骨折愈合之首要原则。

(2)饮食宜忌

1)宜:应以清淡、易消化、软饭食品为主,如蔬菜、蛋类、豆制品、水果、鱼汤、瘦肉等。多喝水。

2)忌:①忌食辛辣、肥甘厚腻之品,尤不可过早食用肥腻滋补之品,如骨头汤、肥鸡、炖甲鱼等,痰湿体质患者更应遵循。否则瘀血积滞,难以消散,会拖延病程,使骨痂生长迟缓,影响日后关节功能的恢复。②忌不消化食物,因骨折后有局部充血、水肿、疼痛。精神忧虑有加,损伤脾胃,食之无味,饱胀不适,便秘等。故不宜食用山芋、糯米、豆类等产气多的食物。③禁饮果子露。

(3)食疗:①选用三七、当归各 10 g,肉鸽 1 只,共炖熟烂,汤肉并进,每日 1 次,连续 7 天。②赤小豆适量煮水加赤砂糖少许,温服,活血化瘀。

8. 戒除不良嗜好:①戒烟,因香烟能储湿生痰,易引起麻醉意外,同时香烟中的尼古丁可使血管收缩,血流缓慢,从而使骨折处的血液供应减少,影响骨折的愈合。②术前禁酒。

9. 危险因素的评估及宣教,包括压疮、跌倒、烫伤、冻伤、坠床等。请您理解床旁悬挂各种安全标识的目的和意义,并给予协助和支持。

10. 伴随疾病的宣教,糖尿病需低糖、冠心病需低脂、高血压需低盐饮食等。

11. 您目前的饮食是

□流食 □半流食 □普食 □糖尿病饮食 □低盐 □低脂 □低嘌呤 □特殊饮食

12. 您目前使用的主要药物及注意事项

药物				主要不良反应
种类	药名	用法	不良反应	
消炎药				①过敏反应 ②消化道反应:恶心呕吐 ③肾损害 ④肝损害 ⑤耳毒性 ⑥局部刺激 ⑦头晕、头痛 ⑧其他

（续表）

药物				主要不良反应
种类	药名	用法	不良反应	
消肿药				①肾损害 ②肝损害 ③局部刺激 ④其他
治疗骨质疏松药				①腹痛、腹胀、腹泻 ②恶心、呕吐 ③食管溃疡 ④头痛、骨骼肌疼痛 ⑤轻微面色潮红伴发热感 ⑥低血压、头晕 ⑦其他
扩血管活血类药				①皮疹 ②头晕 ③恶心 ④皮肤发热感 ⑤其他
止痛药				①恶心、呕吐 ②出汗、口干 ③头痛、头晕 ④便秘 ⑤呼吸抑制 ⑥其他
抗凝药				①出血 ②肝功能异常 ③偶见注射部位出血及瘀斑 ④其他
促进骨愈合药				①发热或皮疹 ②口干、轻微头晕 ③其他

二、术前健康宣教

（一）术前1日准备

1. 物品准备

（1）尿壶、尿垫、吸管、毛巾3～4块。

（2）如有特殊需要我们会告知您准备：荞麦皮枕头、大浴巾、围腰、颈围领、抗血栓梯度压力带（预防双下肢深静脉血栓）。

2. 胃肠道准备

（1）晚餐照常进行，但以清淡、易消化软食为宜。

（2）夜间12点以后不可饮水及吃饭，直至手术。

3. 皮肤准备　先清洗手术区域皮肤，再剃除皮肤上的毛发，以利于手术。

4. 药物过敏试验　根据患者的情况，有可能做有关药物的过敏试验。询问是否有药物及食品等方面的过敏史。

5. 抽取血标本　以备术中用血。

6. 请您了解疼痛评分方法及控制方法　0分指无痛;1～3分指轻度疼痛:可忍受,能正常生活睡眠;3～5分指中度疼痛:轻度干扰睡眠,需用镇痛药;5～7分指重度疼痛:干扰睡眠,需用麻醉镇痛药;7～9分指剧烈疼痛:干扰睡眠严重,伴有其他症状;9～10分指无法忍受:严重干扰睡眠,伴有其他症状或被动体位。

7. 术前康复训练宣教,术后适用性锻炼

(1)有效咳嗽,深呼吸方法:用鼻子深吸气,屏气2秒,用嘴慢慢地吹气。目的是利于肺扩张,清理呼吸道分泌物,预防肺不张、肺部炎症。

(2)自我训练床上大小便2次。

(3)掌握翻身要领,防止皮肤气滞血瘀。

(二)手术当日晨准备

1. 术日晨洗漱完毕后请您更换患者服(请您将自己的所有衣服全部脱下,包括内衣、内裤、袜子,只穿患者服),排空大小便。

2. 如有活动义齿的患者,请取下,妥善保管,准备术后佩戴。

3. 如有佩戴饰品的患者(包括眼镜),请将所有饰品全部摘下,贵重饰品转交家属保管。

4. 女性患者请勿戴发卡、化妆、涂指甲油。

5. 手术室会有专人来病房接患者。

6. 请准备好所有检查片子,以及护士发的药品、敷料,带入手术室。

7. 术日晨有护士为患者测血压、体温。

三、术后健康宣教

(一)手术回病房1～6小时注意事项

1. 臂丛麻醉的患者,术后不能枕枕头,禁食禁水4小时;全麻的患者不能枕枕头,禁食禁水6小时。

2. 术后您会感觉口干,护士会为您湿润口唇。主要是因为禁食、禁水时间较长,术中应用减少出血的药物导致口干。随着饮水及液体的补充,口干症状会缓解。

3. 术后可能会出现恶心不适,主要与麻醉、止痛、禁食等因素有关。不要紧张,我们会为您准备好棉垫放在枕边,想吐时,头偏向一侧呕吐即可。

4. 如果您感觉心慌、憋气、伤口疼痛剧烈,立即告诉身边任何人员通知医护人员。

5. 如果有导尿管留置,可定时放尿,及时夹闭导尿管,集尿袋不可高于膀胱。

6. 术后您的伤口处有可能留置引流管(条),请您不要紧张,这是为更好地引出骨折部位的瘀血,促进伤口、骨折愈合。

(二)术后6～12小时注意事项

1. 疼痛可能是此时比较严重的问题,请不要担心,我们为您准备了镇痛针剂及口服药，您只需要告诉医护人员您现在的疼痛程度，我们会采取相应的处理措施。如您使用镇痛泵，可按压开关释放镇痛药。

2. 活动是主要的任务，麻醉恢复后应在医务人员的指导下尽量活动非固定部位，如握拳伸指运动。

3. 在医护人员帮助下每 2 小时变换卧姿 1 次。

4. 患者在仰卧时，头部稍抬高，患者垫高与躯干平行，肘关节屈曲 90°，腕关节背伸 30°，手半握拳，拇指对掌位。

5. 术后第一次进食应该以温热软性食物为主，最好是粥类、面条等，减少对胃的刺激；且进食、饮水量不要过大，最好少量多次进行。

（三）术后 12～48 小时注意事项

1. 此时有些患者会接到医生的通知可以坐起。帮助患者坐起时，应托起背部及健侧肩部，以免引起患侧疼痛。

2. 术后首次起床可能会出现头晕，可以先从摇床坐起开始，以 30°～45°为宜。时间控制在 10 分钟内，不宜过长。

3. 术后首次下地一定要在医护人员指导下进行，保持上臂下垂、肘关节屈曲 90°、腕关节背伸 30°、前臂中立位、手半握拳、拇指对掌位，三角巾悬吊。

4. 请您在今后的一段时间内做到患肢不上举、不负重。

5. 鼓励患者多饮水，给高热量、易消化饮食。腹胀者可饮用萝卜水，以通腑气。饮食原则遵循骨折早期膳食要求。

6. 注意保暖，鼓励患者深呼吸、咳嗽，防止肺感染。

7. 指导、鼓励患者患肢做肱三头肌舒缩及指关节的屈伸锻炼。

8. 做好情志护理，消除焦虑、恐惧心理，鼓励患者积极配合治疗。

9. 如果有导尿管留置，可考虑终止使用。

10. 石膏、夹板固定期间注意观察患肢血运情况，经常调整夹板松紧度。

（四）术后 1 周内健康教育

1. 根据手术方式及内固定方法不同在医护人员的指导下进行功能锻炼。主要有：可做手指轻微活动，不宜做强力臂旋转、握拳、腕关节屈伸活动。

（1）近期并发症预防的健康教育。

（2）鼓励患者按时、足量、正确地进行功能锻炼，以预防血栓形成。您可以做肱三头肌的等长收缩运动，即患肢不改变位置，只做肌肉的收缩和舒张活动。

（3）督促患者做呼吸操，他人拍背，指压肺俞穴，推督脉，预防肺部感染等；一旦上肢肿胀明显、表浅静脉充盈、牵涉痛，要及时告知医护人员，可用冰硝散外敷及溶栓药。此时禁止按摩、热敷。

2. 辨证施膳原则同上。

（五）术后1周后健康教育

1. 辨证施膳

（1）辨证：瘀肿大部分吸收，此时治疗原则以活血通络、接骨续筋为主。饮食由清淡转为补益为主，以满足骨痂生长的需要。

（2）饮食宜忌

1）宜：在初期的食谱上加以骨头汤、田七煲鸡、动物肝脏之类，以补给更多的维生素A、维生素D、钙及蛋白质。注意粗细搭配，少食多餐。

2）忌：①忌食辛辣、肥甘厚腻之品。甜食要少吃，少喝咖啡、浓茶及碳酸饮料等。忌盲目补充钙质品。②忌食过多的白糖。大量摄取白糖后，会引起葡萄糖的急剧代谢，从而产生代谢的中间物质，如丙酮酸、乳酸等，使机体呈酸性中毒状态。这时，碱性的钙、镁、钠等离子，便会立即被调动参加中和作用，以防止血液出现酸性。如此钙的大量消耗，将不利于骨折患者的康复。同时，过多的白糖亦会使体内维生素 B_1 的含量减少，因为维生素 B_1 是糖在体内转化为能量时必需的物质。维生素 B_1 不足，可大大降低神经和肌肉的活动能力，亦可影响功能的恢复。所以，骨折患者忌摄食过多的白糖。③忌长时间服用三七片。骨折初期，局部发生内出血，积血淤滞，出现肿胀、疼痛，此时服用三七片能收缩局部血管、缩短凝血时间、增加凝血酶，非常恰当。但骨折整复1周以后，出血已停，被损组织开始修复，而修复必须有大量的血液供应，若继续服用三七片，局部的血管处于收缩状态，血液运行就不畅，对骨折愈合不利。④忌少饮水。

（3）食疗：①选用当归10 g，骨碎补15 g，续断10 g、新鲜猪排或牛排骨250 g，炖煮1小时以上，汤肉共进，连用2周。②生黄芪30～60 g，浓煎取汁，加粳米100 g，煮粥，早、晚服，适于气虚患者。

2. 本周仍可进行不负重功能锻炼。解除固定后，开始进行肘关节屈伸和腕、指的屈伸活动。

四、出院前健康宣教

1. 正确转移体位的方法，如从卧位到坐位、由坐位到站位、由站位到行走。为安全起见，锻炼时一定要有他人陪伴。

2. 慎起居，防感冒，观察手术部位是否有红、肿、热、痛等现象，如果出现及时就医。

3. 辨证施膳

（1）辨证：受伤4周以后，骨折部瘀肿基本吸收，已经开始有骨痂生长，此时为骨折后期，治疗宜补，通过补益肝肾、气血可促进更牢固的骨痂生成，通过舒筋活络，使骨折部的邻近关节能自由灵活运动，恢复往日的功能。

（2）饮食宜忌

1）宜：膳食种类不限，食谱可再配以老母鸡汤、猪骨汤、羊骨汤、炖甲鱼等，能饮酒者可选用杜仲骨碎补酒、鸡血藤酒等。

2)忌:辛辣、肥甘厚腻之品。甜食要少吃,少喝咖啡、浓茶及碳酸饮料等。

(3)食疗:可用枸杞子、续断各10 g,骨碎补15 g,薏苡仁50 g,将骨碎补与续断先煎去渣,再加入另2味同煮粥进食。每日1次,7天为1个疗程,每个疗程后间隔3~5天,共用3~4个疗程。

4. 出院带的药物是________,________,________。请您按时足量服用。如有疑问请电话咨询。

5. 请您保留好"出院复诊提示卡",留下准确的1~2个电话号码或邮箱,以便我们进行随访。

6. 您下次复查的时间是:20________年________月________日,星期________。

7. 您的主治医师是________,门诊时间是每周________上午,周________下午。请您预约就诊。

第十四节　骨折(跟骨骨折)患者健康宣教流程及内容

一、入院日健康宣教

1. 您的主管医生__________、__________。护士长__________。责任护士________、________。

2. 病房环境及规章制度宣教,包括环境、物品摆放、陪护、探视、禁用电器、呼叫器使用、被服数量,以及床档、餐板的使用等。

3. 住院期间请您穿患者服。佩戴腕带,出院时才可以取下。

4. 在给药及治疗前,护士要核对您的身份:①问您姓名;②核对腕带。

5. 为了您的用药安全,请按时服用口服药。不要将口服药放在抽屉里,因口服药的外包装已去除,易受潮及变质。

6. 术前检查及注意事项:①明晨空腹抽血检查相关的项目如血常规、血型、凝血系列、肝功能、感染系列等,请您在夜间12点后不要吃任何东西及喝水,以免影响检查结果。并留取尿标本。②做心电图时请摘下手表,不要讲话。③遵守磁共振的注意事项及禁忌。④患肢外展,下垫一软垫使跟骨悬空。

7. 辨证施膳

(1)辨证:受伤部位气滞血瘀、瘀阻经络、不通则痛,此时治疗应以活血化瘀、行气止痛为主。中医学认为,瘀不去则骨不生、瘀去新骨生。故消肿散瘀为骨折愈合之首要原则。

(2)饮食宜忌

1)宜:应以清淡、易消化、软食为主,如蔬菜、蛋类、豆制品、水果、鱼汤、瘦肉等。多饮水。

2)忌:①忌食辛辣、肥甘厚腻之品,尤不可过早食用肥腻滋补之品,如骨头汤、肥鸡、炖甲鱼等,痰湿体质患者更应遵循。否则瘀血积滞,难以消散,会拖延病程,使骨痂生长迟缓,影响日后关节功能的恢复。②忌不消化食物,因骨折后有局部充血、水肿、疼痛。精神忧虑有加,损伤脾胃,食之无味,饱胀不适,便秘等。故不宜食用山芋、糯米、豆类等产气多的食物。③禁饮果子露 。

(3)食疗:①选用三七、当归各 10 g、肉鸽 1 只,共炖熟烂,汤肉并进,每日 1 次,连续 7 天。②赤小豆适量,煮水,加赤砂糖少许,温服,活血化瘀。

8. 戒除不良嗜好:①戒烟,因香烟能储湿生痰,易引起麻醉意外,同时香烟中的尼古丁可使血管收缩,血流缓慢,从而使骨折处的血液供应减少,影响骨折的愈合。②术前禁酒。

9. 危险因素的评估及宣教,包括压疮、跌倒、烫伤、冻伤、坠床等。请您理解床旁悬挂各种安全标识的目的和意义,并给予协助和支持。

10. 伴随疾病的宣教,糖尿病需低糖、冠心病需低脂、高血压需低盐饮食等。

11. 您目前的饮食是

□流食 □半流食 □普食 □糖尿病饮食 □低盐 □低脂 □低嘌呤

□特殊饮食

12. 您目前使用的主要药物及注意事项

药物				主要不良反应
种类	药名	用法	不良反应	
消炎药				①过敏反应 ②消化道反应:恶心呕吐 ③肾损害 ④肝损害 ⑤耳毒性 ⑥局部刺激 ⑦头晕、头痛 ⑧其他
消肿药				①肾损害 ②肝损害 ③局部刺激 ④其他
治疗骨质疏松药				①腹痛、腹胀、腹泻 ②恶心、呕吐 ③食管溃疡 ④头痛、骨骼肌疼痛 ⑤轻微面色潮红伴发热感 ⑥低血压、头晕 ⑦其他

（续表）

药物				主要不良反应
种类	药名	用法	不良反应	
扩血管活血类药				①皮疹 ②头晕 ③恶心 ④皮肤发热感 ⑤其他
止痛药				①恶心、呕吐 ②出汗、口干 ③头痛、头晕 ④便秘 ⑤呼吸抑制 ⑥其他
抗凝药				①出血 ②肝功能异常 ③偶见注射部位出血及瘀斑 ④其他
促进骨愈合药				①发热或皮疹 ②口干、轻微头晕 ③其他

二、术前健康宣教

（一）术前 1 日准备

1. 物品准备

（1）尿壶、尿垫、吸管、毛巾 3 ~4 块。

（2）如有特殊需要我们会告知您准备：荞麦皮枕头、大浴巾、围腰、颈围领、抗血栓梯度压力带（预防双下肢深静脉血栓）。

2. 胃肠道准备

（1）晚餐照常进行，但以清淡易消化软饭为宜。

（2）夜间 12 点以后不可饮水及吃饭，直至手术。

3. 皮肤准备　先清洗手术区域皮肤，再剃除皮肤上的毛发，以利于手术。

4. 药物过敏试验　根据患者的情况，有可能为患者做有关药物的过敏试验。询问患者是否有药物及食品等方面的过敏史。

5. 抽取血标本　以备术中用血。

6. 请您了解疼痛评分方法及控制方法　0 分指无痛；1 ~3 分指轻度疼痛：可忍受，能正常生活睡眠；3 ~5 分指中度疼痛：轻度干扰睡眠，需用镇痛药；5 ~7 分指重度疼痛：干扰睡眠，需用麻醉镇痛药；7 ~9 分指剧烈疼痛：干扰睡眠严重，伴有其他症状；9 ~10 分指无法忍受：严重干扰睡眠，伴有其他症状或被动体位。

7. 术前康复训练宣教，术后适用性锻炼

（1）有效咳嗽，深呼吸方法：用鼻子深吸气，屏气 2 秒，用嘴慢慢地吹气。目的是利于肺扩张，清理呼吸道分泌物，预防肺不张、肺部炎症。

（2）自我训练床上大小便 2 次。

（3）掌握翻身要领，防止皮肤血瘀气滞。

（二）手术当日晨准备

1. 术日晨洗漱完毕后请您更换患者服（请您将自己的所有衣服全部脱下，包括内衣、内裤、袜子，只穿患者服），排空大小便。

2. 如有活动义齿的患者，请取下，妥善保管，准备术后佩戴。

3. 如有佩戴饰品的患者（包括眼镜），请将所有饰品全部摘下，贵重饰品转交家属保管。

4. 女性患者请勿戴发卡、化妆、涂指甲油。

5. 手术室会有专人来病房接您。

6. 准备好所有检查片子，以及护士发的药品、敷料，带入手术室。

7. 术日晨有护士为您测血压、体温，遵医嘱可能为您行导尿术并留置导尿管。

三、术后健康宣教

（一）手术回病房 1 ~ 6 小时注意事项

1. 联合麻醉、硬膜外麻醉的患者禁食 6 小时，禁水时间医护人员会根据您的情况告知，没有恶心、呕吐症状 2 小时后可以少量多次饮水。

2. 术后会感觉口干，主要是因为禁食禁水时间较长、术中应用减少出血的药物。随着饮水及液体的补充，口干症状会缓解。

3. 术后可能会出现恶心不适，主要与麻醉、止痛、禁食等因素有关。不要紧张，我们会为您准备好棉垫放在枕边，想吐时，头偏向一侧呕吐即可。

4. 如果感觉心慌、胸闷、伤口疼痛剧烈，立即告诉身边任何人员通知医护人员。

5. 如果有导尿管留置，可定时放尿，及时夹闭导尿管，集尿袋不可高于膀胱。

6. 术后您的伤口处有可能留置引流管（条），请您不要紧张，这是为更好地引出骨折部位的瘀血，促进伤口、骨折愈合。

（二）术后 6 ~ 12 小时注意事项

1. 疼痛可能是您此时比较严重的问题，请不要担心，我们为您准备了镇痛针剂及口服药品，您只需要告诉医护人员您现在的疼痛程度，我们会采取相应的处理措施。如您使用镇痛泵，可按压开关释放镇痛药。

2. 活动是主要的任务，麻醉恢复后您应在医务人员的指导下尽量活动非固定部位。

3. 在医护人员帮助下每 2 小时变换卧姿 1 次。

4. 术后首次进食应该以温热软性食物为主，最好是粥类、面条等，减少对胃的刺激，且进食、饮水量不要过大，最好少量多次进行。

（三）术后 12 ~ 48 小时注意事项

1. 术后首次起床可能会出现头晕，可以先从摇床坐起开始，以 30° ~ 45°为宜。时间控制在 10 分钟内，不宜过长。

2. 鼓励患者多饮水，给高热量、易消化饮食。如有腹胀可饮用萝卜水，以通腑气。饮食原则遵循骨折早期膳食要求。

3. 注意保暖，鼓励患者深呼吸、咳嗽，防止肺部感染。

4. 做好情志护理，消除焦虑、恐惧心理，鼓励积极配合治疗。

5. 创面、钢针针孔如有无红、肿、热、痛、渗液、体温、血常规变化，请及时告知医生。

（四）术后 1 周内健康教育

1. 根据手术方式及内固定方法不同在医护人员的指导下进行功能锻炼。

2. 做足趾的屈伸活动。

3. 早期应注意活血化瘀、消肿止痛，对年老体衰、气血虚弱者，不宜用桃仁、红花之类，可用三七、丹参等活血止痛之品，使瘀祛而又不伤新血。

（五）术后 1 周后健康教育

1. 辨证施膳

（1）辨证：瘀肿大部分吸收，此时治疗原则以活血通络、续筋接骨为主。饮食由清淡转为补益为主，以满足骨痂生长的需要。

（2）饮食宜忌

1）宜：在初期的食谱上加以骨头汤、田七煲鸡、动物肝脏之类，以补给更多的维生素 A、维生素 D、钙及蛋白质。注意粗细搭配，少食多餐。

2）忌：①酸辣、燥热、油腻、煎炸食品。甜食要少吃，少喝咖啡、浓茶及碳酸饮料等。忌盲目补充钙质品。②忌食过多的白糖。大量摄取白糖后，会引起葡萄糖的急剧代谢，从而产生代谢的中间物质，如丙酮酸、乳酸等，使机体呈酸性中毒状态。这时，碱性的钙、镁、钠等离子，便会立即被调动参加中和作用，以防止血液呈酸性。如此钙的大量消耗，将不利于骨折患者的康复。同时，过多的白糖亦会使体内维生素 B_1 的含量减少，因为维生素 B_1 是糖在体内转化为能量时必需的物质。维生素 B_1 不足，可大大降低神经和肌肉的活动能力，亦可影响功能的恢复。所以，骨折患者忌摄食过多的白糖。③忌长时间服用三七片。骨折初期，局部发生内出血，积血淤滞，出现肿胀、疼痛，此时服用三七片能收缩局部血管、缩短凝血时间、增加凝血酶，非常恰当。但骨折整复 1 周以后，出血已停，被损组织开始修复，而修复必须有大量的血液供应，若继续服用三七片，局部血管处于收缩状态，血液运行不畅，对骨折愈合不利。④忌少饮水。

（3）食疗：①选用当归 10 g，骨碎补 15 g，续断 10 g，新鲜猪排或牛排骨 250 g，炖煮 1 小时以上，汤肉共进，连用 2 周。②生黄芪 30～60 g，浓煎取汁，加粳米 100 g，煮粥，早、晚服，适于气虚患者。

2. 后期宜补气血、壮筋骨，可内服八珍汤、健步虎潜丸等。局部瘀肿明显者，可外敷消肿止痛药膏，肿胀消退后，则外敷接骨续筋药膏。

3. 本周仍可进行不负重功能锻炼。

4. 中晚期并发症预防健康教育。

四、出院前健康宣教

1. 为安全起见,锻炼时一定要有他人陪伴。

2. 慎起居,预防感冒,观察手术部位是否有红、肿、热、痛等现象,如果出现及时就医。

3. 辨证施膳:

(1)辨证:受伤4周以后,骨折部瘀肿基本吸收,已经开始有骨痂生长,此时为骨折后期,治疗宜补,通过补益肝肾、气血可促进更牢固的骨痂生成,通过舒筋活络,使骨折部的邻近关节能自由灵活运动,恢复往日的功能。

(2)饮食宜忌

1)宜:膳食种类不限,食谱可再配以老母鸡汤、猪骨汤、羊骨汤、炖甲鱼等,能饮酒者可选用杜仲骨碎补酒、鸡血藤酒等。

2)忌:辛辣、肥甘厚腻之品。甜食要少吃,少喝咖啡、浓茶及碳酸饮料等。

4. 食疗:可用枸杞子,续断各10 g,骨碎补15 g,薏苡仁50 g,将骨碎补与续断先煎去渣,再加入另2味同煮粥进食。每日1次,7天为1个疗程,每个疗程后间隔3~5天,共用3~4个疗程。

5. 出院带的药物是________,________,________。请您按时足量服用。如有疑问请电话咨询。

6. 请您保留好"出院复诊提示卡",留下准确的1~2个电话号码或邮箱,以便我们进行随访。

7. 您下次复查的时间是:20________年________月________日,星期________。

8. 您的主治医师是________,坐诊时间是每周________上午,周________下午。请您预约就诊。

第十五节　骨折(肱骨干骨折)患者健康宣教流程及内容

一、入院日健康宣教

1. 您的主管医生__________、__________。护士长__________。责任护士________、________。

2. 病房环境及规章制度宣教,包括环境、物品摆放、陪护、探视、禁用电器、呼叫器使用、被服数量,以及床档、餐板的使用等。

3. 住院期间请您穿患者服。佩戴腕带,出院时才可以取下。

4. 在给药及治疗前,护士要核对您的身份:①问您姓名;②核对腕带。

5. 为了您的用药安全,请按时服用口服药。不要将口服药放在抽屉里,因口服药的外包装已去除,易受潮及变质。

6. 术前检查及注意事项:①明晨空腹抽血检查相关的项目如血常规、血型、凝血系列、肝功能、感染系列等,请您在夜间 12 点后不要吃任何东西及喝水,以免影响检查结果。并留取尿标本。②做心电图时请摘下手表,不要讲话。③遵守磁共振的注意事项及禁忌。

7. 辨证施膳

(1)辨证:受伤部位瘀血肿胀、经络不通、气血阻滞,此时治疗应以活血化瘀、行气消散为主。中医学认为,瘀不去则骨不能生、瘀去新骨生。故消肿散瘀为骨折愈合之首要原则。

(2)饮食宜忌

1)宜:应以清淡、易消化、软饭食品为主,如蔬菜、蛋类、豆制品、水果、鱼汤、瘦肉等。多饮水。

2)忌:①忌酸辣、燥热、油腻食品,尤不可过早食用肥腻滋补之品,如骨头汤、肥鸡、炖甲鱼等,痰湿体质患者更应遵循。②忌食不消化之品,如山芋、糯米、豆类等产气多的食物。③禁饮果子露。

(3)食疗:①选用三七当归肉鸽汤,汤肉并进,每日 1 次,连续 7 天。②赤小豆适量煮水加赤砂糖少许,温服,活血化瘀。

8. 戒除不良嗜好:①戒烟。②术前禁酒。

9. 危险因素的评估及宣教,包括压疮、跌倒、烫伤、冻伤、坠床等。请您理解床旁悬挂各种安全标识的目的和意义,并给予协助和支持。

10. 伴随疾病的宣教,如糖尿病、冠心病、高血压等。

11. 您目前的饮食是

□流食　□半流食　□普食　□糖尿病饮食　□低盐　□低脂　□低嘌呤
□特殊饮食

12. 您目前使用的主要药物及注意事项

药物				主要不良反应
种类	药名	用法	不良反应	
消炎药				①过敏反应　②消化道反应:恶心呕吐 ③肾损害　④肝损害　⑤耳毒性 ⑥局部刺激　⑦头晕、头痛　⑧其他

（续表）

药物				主要不良反应
种类	药名	用法	不良反应	
消肿药				①肾损害 ②肝损害 ③局部刺激 ④其他
治疗骨质疏松药				①腹痛、腹胀、腹泻 ②恶心、呕吐 ③食管溃疡 ④头痛、骨骼肌疼痛 ⑤轻微面色潮红伴发热感 ⑥低血压、头晕 ⑦其他
扩血管活血类药				①皮疹 ②头晕 ③恶心 ④皮肤发热感 ⑤其他
止痛药				①恶心、呕吐 ②出汗、口干 ③头痛、头晕 ④便秘 ⑤呼吸抑制 ⑥其他
抗凝药				①出血 ②肝功能异常 ③偶见注射部位出血及瘀斑 ④其他
促进骨愈合药				①发热或皮疹 ②口干、轻微头晕 ③其他

二、术前健康宣教

（一）术前1日准备

1. 物品准备

（1）尿壶、尿垫、吸管、毛巾3～4块、前臂吊带。

（2）如有特殊需要我们会告知您准备：荞麦皮枕头、大浴巾。

2. 胃肠道准备

（1）晚餐照常进行，但以清淡易消化软食为宜。

（2）夜间12点以后不可喝水及吃饭，直至手术。

3. 皮肤准备　先清洗手术区域皮肤，剃除皮肤上的毛发，以利于手术。

4. 药物过敏试验　根据您的情况，有可能为您做有关药物的过敏试验。请您告诉医护人员您是否有药物方面的过敏史。

5. 抽取血标本　以备术中使用。

6. 请您了解疼痛评分方法及控制方法　0分指无痛；1～3分指轻度疼痛：可忍受，能正常生活睡眠；3～5分指中度疼痛：轻度干扰睡眠，需用镇痛药；5～7分指重度疼痛：干扰睡眠,需用麻醉镇痛药;7～9 分指剧烈疼痛:干扰睡眠严重,伴有其他症状;9～10 分指无法忍受:严重干扰睡眠,伴有其他症状或被动体位。

7. 术前康复训练宣教,术后适用性锻炼

(1)有效咳嗽,深呼吸方法:用鼻子深吸气,屏气 2 秒,用嘴慢慢地吹气。目的是利于肺扩张,清理呼吸道分泌物,预防肺不张、肺部炎症。

(2)掌握翻身要领,防止皮肤血瘀气滞。

(二)手术当日晨准备

1. 术日晨洗漱完毕后请您更换患者服(请您将自己的所有衣服全部脱下,包括内衣、内裤、袜子,只穿患者服),排空大小便。

2. 如有活动义齿的患者,请取下,妥善保管。

3. 请将所有饰品(包括眼镜)全部摘下,贵重饰品转交家属保管。

4. 女性患者请勿戴发卡、化妆、涂指甲油。

5. 手术室会有专人来病房接。

6. 准备好所有检查片子,以及护士发的药品、敷料,带入手术室。

7. 术日晨有护士为您测血压、体温。

三、术后健康宣教

(一)手术回病房 1～6 小时注意事项

1. 臂丛麻醉的患者,术后暂不枕枕头,禁食禁水 4 小时;全麻的患者不能枕枕头,禁食禁水 6 小时。

2. 术后您会感觉口干,他人会为您湿润口唇。主要是因为禁食禁水时间较长、术中应用减少出血的药物。随着饮水及液体的补充,口干症状会缓解。

3. 术后可能会出现恶心不适,主要与麻醉、止痛、禁食等因素有关。不要紧张,我们会为您准备好棉垫放在枕边,想吐时,头偏向一侧呕吐即可。

4. 如果您感觉心慌、憋气、伤口疼痛剧烈,立即告诉身边任何人员通知医护人员。

5. 术后您的伤口处有可能留置引流管(条),请您不要紧张,这是为更好的引出骨折部位的瘀血,促进伤口、骨折愈合。

(二)术后 6～12 小时注意事项

1. 疼痛可能是您此时比较严重的问题,请不要担心,我们为您准备了镇痛针剂及口服药品,您只需要告诉医护人员您现在的疼痛程度,我们会采取相应的处理措施。如您使用镇痛泵可按压开关释放镇痛药。

2. 麻醉恢复后您应在医务人员的指导下尽量活动非固定部位,如握拳、伸指运动。

3. 在医护人员帮助下每 2 小时变换卧姿 1 次。

4. 术后首次进食应该以温热软性食物为好,如粥类、面条等。首次饮水量不要过大,最好少量多次进行。

（三）术后12～48小时注意事项

1. 此时有些患者会接到医生的通知可以坐起，帮助患者坐起时，应托起背部及健侧肩部，以免引起患侧疼痛。

2. 术后首次起床可能会出现头晕，可以先从摇床坐起开始，以30°～45°为宜。时间控制在10分钟内，不宜过长。

3. 保持功能位：使上臂下垂、肘关节屈曲90°、腕关节背伸30°、前臂中立位、手半握拳、拇指对掌位，三角巾悬吊。

4. 请您在今后的一段时间内做到患肢不上举、不负重。做患肢肱三头肌舒缩活动以及手指、腕关节的屈伸锻炼。如有石膏、夹板固定要注意观察患肢血运情况及夹板松紧度。

5. 鼓励患者多饮水，给高热量易消化饮食。如有腹胀可饮用萝卜水，以通腑气。饮食原则遵循骨折早期膳食要求。

6. 注意起居有常，鼓励患者深呼吸、咳嗽，防止肺部感染。

7. 情志调理，消除焦虑、恐惧心理，鼓励积极配合治疗。

（四）术后1周内健康教育

1. 根据手术方式及内固定方法不同在医护人员的指导下进行功能锻炼。可做手指、腕关节屈伸活动、握拳。不宜做前臂旋转。

2. 鼓励患者按时、足量、正确地进行功能锻炼，您可以做肱三头肌的等长收缩运动（患肢不改变位置，只做肌肉的收缩和舒张活动），预防血栓形成。一旦上肢肿胀明显、表浅静脉充盈、牵涉痛，要及时告知医护人员，可用冰硝散外敷及溶栓药。此时禁止按摩、热敷。

（五）术后1周后健康教育

1. 辨证施膳

（1）辨证：瘀肿大部分吸收，此时治疗原则以活血通络、接骨续筋为主。饮食由清淡转为补充高营养，以满足骨痂生长的需要。

（2）饮食宜忌

1）宜：在初期的食谱上加以骨头汤、田七煲鸡、动物肝脏之类，以补充更多的维生素A、维生素D、钙及蛋白质。注意粗细搭配，少食多餐。

2）忌：①酸辣、燥热、油腻、煎炸食品。甜食要少吃，少喝咖啡、浓茶及碳酸饮料等。忌盲目补充钙质品。②忌食过多的白糖。③忌长时间服用三七片。④忌少饮水。

（3）食疗：①选用当归排骨汤，汤肉共进，连用2周。②生黄芪粳米煮粥，早、晚服，适于气虚患者。

2. 本周仍进行不负重功能锻炼。

四、出院前健康宣教

1. 遵医嘱按时解除外固定,开始进行肩、肘关节屈伸、旋转活动。

2. 慎起居,预防感冒,观察手术部位是否有红、肿、热、痛等现象,如出现异常及时就医。

3. 辨证施膳

(1)辨证:受伤4周以后,骨折部瘀肿基本吸收,已经开始有骨痂生长,此时为骨折后期,治疗宜补,通过补益肝肾、气血可促进更牢固的骨痂生成,通过舒筋活络,使骨折部的邻近关节能自由灵活运动,恢复往日的功能。

(2)饮食宜忌

1)宜:膳食种类不限,食谱可再配以老母鸡汤、猪骨汤、羊骨汤、炖甲鱼等,能饮酒者可选用杜仲骨碎补酒、鸡血藤酒等。

2)忌:酸辣、燥热、油腻、煎炸食品。甜食要少吃,少喝咖啡、浓茶及碳酸饮料等。

(3)食疗:可用枸杞子、续断各10 g,骨碎补15 g,薏苡仁50 g,将骨碎补与续断先煎去渣,再加入另2味同煮粥进食。每日1次,7天为1个疗程,每个疗程后间隔3～5天,共用3～4个疗程。

4. 出院带的药物是________,请您按时、足量服用。如有疑问请电话咨询。

5. 请您保留好"出院复诊提示卡",留下准确的1～2个电话号码或邮箱,以便我们进行随访。

6. 您下次复查的时间是:201________年________月________日,星期________。

7. 您的主治医师是________,门诊时间是每周________上午,周________下午,请您预约就诊。

第十六节　骨折(胫腓骨骨折)患者健康宣教流程及内容

一、入院日健康宣教

1. 您的主管医生__________、__________。护士长__________。责任护士________、________。

2. 病房环境及规章制度宣教,包括环境、物品摆放、陪护、探视、禁用电器、呼叫器使用、被服数量,以及床档、餐板的使用等。

3. 住院期间请您穿患者服。佩戴腕带,出院时才可以取下。

4. 在给药及治疗前,护士要核对您的身份:①问您姓名;②核对腕带。

5. 为了您的用药安全,请按时服用口服药。不要将口服药放在抽屉里,因口服药的外包装已去除,易受潮及变质。

6. 术前检查及注意事项:①明晨空腹抽血检查相关的项目如血常规、血型、凝血系列、肝功能、感染系列等,请您在夜间12点后不要吃任何东西及喝水,以免影响检查结果。并留取尿标本。②做心电图时请摘下手表,不要讲话。③遵守磁共振的注意事项及禁忌。

7. 辨证施膳

(1)辨证:受伤部位瘀血肿胀、经络不通、气血阻滞,此时治疗应以活血化瘀、行气消散为主。中医学认为,瘀不去则骨不能生、瘀去新骨生。故消肿散瘀为骨折愈合之首要原则。

(2)饮食宜忌

1)宜:应以清淡、易消化、软饭食品为主,如蔬菜、蛋类、豆制品、水果、鱼汤、瘦肉等。多饮水。

2)忌:①忌酸辣、燥热、油腻食品,尤不可过早食用肥腻滋补之品,如骨头汤、肥鸡、炖甲鱼等,痰湿体质患者更应遵循。②忌食不消化之品,如山芋、糯米、豆类等产气多的食物。③忌饮果子露。

(3)食疗:①选用三七当归肉鸽汤肉并进,每日1次,连续7天。②赤小豆适量煮水加赤砂糖少许,温服,活血化瘀。

8. 戒除不良嗜好:①戒烟。②术前禁酒。

9. 危险因素的评估及宣教,包括压疮、跌倒、烫伤、冻伤、坠床等。请您理解床旁悬挂各种安全标识的目的和意义,并给予协助和支持。

10. 伴随疾病的宣教,如糖尿病、冠心病、高血压等。

11. 您目前的饮食是

□流食 □半流食 □普食 □糖尿病饮食 □低盐 □低脂 □低嘌呤
□特殊饮食

12. 您目前使用的主要药物及注意事项

<table>
<tr><th colspan="4">药物</th><th>主要不良反应</th></tr>
<tr><td>种类</td><td>药名</td><td>用法</td><td>不良反应</td><td></td></tr>
<tr><td rowspan="3">消炎药</td><td></td><td></td><td></td><td rowspan="3">①过敏反应 ②消化道反应:恶心呕吐
③肾损害 ④肝损害 ⑤耳毒性
⑥局部刺激 ⑦头晕、头痛 ⑧其他</td></tr>
<tr><td></td><td></td><td></td></tr>
<tr><td></td><td></td><td></td></tr>
<tr><td rowspan="2">消肿药</td><td></td><td></td><td></td><td rowspan="2">①肾损害 ②肝损害 ③局部刺激
④其他</td></tr>
<tr><td></td><td></td><td></td></tr>
</table>

（续表）

药物				主要不良反应
种类	药名	用法	不良反应	
治疗骨质疏松药				①腹痛、腹胀、腹泻　②恶心、呕吐 ③食管溃疡　④头痛、骨骼肌疼痛 ⑤轻微面色潮红伴发热感　⑥低血压、头晕 ⑦其他
扩血管活血类药				①皮疹　②头晕　③恶心 ④皮肤发热感　⑤其他
止痛药				①恶心、呕吐　②出汗、口干　③头痛、头晕 ④便秘　⑤呼吸抑制　⑥其他
抗凝药				①出血　②肝功能异常 ③偶见注射部位出血及瘀斑　④其他
促进骨愈合药				①发热或皮疹　②口干、轻微头晕　③其他

二、术前健康宣教

（一）术前 1 日准备

1. 物品准备

（1）大便器、尿壶、尿垫、吸管、毛巾 3 ~ 4 块。

（2）如有特殊需要我们会告知您准备：荞麦皮枕头、大浴巾。

2. 胃肠道准备

（1）晚餐照常进行，但以清淡易消化软食为宜。

（2）夜间 12 点以后不可喝水及吃饭，直至手术。

3. 皮肤准备　先清洗手术区域皮肤，再剃除皮肤上的毛发，以利于手术。

4. 药物过敏试验　根据您的情况，有可能为您做有关药物的过敏试验。请您告诉医护人员您是否有药物方面的过敏史。

5. 抽取血标本　以备术中用血。

6. 请您了解疼痛评分方法及控制方法　0 分指无痛；1 ~ 3 分指轻度疼痛：可忍受，能正常生活睡眠；3 ~ 5 分指中度疼痛：轻度干扰睡眠，需用镇痛药；5 ~ 7 分指重度疼痛：干扰睡眠,需用麻醉镇痛药;7～9 分指剧烈疼痛:干扰睡眠严重,伴有其他症状;9～10 分指无法忍受:严重干扰睡眠,伴有其他症状或被动体位。

7. 术前康复训练宣教,术后适用性锻炼。

(1)有效咳嗽。方法:用鼻子深吸气,屏气 2 秒,用嘴慢慢地吹气。目的是利于肺扩张,清理呼吸道分泌物,预防肺不张,肺部炎症。

(2)自我训练床上大小便 2 次。

(3)掌握翻身要领,防止皮肤气滞血瘀。

(4)预防并发症,及早做踝泵运动,预防下肢深静脉血栓形成。

(二)手术当日晨准备

1. 术日晨洗漱完毕后请您更换患者服(请您将自己的所有衣服全部脱下,包括内衣、内裤、袜子,只穿患者服),排空大小便。

2. 如有活动义齿的患者,请取下,妥善保管,准备术后佩戴。

3. 请将所有饰品(包括眼镜)全部摘下,贵重饰品转交家属保管。

4. 女性患者请勿戴发卡、化妆、涂指甲油。

5. 手术室会有专人来病房接您。

6. 准备好所有检查片子,以及护士发的药品、敷料,带入手术室。

7. 术日晨有护士为您测血压、体温及其他,遵医嘱可能为您行导尿术并留置导尿管。

三、术后健康宣教

(一)手术回病房 1～6 小时注意事项

1. 全麻的患者去枕平卧禁食禁水 6 小时。

2. 联合麻醉、硬膜外麻醉的患者禁食 6 小时,禁水时间由医护人员会根据您的情况告知,没有恶心、呕吐症状 2 小时后可以少量多次饮水。

3. 术后您会感觉口干,他人会为您湿润口唇。主要是因为禁食禁水时间较长、术中应用减少出血的药物。随着饮水及液体的补充,口干症状会缓解。

4. 术后可能会出现恶心不适,主要与麻醉、止痛、禁食等因素有关。不要紧张,我们会为您准备好棉垫放在枕边,想吐时,头偏向一侧呕吐即可。

5. 如果您感觉心慌、憋气、伤口疼痛剧烈,立即告诉身边任何人员通知医护人员。

6. 如果有导尿管留置,可定时放尿,及时夹闭导尿管,集尿袋不可高于膀胱。

7. 术后伤口处有可能留置引流管(条),嘱患者不必紧张,这是为了更好地引出骨折部位的瘀血,促进伤口、骨折愈合。

8. 术后患肢要处于抬高位,以利于静脉及淋巴的回流。

(二)术后 6～12 小时注意事项

1. 疼痛可能是此时比较严重的问题,嘱患者不要担心,我们为您准备了镇痛针剂及口服药品，您只需要告诉医护人员您现在的疼痛程度，我们会采取相应的处理措施。如您使用镇痛泵，可按压开关释放镇痛药。

2. 麻醉恢复后您应在医务人员的指导下尽量活动非固定部位。

3. 在医护人员帮助下每2小时变换卧姿1次。

4. 术后第一次进食应该以温热软性食物为好，如粥类、面条等，减少对胃的刺激。第一次饮水量不要过大，最好少量多次进行。

（三）术后12～48小时注意事项

1. 术后第一次坐起可能会出现头晕，可以先从摇床坐起开始，以30°～45°为宜。时间控制在10分钟内，不宜过长。

2. 鼓励患者多饮水，给高热量、易消化饮食。如有腹胀可饮用萝卜水，以通腑气。饮食原则遵循骨折早期膳食要求。

3. 注意保暖，鼓励患者深呼吸、咳嗽，防止肺部感染。

4. 指导、鼓励患者做患肢的股四头肌舒缩活动及足趾的屈伸锻炼。

5. 做好情志护理，消除焦虑、恐惧心理，鼓励患者积极配合治疗。

6. 如果有导尿管留置，可考虑终止使用。

7. 石膏、夹板固定期间注意观察患肢血运情况及夹板松紧度。

（四）术后1周内健康教育

1. 根据手术方式及内固定方法不同在医护人员的指导下进行功能锻炼。①股四头肌的等长收缩运动。②足趾运动。③主动抬臀运动。④被动髌骨推移运动。

2. 近期并发症预防的健康教育

（1）鼓励患者按时、足量、正确地做踝泵运动，以预防下肢深静脉血栓形成；一旦下肢肿胀明显、表浅静脉充盈、牵涉痛，要及时告知医护人员，可用冰硝散外敷及溶栓药。此时禁止按摩、热敷。

（2）督促患者做呼吸操，他人拍背，指压肺俞穴，推督脉，预防肺部感染等。

3. 辨证施膳原则同上。

4. 药疗：早期应注意活血化瘀、消肿止痛，对年老体衰、气血虚弱者，不宜用桃仁、红花之类，可月三七、丹参等活血止痛之品，使瘀祛而又不伤新血。

（五）术后1周后健康教育

1. 辨证施膳

（1）辨证：瘀肿大部分吸收，此时治疗原则以活血通络、接骨续筋为主。饮食由清淡转为补充高营养，以满足骨痂生长的需要。

（2）饮食宜忌

1）宜：在初期的食谱上加以骨头汤、田七煲鸡、动物肝脏之类，以补充更多的维生素A、维生素D、钙及蛋白质。注意粗细搭配，少食多餐。

2)忌:①酸辣、燥热、油腻、煎炸食品。甜食要少吃,少喝咖啡、浓茶及碳酸饮料等。忌盲目补充钙质品。②忌食过多的白糖。③忌长时间服用三七片。④忌少饮水。

(3)食疗:①选用当归排骨汤,汤肉共进,连用2周。②生黄芪粳米煮粥,早、晚服,适于气虚患者。

2. 后期宜补气血、壮筋骨,局部瘀肿明显者,可外敷消肿止痛药膏。肿胀消退后,则外敷接骨续筋药膏。

3. 本周仍可进行不负重功能锻炼。

4. 中晚期并发症预防健康教育。

四、出院前健康宣教

1. 遵医嘱按时解除外固定,掌握正确转移体位的方法,如从卧位到坐位、由坐位到站位、由站位到行走、由不完全负重至完全负重锻炼。安全起见,锻炼时一定要有他人陪伴您。

2. 改善家庭生活用具,如坐便器的高矮,座椅的高矮及稳定性,拐杖的正确使用,鞋子的大小、跟脚程度,地面的防滑等。

3. 慎起居,防感冒,观察手术部位是否有红、肿、热、痛等现象,如有异常及时就医。

4. 辨证施膳

(1)辨证:受伤4周以后,骨折部瘀肿基本吸收,已经开始有骨痂生长,此时为骨折后期,治疗宜补,通过补益肝肾、气血可促进更牢固的骨痂生成,通过舒筋活络,使骨折部的邻近关节能自由灵活运动,恢复往日的功能。

(2)饮食宜忌

1)宜:膳食种类不限,食谱可再配以老母鸡汤、猪骨汤、羊骨汤、炖甲鱼等,能饮酒者可选用杜仲骨碎补酒、鸡血藤酒等。

2)忌:酸辣、燥热、油腻、煎炸食品。甜食要少吃,少喝咖啡、浓茶及碳酸饮料等。

(3)食疗:可用枸杞子、续断各10 g,骨碎补15 g,薏苡仁50 g,将骨碎补与续断先煎去渣,再加入另2味同煮粥进食。每日1次,7天为1个疗程,每个疗程后间隔3~5天,共用3~4个疗程。

5. 出院带的药物是________,请您按时、足量服用。如有疑问请电话咨询。

6. 请您保留好“出院复诊提示卡”,留下准确的1~2个电话号码或邮箱,以便我们进行随访。

7. 您下次复查的时间是:201________年________月________日,星期________。

8. 您的主治医师是________,门诊时间是每周________上午,周________下午。请您预约就诊。

第十七节 骨折(股骨粗隆间骨折)患者健康宣教流程及内容

一、入院日健康宣教

1. 您的主管医生__________、__________。护士长__________。责任护士_________、_________。

2. 病房环境及规章制度宣教,包括环境、物品摆放、陪护、探视、禁用电器、呼叫器使用、被服数量,以及床档、餐板的使用等。

3. 住院期间请您穿患者服。佩戴腕带,出院时才可以取下。

4. 在给药及治疗前,护士要核对您的身份:①问您姓名;②核对腕带。

5. 为了您的用药安全,请按时服用口服药。不要将口服药放在抽屉里,因口服药的外包装已去除,易受潮及变质。

6. 术前检查及注意事项:①明晨空腹抽血检查相关的项目如血常规、血型、凝血系列、肝功能、感染系列等,请您在夜间 12 点后不要吃任何东西及喝水,以免影响检查结果。并留取尿标本。②做心电图时请摘下手表,不要讲话。③做磁共振时请遵守磁共振的注意事项及禁忌。

7. 辨证施膳

(1)辨证:受伤部位瘀血肿胀、经络不通、气血阻滞,此时治疗应以活血化瘀、行气消散为主。中医学认为,瘀不去则骨不能生、瘀去新骨生。故消肿散瘀为骨折愈合之首要原则。

(2)饮食宜忌

1)宜:应以清淡、易消化、软饭食品为主,如蔬菜、蛋类、豆制品、水果、鱼汤、瘦肉等。多饮水。

2)忌:①忌酸辣、燥热、油腻食品,尤不可过早食用肥腻滋补之品,如骨头汤、肥鸡、炖甲鱼等,痰湿体质患者更应遵循。②忌食不消化之品,如山芋、糯米、豆类等产气多的食物。③禁饮果子露。

(3)食疗:①选用三七当归肉鸽汤,汤肉并进,每日 1 次,连续 7 天。②赤小豆适量煮水加赤砂糖少许,温服,活血化瘀。

8. 戒除不良嗜好:①戒烟。②术前禁酒。

9. 危险因素的评估及宣教,包括压疮、跌倒、烫伤、冻伤、坠床等。请您理解床旁悬挂各种安全标识的目的和意义,并给予协助和支持。

10. 伴随疾病的宣教,如糖尿病、冠心病、高血压等。

11. 您目前的饮食是

□流食 □半流食 □普食 □糖尿病饮食 □低盐 □低脂 □低嘌呤 □特殊饮食

12. 您目前使用的主要药物及注意事项

药物				主要不良反应
种类	药名	用法	不良反应	
消炎药				①过敏反应 ②消化道反应:恶心呕吐 ③肾损害 ④肝损害 ⑤耳毒性 ⑥局部刺激 ⑦头晕、头痛 ⑧其他
消肿药				①肾损害 ②肝损害 ③局部刺激 ④其他
治疗骨质疏松药				①腹痛、腹胀、腹泻 ②恶心、呕吐 ③食管溃疡 ④头痛、骨骼肌疼痛 ⑤轻微面色潮红伴发热感 ⑥低血压、头晕 ⑦其他
扩血管活血类药				①皮疹 ②头晕 ③恶心 ④皮肤发热感 ⑤其他
止痛药				①恶心、呕吐 ②出汗、口干 ③头痛、头晕 ④便秘 ⑤呼吸抑制 ⑥其他
抗凝药				①出血 ②肝功能异常 ③偶见注射部位出血及瘀斑 ④其他
促进骨愈合药				①发热或皮疹 ②口干、轻微头晕 ③其他

二、术前健康宣教

(一)术前1日准备

1. 物品准备

(1)大便器、尿壶、尿垫、吸管、毛巾3~4块。

(2)如有特殊需要我们会告知您准备:荞麦皮枕头、大浴巾。

2. 胃肠道准备

(1)晚餐照常进行,但以清淡易消化软食为宜。

(2)夜间12点以后不可喝水及吃饭,直至手术。

3. 皮肤准备 先清洗手术区域皮肤,再剃除皮肤上的毛发,以利于手术。

4. 药物过敏试验 根据您的情况,有可能为您做有关药物的过敏试验。请您告诉医护人员您是否有药物方面的过敏史。

5. 抽取血标本 以备术中用血。

6. 请您了解疼痛评分方法及控制方法 0分指无痛;1~3分指轻度疼痛:可忍受,能正常生活睡眠;3~5分指中度疼痛:轻度干扰睡眠,需用镇痛药;5~7分指重度疼痛:干扰睡眠,需用麻醉镇痛药;7~9分指剧烈疼痛:干扰睡眠严重,伴有其他症状;9~10分指无法忍受:严重干扰睡眠,伴有其他症状或被动体位。

7. 术前康复训练宣教,术后适用性锻炼

(1)有效咳嗽。方法:用鼻子深吸气,屏气2秒,用嘴慢慢地吹气。目的是利于肺扩张,清理呼吸道分泌物,预防肺不张、肺部炎症。

(2)自我训练床上大小便2次。

(3)掌握翻身要领,防止皮肤气滞血瘀。

(4)预防并发症,及早做踝泵运动,预防下肢深静脉血栓形成。

(二)手术当日晨准备

1. 术日晨洗漱完毕后请您更换患者服(请您将自己的所有衣服全部脱下,包括内衣、内裤、袜子,只穿患者服)。排空大小便。

2. 如有活动义齿的患者,请取下,妥善保管,准备术后佩戴。

3. 请将所有饰品(包括眼镜)全部摘下,贵重饰品转交家属保管。

4. 女性患者请勿戴发卡、不要化妆、不涂指甲油。

5. 手术室会有专人来病房接。

6. 准备好所有检查片子,以及护士发的药品、敷料,带入手术室。

7. 术日晨有护士为您测血压、体温及其他。

8. 遵医嘱可能为您行导尿术并留置导尿管。

三、术后健康宣教

(一)手术回病房1~6小时注意事项

1. 全麻的患者去枕平卧、禁食禁水6小时。

2. 联合麻醉、硬膜外麻醉的患者禁食6小时,禁水时间医护人员会根据您的情况告知,没有恶心、呕吐症状2小时后可以少量多次饮水。

3. 术后您会感觉口干,他人会为您湿润口唇。主要是因为禁食禁水时间较长引起,术中会应用减少出血的药物才会出现口干症状。随着饮水及液体的补充口干症状会缓解。

4. 术后可能会出现恶心不适，主要与麻醉、止痛、禁食等因素有关。不要紧张，我们为您准备好棉垫在枕边，想吐时，头偏向一侧呕吐即可。

5. 如果您感觉心慌、憋气、伤口疼痛剧烈，立即告诉身边任何人员通知医护人员。

6. 目前您的卧位是仰卧位，患侧下肢外展（15°～30°）、中立（脚尖向上）位，必要时在两大腿中间置一垫枕，防止您在不自觉的情况下患肢内收。

7. 如果有导尿管留置，可定时放尿，及时夹闭导尿管，集尿袋不可高于膀胱。

8. 术后您的伤口处有可能留置引流管（条）请您不要紧张，这是为更好地引出骨折部位的瘀血，促进伤口、骨折愈合。

（二）术后6～12小时注意事项

1. 疼痛可能是您此时比较严重的问题，不要担心我们为您准备了镇痛针剂及口服药品，您只需要告诉医护人员您现在的疼痛程度，我们会采取相应的处理措施。如您使用镇痛泵可按压开关释放镇痛药。

2. 活动是主要的任务，麻醉恢复后您应在医务人员的指导下尽量活动非固定部位。如踝泵运动。下肢略为抬高以促进血液及淋巴液的回流。同时避免小腿长时间受压。

3. 在医护人员帮助下每2小时变换卧姿1次。以向健侧位为宜，两大腿之间要夹较大的垫枕，以保持患肢外展位。利于骨折部位的稳定性。

4. 术后第一次进食，应该以温热软性食物为主，最好是粥类，面条等，减少对胃的刺激。第一次进食饮水量不要过大，最好少量多次进行。

（三）术后12～48小时注意事项

1. 此时有些患者会接到医生的通知可以坐起。帮助患者坐起时，应托起其背部及健侧肩部，以免引起患侧疼痛。

2. 术后第一次起床可能会出现头晕，可以先从摇床坐起开始，以30°～45°为宜，时间应控制在10分钟内，不宜过长。

3. 鼓励患者多饮水，给高热量、易消化饮食。如有腹胀可饮用萝卜水，以通腑气。饮食原则遵循骨折早期膳食要求。

4. 请您在今后的一段时间内做到患肢不上举、不负重。可做患肢股四头肌舒缩活动，踝、趾关节运动。

5. 注意保暖，鼓励患者深呼吸、咳嗽，防止肺感染。

6. 做好情志护理，消除焦虑、恐惧心理，鼓励积极配合治疗。

7. 如果有导尿管留置，可考虑终止使用。

（四）术后1周内健康教育

1. 根据手术方式及内固定方法不同在医护人员的指导下进行功能锻炼。①股四头肌的等长收缩运动。②踝泵运动。③主动抬臀运动。④被动髌骨推移运动。⑤仰卧位轻度屈膝屈髋活动,避免强硬牵拉。

2. 近期并发症预防的健康教育

(1)鼓励患者按时、足量、正确地做踝泵运动,股四头肌的等长收缩运动(患肢不改变位置,只做肌肉的收缩和舒张活动),以预防下肢深静脉血栓形成。一旦下肢肿胀明显、浅静脉充盈、牵涉痛,要及时告知医护人员,可用冰硝散外敷及溶栓药。此时禁止按摩、热敷。

(2)督促患者做呼吸操,他人拍背,指压肺俞穴,推督脉,预防肺部感染等。

3. 辨证施膳原则同上。

4. 药疗:早期应注意活血化瘀、消肿止痛,对年老体衰、气血虚弱者,不宜用桃仁、红花之类,可用三七、丹参等活血止痛之品,使瘀祛而又不伤新血。

(五)术后1周后健康教育

1. 辨证施膳

(1)辨证:瘀肿大部分吸收,此时治疗原则以活血通络、接骨续筋为主。饮食由清淡转为补充高营养,以满足骨痂生长的需要。

(2)饮食宜忌

1)宜:在初期的食谱上加以骨头汤、田七煲鸡、动物肝脏之类,以补充更多的维生素A、维生素D、钙及蛋白质。注意粗细搭配,少食多餐。

2)忌:①酸辣、燥热、油腻、煎炸食品。甜食要少吃,少喝咖啡、浓茶及碳酸饮料等。忌盲目补充钙质品。②忌食过多的白糖。③忌长时间服用三七片。④忌少饮水。

(3)食疗:①选用当归排骨汤,汤肉共进,连用2周。②生黄芪粳米粥,早、晚服,适用于气虚患者。

2. 药疗:后期宜补气血、壮筋骨。局部瘀肿明显者,可外敷消肿止痛药膏。

3. 本周仍可进行不负重功能锻炼。

四、出院前健康宣教

1. 掌握正确转移体位的方法,如从卧位到坐位、由坐位到站位、由站位到行走、由不完全负重至完全负重锻炼。安全起见,锻炼时一定要有他人陪伴。

2. 遵医嘱何时做负重锻炼,进行髋、膝、踝关节屈伸、旋转等活动。

3. 改善家庭生活用具,如坐便器的高矮、座椅的高矮及稳定性,拐杖的正确使用,鞋子的大小、跟脚程度,地面的防滑等。

4. 慎起居,防感冒,观察手术部位是否有红、肿、热、痛等现象,如果出现及时就医。

5. 辨证施膳

(1)辨证:受伤4周以后,骨折部瘀肿基本吸收,已经开始有骨痂生长,此时为骨折后期，治疗宜补，通过补益肝肾、气血可促进更牢固的骨痂生成，通过舒筋活络，使骨折部的邻近关节能自由灵活运动，恢复往日的功能。

(2)饮食宜忌

1)宜：膳食种类不限，食谱可再配以老母鸡汤、猪骨汤、羊骨汤、炖甲鱼等，能饮酒者可选用杜仲骨碎补酒、鸡血藤酒等。

2)忌：酸辣、燥热、油腻、煎炸食品。甜食要少吃，少喝咖啡、浓茶及碳酸饮料等。

(3)食疗：可用枸杞子、续断各 10 g，骨碎补 15 g，薏苡仁 50 g，将骨碎补与续断先煎去渣，再加入另 2 味同煮粥进食。每日 1 次，7 天为 1 个疗程，每个疗程后间隔 3 ~5 天，共用 3 ~4 个疗程。

6. 出院带的药物是________。请您按时、足量服用。如有疑问请电话咨询。

7. 请您保留好“出院复诊提示卡”，留下准确的 1 ~2 话号码或邮箱，以便我们进行随访。

8. 您下次复查的时间是：20 ________年________月________日，星期________。

9. 您的主治医师是________，坐诊时间是每周________上午，周________下午，请您预约就诊。

第十八节　骨折（单纯性胸腰椎压缩骨折）患者健康宣教流程及内容

一、入院日健康宣教

1. 您的主管医生__________、__________。护士长________。责任护士________、________。

2. 病房环境及规章制度宣教，包括环境、物品摆放、陪护、探视、禁用电器、呼叫器使用、被服数量，以及床档、餐板的使用等。

3. 住院期间请您穿患者服。佩戴腕带，出院时才可以取下。

4. 在给药及治疗前，护士要核对您的身份：①问您姓名；②核对腕带。

5. 为了您的用药安全，请按时服用口服药。不要将口服药放在抽屉里，因口服药的外包装已去除，易受潮及变质。

6. 术前检查及注意事项：①明晨空腹抽血检查相关的项目如血常规、血型、凝血系列、肝功能、感染系列等，请您在夜间 12 点后不要吃任何东西及喝水，以免影响检查结果。并留取尿标本。②做心电图时请摘下手表，不要讲话。③遵守磁共振的注意事项及禁忌。

7. 辨证施膳

(1)辨证:腰部经络不通、气血阻滞,此时治疗应以活血化瘀、行气消滞为主。中医认为,瘀不去则骨不能生、瘀去新骨生。故行气散瘀为骨折愈合之首要原则。

(2)饮食宜忌

1)宜:应以清淡、易消化、软饭食品为主,如蔬菜、蛋类、豆制品、水果、鱼汤、瘦肉等。多饮水。

2)忌:①忌酸辣、燥热、油腻食品,尤不可过早食用肥腻滋补之品,如骨头汤、肥鸡、炖甲鱼等,痰湿体质患者更应遵循。②忌食不消化食物,因骨折后有局部充血、水肿、疼痛。精神忧虑会导致脾胃受损,而至食之无味,饱胀不适,便秘等。故不宜食用山芋、糯米、豆类等产气多的食物。③禁饮果子露。

(3)食疗:①选用三七、当归各 10 g,肉鸽 1 只,共炖熟烂,汤肉并进,每日 1 次,连续 7 天。②赤小豆适量煮水加赤砂糖少许,温服,活血化瘀。

8. 戒除不良嗜好:①戒烟。②术前禁酒。

9. 危险因素的评估及宣教:包括压疮、跌倒、烫伤、冻伤、坠床等。请您理解床旁悬挂各种安全标识的目的和意义,并给予协助和支持。

10. 伴随疾病的宣教:糖尿病需低糖、冠心病需低脂、高血压需低盐饮食等。

11. 您目前的饮食是

□流食 □半流食 □普食 □糖尿病饮食 □低盐 □低脂 □低嘌呤

□特殊饮食

12. 您目前使用的主要药物及注意事项

药物				主要不良反应
种类	药名	用法	不良反应	
消炎药				①过敏反应 ②消化道反应:恶心呕吐 ③肾损害 ④肝损害 ⑤耳毒性 ⑥局部刺激 ⑦头晕、头痛 ⑧其他
消肿药				①肾损害 ②肝损害 ③局部刺激 ④其他
治疗骨质疏松药				①腹痛、腹胀、腹泻 ②恶心、呕吐 ③食管溃疡 ④头痛、骨骼肌疼痛 ⑤轻微面色潮红伴发热感 ⑥低血压、头晕 ⑦其他

（续表）

药物				主要不良反应
种类	药名	用法	不良反应	
扩血管活血类药				①皮疹 ②头晕 ③恶心 ④皮肤发热感 ⑤其他
止痛药				①恶心、呕吐 ②出汗、口干 ③头痛、头晕 ④便秘 ⑤呼吸抑制 ⑥其他
抗凝药				①出血 ②肝功能异常 ③偶见注射部位出血及瘀斑 ④其他
促进骨愈合药				①发热或皮疹 ②口干、轻微头晕 ③其他

二、术前健康宣教

（一）术前1日准备

1. 物品准备

（1）尿壶、尿垫、吸管、毛巾3～4块。

（2）如有特殊需要我们会告知您准备：荞麦皮枕头、大浴巾、围腰、颈围领、抗血栓梯度压力带（预防双下肢深静脉血栓）。

2. 胃肠道准备

（1）晚餐照常进行，但以清淡易消化软饭为宜。

（2）夜间12点以后不可饮水及吃饭，直至手术。

3. 皮肤准备　先清洗手术区域皮肤，护士为您剃除皮肤上的毛发，以利于手术。

4. 药物过敏试验　根据您的情况，有可能为您做有关药物的过敏试验。请您告诉医护人员您是否有药物及食品等方面的过敏史。

5. 抽取血标本　以备术中用血。

6. 请您了解疼痛评分方法及控制方法　0分指无痛；1～3分指轻度疼痛：可忍受，能正常生活睡眠；3～5分指中度疼痛：轻度干扰睡眠，需用镇痛药；5～7分指重度疼痛：干扰睡眠，需用麻醉镇痛药；7～9分指剧烈疼痛：干扰睡眠严重，伴有其他症状；9～10分指无法忍受：严重干扰睡眠，伴有其他症状或被动体位。

7. 术前康复训练宣教，术后适用性锻炼

(1)有效咳嗽，深呼吸方法：用鼻子深吸气，屏气2秒，用嘴慢慢地吹气。目的是有利于肺扩张，清理呼吸道分泌物，预防肺不张，防止肺部感染。

(2)自我训练床上大小便2次。

(3)掌握翻身要领，防止皮肤血瘀气滞。

(4)预防并发症，及早做踝泵运动，预防下肢深静脉血栓(DVT)形成。

(二)手术当日晨准备

1. 术日晨洗漱完毕后请您更换患者服(请您将自己的所有衣服全部脱下，包括内衣、内裤、袜子，只穿患者服)。排空大小便。

2. 如有活动义齿的患者，请取下，妥善保管，准备术后佩戴。

3. 请将所有饰品(包括眼镜)全部摘下，贵重饰品转交家属保管。

4. 女性患者请勿戴发卡、化妆、涂指甲油。

5. 手术室会有专人来病房接。

6. 准备好所有检查片子，以及护士发的药品、敷料，带入手术室。

7. 术日晨有护士为您测血压、体温，遵医嘱可能为您行导尿术并留置导尿管。

三、术后健康宣教

(一)手术回病房1~6小时注意事项

1. 全麻的患者不能枕枕头，禁食禁水6小时。

2. 联合麻醉、硬膜外麻醉的患者禁食6小时，禁水时间医护人员会根据您的情况告知，没有恶心、呕吐症状2小时后可以少量多次饮水。

3. 术后您会感觉口干，他人会为您湿润口唇。主要是因为禁食禁水时间较长，术中应用减少出血的药物。随着饮水及液体的补充，口干症状会缓解。

4. 术后可能会出现恶心不适，主要与麻醉、止痛、禁食等因素有关。不要紧张，我们会为您准备好棉垫放在枕边，想吐时，头偏向一侧呕吐即可。

5. 如果您感觉心慌、憋气、伤口疼痛剧烈，立即告诉身边任何人员通知医护人员。

6. 目前您的卧位是仰卧位，如需翻身请告知护士，护士会教导并帮助您翻身。

7. 如果有导尿管留置，可定时放尿，及时夹闭导尿管，集尿袋不可高于膀胱。

8. 术后您的伤口处有可能留置引流管(条)，请您不要紧张，这是为更好地引出骨折部位的瘀血，促进伤口、骨折愈合。

(二)术后6~12小时注意事项

1. 疼痛可能是您此时比较严重的问题，请不要担心，我们为您准备了镇痛针剂及口服药品，您只需要告诉医护人员您现在的疼痛程度，我们会采取相应的处理措施。如您使用镇痛泵可按压开关释放镇痛剂。

2. 活动是主要的任务，麻醉恢复后您应在医务人员的指导下尽量活动非固定部位。如踝泵运动、直腿抬高运动。

3. 在医护人员帮助下每2小时变换卧姿1次，防止压疮发生。

4. 术后第一次进食应该以温热软性食物为主，最好是粥类、面条等以减少对胃的刺激。第一次进食饮水量不要过大，最好少量多次进行。

（三）术后12～48小时注意事项

1. 患者此时不能坐起，仍需严格卧床。

2. 注意引流管的情况，如引流量、是否堵塞等。

3. 鼓励患者多饮水，给高热量、易消化饮食。如有腹胀可饮用萝卜水，以通腑气。饮食原则遵循骨折早期膳食要求。

4. 注意保暖，鼓励患者深呼吸、咳嗽，防止肺部感染。

5. 指导、鼓励患者患肢做股四头肌舒缩活动，踝、趾关节运动。

6. 做好情志护理，消除焦虑、恐惧心理，鼓励积极配合治疗。

7. 如果有导尿管留置，可考虑终止使用。

（四）术后1周内健康教育

1. 根据手术方式及内固定方法不同在医护人员的指导下进行功能锻炼。

（1）股四头肌的等长收缩运动。

（2）踝泵运动。

（3）仰卧位直腿抬高运动，由小角度逐渐增加。

2. 近期并发症预防的健康教育

（1）鼓励患者按时、足量、正确的做踝泵运动，预防下肢深静脉血栓形成。您可以做股四头肌的等长收缩运动。

（2）督促患者做呼吸操，他人拍背，指压肺俞穴，推督脉预防肺部感染等。

（3）一旦下肢肿胀明显、表浅静脉充盈、牵涉痛，腓肠肌压痛明显，要及时告知医护人员，可用冰硝散外敷及溶栓药。此时禁止按摩、热敷。

（4）鼓励患者按时翻身，防止压疮。

3. 辨证施膳原则同上。

（五）术后1周后健康教育

1. 辨证施膳

（1）辨证：瘀肿大部分吸收，此时治疗原则以活血通络、接骨续筋为主。饮食由清淡转为补充高营养，以满足骨痂生长的需要。

（2）饮食宜忌

1）宜：在初期的食谱上加以骨头汤、田七煲鸡、动物肝脏之类，以补给更多的维生素A、维生素D、钙及蛋白质。注意粗细搭配，少食多餐。

2)忌:①酸辣、燥热、油腻、煎炸食品。甜食要少吃,少喝咖啡、浓茶及碳酸饮料等。忌盲目补充钙质品。②忌食过多的白糖。③忌长时间服用三七片。④忌少饮水。

(3)食疗:①猪脊骨、大红枣、莲子、降香生甘草,加水小火烧烂,加姜、盐调味分多次饮之。②紫丹参、猪长骨、黄豆同煮,待烂熟,加入少量桂皮、盐即成。③鲜湖蟹、粳米煮熟,再加以适量生姜、醋和酱油服食,常服。

2. 本周仍不能坐起或下地行走

3. 中晚期并发症预防健康教育

(1)此阶段需绝对卧床。

(2)预防下肢深静脉血栓形成,做股四头肌的等长收缩运动。

(3)一旦下肢肿胀明显、表浅静脉充盈、牵涉痛、腓肠肌压痛明显,要及时告知医护人员,可用冰硝散外敷及溶栓药。此时禁止按摩、热敷。

四、出院前健康宣教

1. 正确转移体位的方法:保持脊柱水平。

2. 可以适当下床活动时,不应由仰卧位直接起身坐起,而应先侧身,然后用手臂缓慢将身体支撑起来。下床后要佩戴腰围。

3. 慎起居,避免久坐,预防感冒,观察手术部位是否有红、肿、热、痛等现象,如果出现及时就医。

4. 辨证施膳

(1)辨证:受伤4周以后,饮食宜通过补益肝肾、气血可促进更牢固的骨痂生成。

(2)饮食宜忌

1)宜:膳食种类不限,食谱可再配以老母鸡汤、猪骨汤、羊骨汤、炖甲鱼等,能饮酒者可选用杜仲骨碎补酒、鸡血藤酒等。

2)忌:酸辣、燥热、油腻、煎炸食品。甜食要少吃,少喝咖啡、浓茶及碳酸饮料等。

(3)食疗

1)将骨碎补与续断先煎去渣,再加入枸杞子和薏苡仁同煮粥进食。每日1次,7天为1个疗程,每个疗程后间隔3~5天,共用3~4个疗程。

2)乌雄鸡1只(约500 g),去皮毛内脏,洗净,“三七”5 g切片,纳入鸡肚中,加少量黄酒,隔水清炖,熟后用酱油蘸服,常服。

5. 出院带的药物是________,________,________。请您按时足量服用。如有疑问请电话咨询。

6. 请您保留好“出院复诊提示卡”,留下准确的1~2个电话号码或邮箱,以便我们进行随访。

7. 您下次复查的时间是:20________年________月________日,星期________。

8. 您的主治医师是________,门诊时间是每周________上午,周________下午。请您预约就诊。

第十九节 骨折(股骨颈骨折)患者健康宣教流程及内容

一、入院日健康宣教

1. 您的主管医生__________、__________。护士长__________。责任护士________、________。

2. 病房环境及规章制度宣教,包括环境、物品摆放、陪护、探视、禁用电器、呼叫器使用、被服数量,以及床档、餐板的使用等。

3. 住院期间请您穿患者服。佩戴腕带,出院时才可以取下。

4. 在给药及治疗前,护士要核对您的身份:①问您姓名;②核对腕带。

5. 为了您的用药安全,请按时服用口服药。不要将口服药放在抽屉里,因口服药的外包装已去除,易受潮及变质。

6. 术前检查及注意事项:①明晨空腹抽血检查相关的项目如血常规、血型、凝血系列、肝功能、感染系列等,请您在夜间 12 点后不要吃任何东西及喝水,以免影响检查结果。并留取尿标本。②做心电图时请摘下手表,不要讲话。③遵守磁共振的注意事项及禁忌事项。

7. 辨证施膳

(1)辨证:受伤部位气滞血瘀、瘀阻经络、不通则痛,此时治疗应以活血化瘀、行气止痛为主。中医学认为,瘀不去则骨不生,瘀去新骨生。故消肿散瘀为骨折愈合之首要原则。

(2)饮食宜忌

1)宜:应以清淡、易消化、软饭食品为主,如蔬菜、蛋类、豆制品、水果、鱼汤、瘦肉等。多饮水。

2)忌:①忌食辛辣、肥甘厚腻之品,尤不可过早食用肥腻滋补之品,如骨头汤、肥鸡、炖甲鱼等,痰湿体质患者更应遵循。否则瘀血积滞,难以消散,会拖延病程,使骨痂生长迟缓,影响日后关节功能的恢复。②忌不消化食物,因骨折后有局部充血、水肿、疼痛。精神忧虑有加,损伤脾胃,食之无味,饱胀不适,便秘等,故不宜食用山芋、糯米、豆类等产气多的食物。③禁饮果子露。

(3)食疗 ①选用三七、当归各 10 g,肉鸽 1 只,共炖熟烂,汤肉并进,每日 1 次,连续 7 天。②赤小豆适量煮水加赤砂糖少许,温服,活血化瘀。

8. 戒除不良嗜好:①戒烟。因香烟能储湿生痰,易引起麻醉意外,同时香烟中的尼古丁可使血管收缩,血流缓慢,从而使骨折处的血液供应减少,影响骨折的愈合。②术前禁酒。

9. 危险因素的评估及宣教,包括压疮、跌倒、烫伤、冻伤、坠床等。请您理解床旁悬挂各种安全标识的目的和意义,并给予协助和支持。

10. 伴随疾病的宣教,如糖尿病需低糖、冠心病需低脂、高血压需低盐饮食等。

11. 您目前的饮食是

□流食 □半流食 □普食 □糖尿病饮食 □低盐 □低脂 □低嘌呤

□特殊饮食

12. 您目前使用的主要药物及注意事项

药物				主要不良反应
种类	药名	用法	不良反应	
消炎药				①过敏反应 ②消化道反应:恶心呕吐 ③肾损害 ④肝损害 ⑤耳毒性 ⑥局部刺激 ⑦头晕、头痛 ⑧其他
消肿药				①肾损害 ②肝损害 ③局部刺激 ④其他
治疗骨质疏松药				①腹痛、腹胀、腹泻 ②恶心、呕吐 ③食管溃疡 ④头痛、骨骼肌疼痛 ⑤轻微面色潮红伴发热感 ⑥低血压、头晕 ⑦其他
扩血管活血类药				①皮疹 ②头晕 ③恶心 ④皮肤发热感 ⑤其他
止痛药				①恶心、呕吐 ②出汗、口干 ③头痛、头晕 ④便秘 ⑤呼吸抑制 ⑥其他
抗凝药				①出血 ②肝功能异常 ③偶见注射部位出血及瘀斑 ④其他
促进骨愈合药				①发热或皮疹 ②口干、轻微头晕 ③其他

二、术前健康宣教

（一）术前1日准备

1. 物品准备

（1）尿壶、尿垫、吸管、毛巾3～4块。

（2）如有特殊需要我们会告知您准备：荞麦皮枕头、大浴巾、围腰、颈围领、抗血栓梯度压力带（预防双下肢深静脉血栓）。

2. 胃肠道准备

（1）晚餐照常进行，但以清淡易消化软饭为宜。

（2）夜间12点以后不可饮水及吃饭，直至手术。

3. 皮肤准备　先清洗手术区域皮肤，护士会为您剃除皮肤上的毛发，以利于手术。

4. 药物过敏试验　根据您的情况，有可能为您做有关药物的过敏试验。请您告诉医护人员您是否有药物及食品等方面的过敏史。

5. 抽取血标本　以备术中用血。

6. 请您了解疼痛评分方法及控制方法　0分指无痛；1～3分指轻度疼痛：可忍受，能正常生活睡眠；3～5分指中度疼痛：轻度干扰睡眠，需用镇痛药；5～7分指重度疼痛：干扰睡眠，需用麻醉镇痛药；7～9分指剧烈疼痛：干扰睡眠严重，伴有其他症状；9～10分指无法忍受：严重干扰睡眠，伴有其他症状或被动体位。

7. 术前康复训练宣教，术后适用性锻炼

（1）有效咳嗽，深呼吸。方法：用鼻子深吸气，屏气2秒，用嘴巴慢慢地吹气。目的是利于肺扩张，清理呼吸道分泌物，预防肺不张、肺部炎症。

（2）自我训练床上大小便2次。

（3）掌握翻身要领，防止皮肤气滞血瘀。

（二）手术当日晨准备

1. 术日晨洗漱完毕后请您更换患者服（请您将自己的所有衣服全部脱下，包括内衣、内裤、袜子，只穿患者服），排空大小便。

2. 如有活动义齿的患者，请取下，妥善保管，准备术后佩戴。

3. 如有佩戴饰品的患者（包括眼镜），请将所有饰品全部摘下，贵重饰品转交家属保管。

4. 女性患者请勿戴发卡、化妆、涂指甲油。

5. 手术室会有专人来病房接。

6. 准备好所有检查片子，以及护士发的药品、敷料，带入手术室。

7. 术日晨护士为患者测血压、体温。

三、术后健康宣教

(一)手术回病房 1 ~6 小时注意事项

1. 臂丛麻醉的患者,术后不能枕枕头,禁食禁水 4 小时。

2. 全麻的患者不能枕枕头,禁食禁水 6 小时。

3. 术后您会感觉口干,护士会为您湿润口唇。主要是因为禁食禁水时间较长、术中应用减少出血的药物。随着饮水及液体的补充,口干症状会缓解。

4. 术后可能会出现恶心不适,主要与麻醉、止痛、禁食等因素有关。不要紧张,我们会为您准备好棉垫放在枕边,想吐时,头偏向一侧呕吐即可。

5. 如果您感觉心慌、憋气、伤口疼痛剧烈,立即告诉身边任何人员通知医护人员。

6. 如果有导尿管留置,可定时放尿,及时夹闭导尿管,集尿袋不可高于膀胱。

7. 术后您的伤口处有可能留置引流管(条),请您不要紧张,这是为更好地引出骨折部位的瘀血,促进伤口、骨折愈合。

(二)术后 6 ~12 小时注意事项

1. 疼痛可能是您此时比较严重的问题请不要担心,我们为您准备了镇痛针剂及口服药,您只需要告诉医护人员您现在的疼痛程度,我们会采取相应的处理措施。如您使用镇痛泵,可按压开关释放镇痛药。

2. 活动是主要的任务,麻醉恢复后您应在医务人员的指导下尽量活动非固定部位,如握拳伸指运动。

3. 在医护人员帮助下每 2 小时变换卧姿 1 次。

4. 患者在仰卧时,头部稍抬高,患者垫高与躯干平行,肘关节屈曲 90°、腕关节背伸 30°、手半握拳、拇指对掌位。

5. 术后第一次进食应该以温热软性食物为主,最好是粥类、面条等,减少对胃的刺激。术后第一次进食、饮水量不要过大,最好少量多次进行。

(三)术后 12 ~48 小时注意事项

1. 此时有些患者会接到医生的通知可以坐起,帮助患者坐起时,应托起背部及健侧肩部,以免引起患侧疼痛。

2. 第一次起床可能会出现头晕,可以先从摇床坐起开始,以 30° ~45°为宜。时间控制在 10 分钟内,不宜过长。

3. 第一次下地一定要在医护人员指导下进行,保持上臂下垂、肘关节屈曲 90°、腕关节背伸 30°、前臂中立位、手半握拳、拇指对掌位,三角巾悬吊。

4. 请您在今后的一段时间内做到患肢不上举、不负重。

5. 鼓励患者多饮水，给高热量、易消化饮食。如有腹胀可饮用萝卜水，以通腑气。饮食原则遵循骨折早期膳食要求。

6. 注意保暖，鼓励患者深呼吸、咳嗽，防止肺部感染。

7. 指导、鼓励患者患肢做肱三头肌舒缩活动及指关节的屈伸锻炼。

8. 做好情志护理，消除焦虑、恐惧心理，鼓励患者积极配合治疗。

9. 如果有导尿管留置，可考虑终止使用。

10. 石膏、夹板固定期间注意观察患肢血运情况，经常调整夹板松紧度。

（四）术后1周内健康教育

1. 根据手术方式及内固定方法不同在医护人员的指导下进行功能锻炼。主要有可做手指轻微活动，不宜做强力臂旋转、握拳、腕关节屈伸活动。

（1）近期并发症预防的健康教育

（2）鼓励患者按时、足量、正确地进行功能锻炼，以预防血栓形成。您可以做肱三头肌的等长收缩运动，即患肢不改变位置，只做肌肉的收缩和舒张活动。

（3）督促患者做呼吸操，他人拍背，指压肺俞穴，推督脉，预防肺部感染等；一旦上肢肿胀明显、表浅静脉充盈、牵涉痛，要及时告知医护人员，可用冰硝散外敷及溶栓药。此时禁止按摩、热敷。

2. 辨证施膳原则同上。

（五）术后1周后健康教育

1. 辨证施膳

（1）辨证：瘀肿大部分吸收，此时治疗原则以活血通络、接骨续筋为主。饮食由清淡转为补益为主，以满足骨痂生长的需要。

（2）饮食宜忌

1）宜：在初期的食谱上加以骨头汤、田七煲鸡、动物肝脏之类，以补给更多的维生素A、维生素D、钙及蛋白质。注意粗细搭配，少食多餐。

2）忌：①忌食辛辣、肥甘厚腻之品。甜食要少吃，少喝咖啡、浓茶及碳酸饮料等。忌盲目补充钙质品。②忌食过多的白糖。大量摄取白糖后，会引起葡萄糖的急剧代谢，从而产生代谢的中间物质，如丙酮酸、乳酸等，使机体呈酸性中毒状态。这时，碱性的钙、镁、钠等离子，便会立即被调动参加中和作用，以防止血液出现酸性。如此钙的大量消耗，将不利于骨折患者的康复。同时，过多的白糖亦会使体内维生素 B_1 的含量减少，因为维生素 B_1 是糖在体内转化为能量时必需的物质。维生素 B_1 不足，可大大降低神经和肌肉的活动能力，也可影响功能的恢复。所以，骨折患者忌摄食过多的白糖。③忌长时间服用三七片。骨折初期，局部发生内出血，积血瘀滞，出现肿胀、疼痛，此时服用三七片能收缩局部血管、缩短凝血时间、增加凝血酶，非常恰当。但骨折整复1周以后，出血已停，被损组织开始修复，而修复必须有大量的血液供应，若继续服用三七片，局部的血管处于收缩状态，血液运行就不畅，对骨折愈合不利。④忌少饮水。

（3）食疗：①选用当归10 g，骨碎补15 g，续断10 g，新鲜猪排或牛排骨250 g，炖煮1小时以上，汤肉共进，连用2周。②生黄芪30～60 g，浓煎取汁，加粳米100 g，煮粥，早、晚服，适于气虚患者。

2. 本周仍可进行不负重功能锻炼。解除固定后，开始进行肘关节屈伸和腕、指的屈伸活动。

四、出院前健康宣教

1. 正确转移体位的方法，如从卧位到坐位、由坐位到站位、由站位到行走。为安全起见，锻炼时一定要有他人陪伴您。

2. 慎起居，防感冒，观察手术部位是否有红、肿、热、痛等现象，如果出现及时就医。

3. 辨证施膳

（1）辨证：受伤4周以后，骨折部瘀肿基本吸收，已经开始有骨痂生长，此时为骨折后期，治疗宜补，通过补益肝肾、气血可促进更牢固的骨痂生成，通过舒筋活络，使骨折部的邻近关节能自由灵活运动，恢复往日的功能。

（2）饮食宜忌

①宜：膳食种类不限，食谱可再配以老母鸡汤、猪骨汤、羊骨汤、炖甲鱼等，能饮酒者可选用杜仲骨碎补酒、鸡血藤酒等。

②忌：辛辣、肥甘厚腻之品。甜食要少吃，少喝咖啡、浓茶及碳酸饮料等。

③食疗：可用枸杞子、续断各10 g，骨碎补15 g，薏苡仁50 g，将骨碎补与续断先煎去渣，再加入另2味同煮粥进食。每日1次，7天为1个疗程，每个疗程后间隔3～5天，共用3～4个疗程。

4. 出院带的药物是________，________，________。请您按时足量服用。如有疑问请电话咨询。

5. 请您保留好“出院复诊提示卡”，留下准确的1～2个电话号码或邮箱，以便我们进行随访。

6. 您下次复查的时间是：20________年________月________日，星期________。

7. 您的主治医师是________，门诊时间是每周________上午，周________下午。请您预约就诊。

第二十节 腰椎间盘突出症患者健康宣教流程及内容

一、入院日健康宣教

1. 您的主管医生__________、__________。护士长________。责任护士________、________。

2. 病房环境及规章制度宣教，包括环境、物品摆放、陪护、探视、禁用电器、呼叫器使用、被服数量，以及床档、餐板的使用等。

3. 住院期间请您穿患者服。佩戴腕带，出院时才可以取下。

4. 在给药及治疗前，护士要核对您的身份：①问您姓名；②核对腕带。

5. 为了您的用药安全，请按时服用口服药。不要将口服药放在抽屉里，因口服药的外包装已去除，易受潮及变质。

6. 术前检查及注意事项：①明晨空腹抽血检查相关的项目如血常规、血型、凝血系列、肝功能、感染系列等，请您在夜间12点后不要吃任何东西及喝水，以免影响检查结果。并留取尿标本。②做心电图时请摘下手表，不要讲话。③遵守磁共振的注意事项及禁忌。

7. 辨证施膳

(1)辨证：腰腿痛多由于气滞血瘀而引起，因此应以行气化瘀、通滞散结为主。

(2)饮食宜忌

1)宜：应以清淡、易消化、软饭食品为主，如蔬菜、蛋类、豆制品、水果、鱼汤、瘦肉等。多饮水。

2)忌：①忌酸辣、燥热、油腻食品，尤不可过早食用肥腻滋补之品，如骨头汤、肥鸡、炖甲鱼等，痰湿体质患者更应遵循。②忌食不消化食物，因骨折后有局部充血、水肿、疼痛。精神忧虑有加，损伤脾胃，食之无味，饱胀不适，便秘等。故不宜食用山芋、糯米、豆类等产气多的食物。③禁饮果子露。

3)食疗：①海带荔枝核小茴香青皮加水共煮，每日饮服1次。②赤小豆适量煮水加赤砂糖少许，温服，活血化瘀。③选用三七当归肉鸽1只，共炖熟烂，汤肉并进，每日1次，连续7天。

8. 戒除不良嗜好：①戒烟。②术前禁酒。

9. 危险因素的评估及宣教，包括压疮、跌倒、烫伤、冻伤、坠床等。请您理解床旁悬挂各种安全标识的目的和意义，并给予协助和支持。

10. 伴随疾病的宣教，糖尿病、冠心病、高血压等。

11. 您目前的饮食是

□流食 □半流食 □普食 □糖尿病饮食 □低盐 □低脂 □低嘌呤

□特殊饮食

12. 您目前使用的主要药物及注意事项

<table>
<tr><th colspan="4">药物</th><th>主要不良反应</th></tr>
<tr><th>种类</th><th>药名</th><th>用法</th><th>不良反应</th><th></th></tr>
<tr><td rowspan="3">消炎药</td><td></td><td></td><td></td><td rowspan="3">①过敏反应 ②消化道反应:恶心呕吐
③肾损害 ④肝损害 ⑤耳毒性
⑥局部刺激 ⑦头晕、头痛 ⑧其他</td></tr>
<tr><td></td><td></td><td></td></tr>
<tr><td></td><td></td><td></td></tr>
<tr><td rowspan="2">消肿药</td><td></td><td></td><td></td><td rowspan="2">①肾损害 ②肝损害 ③局部刺激
④其他 .</td></tr>
<tr><td></td><td></td><td></td></tr>
<tr><td rowspan="3">治疗骨质
疏松药</td><td></td><td></td><td></td><td rowspan="3">①腹痛、腹胀、腹泻 ②恶心、呕吐
③食管溃疡 ④头痛、骨骼肌疼痛
⑤轻微面色潮红伴发热感 ⑥低血压、头晕
⑦其他</td></tr>
<tr><td></td><td></td><td></td></tr>
<tr><td></td><td></td><td></td></tr>
<tr><td rowspan="2">扩血管活
血类药</td><td></td><td></td><td></td><td rowspan="2">①皮疹 ②头晕 ③恶心 ④皮肤发热感
⑤其他</td></tr>
<tr><td></td><td></td><td></td></tr>
<tr><td rowspan="3">止痛药</td><td></td><td></td><td></td><td rowspan="3">①恶心、呕吐 ②出汗、口干 ③头痛、头晕
④便秘 ⑤呼吸抑制 ⑥其他</td></tr>
<tr><td></td><td></td><td></td></tr>
<tr><td></td><td></td><td></td></tr>
<tr><td rowspan="2">抗凝药</td><td></td><td></td><td></td><td rowspan="2">①出血 ②肝功能异常
③偶见注射部位出血及瘀斑 ④其他</td></tr>
<tr><td></td><td></td><td></td></tr>
<tr><td rowspan="2">促进骨
愈合药</td><td></td><td></td><td></td><td rowspan="2">①发热或皮疹 ②口干、轻微头晕 ③其他</td></tr>
<tr><td></td><td></td><td></td></tr>
</table>

二、住院期间健康宣教

(一)疾病概念

因腰椎间盘变性、纤维环破裂、髓核突出压迫脊神经根所致。以腰腿痛为主要临床表现。好发部位为腰4、腰5、骶1等椎间盘。

(二)辨证宣教

1. 腰腿疼痛

(1)评估疼痛的诱因、性质、腰部活动、下肢感觉、运动情况。

(2)体位护理:急性期严格卧床休息,卧硬板床,保持脊柱平直。恢复期,下床活动时佩戴腰托加以保护和支撑,注意起床姿势,宜先行翻身侧卧,再用手臂支撑用力后缓缓起床,忌腰部用力,避免体位的突然改变。

(3)做好腰部、腿部保暖,防止受凉。

(4)遵医嘱腰部予中药贴敷、中药热熨、拔火罐、中药熏蒸、中药离子导入等治疗,观察治疗后的效果,及时向医师反馈。

(5)给予骨盆牵引,牵引重量是患者体重1/3~1/2,也可根据患者的耐受进行牵引重量调节。

(6)遵医嘱使用耳穴贴压(耳穴埋豆),减轻疼痛。常用穴位:神门、交感、皮质下、肝、肾等。

2. 肢体麻木

(1)评估麻木部位、程度以及伴随的症状,并做好记录。

(2)协助患者按摩拍打麻木肢体,力度适中,增进患者舒适度,并询问感受。

(3)麻木肢体做好保暖,指导患者进行双下肢关节屈伸运动,促进血液循环。

(4)遵医嘱局部予中药熏洗、中药塌渍、艾灸等治疗,注意防止皮肤烫伤及损伤,观察治疗效果。

(5)遵医嘱予穴位注射,常用穴位:足三里、环跳、委中、承山等。

3. 下肢活动受限

(1)评估患者双下肢肌力及步态,对肌力下降及步态不稳者,做好安全防护措施,防止跌倒及其他意外事件发生。

(2)做好健康教育,教会患者起床活动的注意事项,使用辅助工具行走。

(3)卧床期间或活动困难患者,指导患者进行四肢关节主动运动及腰背肌运动,提高肌肉强度和耐力。

(4)保持病室环境安全,物品放置有序,协助患者生活料理。

(5)遵医嘱予物理治疗如中频脉冲、激光、微波等;或采用中药热熨、中药熏洗、穴位贴敷等治疗。

(三)护理指导

1. 生活起居

(1)急性期患者以卧床休息为主,采取舒适体位。下床活动时戴腰托加以保护和支撑,不宜久坐。

(2)做好腰部保护,防止腰部受到外伤,尽量不弯腰提重物,减轻腰部负荷。告知患者捡拾地上的物品时宜双腿下蹲腰部挺直,动作要缓。

(3)指导患者在日常生活与工作中,注意对腰部的保健,提倡坐硬板凳,宜卧硬板薄软垫床。工作时要做到腰部姿势正确,劳逸结合,防止过度疲劳,同时还要防止寒冷等不良因素的刺激。

(4)指导患者正确咳嗽、打喷嚏的方法,注意保护腰部,避免诱发和加重疼痛。

(5)腰椎间盘突出症病程长、恢复慢,鼓励患者应保持愉快的心情,用积极乐观的人生态度对待疾病。

2. 功能锻炼

(1)加强腰背肌功能锻炼,要注意持之以恒。主要锻炼方法有:卧位直腿抬高,交叉蹬腿及五点支撑、飞燕式的腰背肌功能锻炼,根据患者的具体情况进行指导。

(2)飞燕式锻炼:患者俯卧位,双下肢伸直,两手贴在身体两旁,下半身不动,抬头时上半身向后背伸,每日 3 组,每组做 10 次。逐渐增加为抬头上半身后伸与双下肢直腿后伸同时进行。腰部尽量背伸形似飞燕,每日 5 ~ 10 组,每组 20 次。

(3)五点支撑锻炼:患者取卧位,以双手叉腰作支撑点,两腿半屈膝 90°,脚掌置于床上,以头后部及双肘支撑上半身,双脚支撑下半身,成半拱桥形,当挺起躯干架桥时,膝部稍向两旁分开,速度由慢而快,每日 3 ~ 5 组,每组 10 ~ 20 次。适应后增加至每日 10 ~ 20 组,每组 30 ~ 50 次。以锻炼腰、背、腹部肌肉力量。

3. 饮食指导　根据患者的营养状况和辨证分型的不同,科学合理指导饮食,使患者达到最大程度的康复,在指导患者饮食期间,动态观察患者的胃纳情况和舌苔变化,随时更改饮食计划。

(1)血瘀气滞型:饮食宜进行气活血化瘀之品,如黑木耳、金针菇、桃仁等。

(2)寒湿痹阻型:饮食宜进温经散寒、祛湿通络之品,如砂仁、羊肉、蛇酒等,药膳方:肉桂瘦肉汤、鳝鱼汤、当归红枣煲羊肉。忌凉性食物及生冷瓜果、冷饮。

(3)湿热痹阻型:饮食宜清热利湿通络之品,如丝瓜、冬瓜、赤小豆、玉米须等。药膳方:丝瓜瘦肉汤。忌辛辣燥热之品,如葱、蒜、胡椒等。

(4)肝肾亏虚型:①肝肾阴虚者宜进食滋阴填精、滋养肝肾之品,如枸杞子、黑芝麻、黑白木耳等。药膳方:莲子百合煲瘦肉汤。忌辛辣香燥之品。②肝肾阳虚者宜进食温壮肾阳,补精髓之品,如黑豆、核桃、杏仁、腰果、黑芝麻等。食疗方:干姜煲羊肉。忌生冷瓜果及寒凉食物。

4. 情志调理

(1)了解患者的情绪,使用言语开导法做好安慰工作,保持情绪平和、神气清净。

(2)用移情疗法,转移或改变患者的情绪和意志,舒畅气机、怡养心神,有益患者的身心健康。

(3)疼痛时出现情绪烦躁,使用安神静志法,要患者闭目静心全身放松,平静呼吸,以达到周身气血流通舒畅。

(四)中医特色治疗护理

1. 腰椎整复的护理

(1)整复前告知患者整复方法及配合注意事项。

(2)整复后注意观察患者腰部疼痛、活动度、双下肢感觉运动及大小便等情况。

(3)卧床休息,定时双人直线翻身,增加患者舒适度,仰卧时腰部加腰垫,维持生理曲度。

(4)复位3天后,在医护人员指导下佩戴腰托下床。下床时先俯卧位,在床上旋转身体,脚着地后缓慢起身,上床则反之。下床后扶持患者,观察有无头晕等不适,如厕时避免久蹲,防止引起直立性低血压发生跌倒。

(5)复位3天后逐渐进行腰背肌功能锻炼。

2. 腰椎牵引的护理

(1)牵引治疗前做好解释工作,告知患者注意事项以取得配合。

(2)遵医嘱选择合适的体位(三屈位、仰卧位、俯卧位)及牵引重量、牵引角度,牵引时上下衣分开,固定带松紧适宜,使患者舒适持久。

(3)牵引时嘱患者全身肌肉放松,以减少躯干部肌肉收缩抵抗力,疼痛较甚不能平卧的患者可使用三角枕垫于膝下缓解不适。

(4)牵引过程中随时询问患者感受,观察患者是否有胸闷、心慌等不适,及时调整。出现疼痛加重等不适立即停止治疗,通知医师处理。

(5)注意防寒保暖,用大毛巾或薄被覆盖患者身体。

(6)腰椎牵引后患者宜平卧20分钟再翻身活动。

3. 腰托使用健康指导

(1)腰托的选用及佩戴:腰托规格要与自身腰的长度、周径相适应,其上缘须达肋下缘,下缘至臀裂,松紧以不产生不适感为宜。

(2)佩戴时间:可根据病情掌握佩戴时间,腰部症状较重时应随时佩戴,轻症患者可在外出或较长时间站立及固定姿势坐位时使用,睡眠及休息时取下。

(3)使用腰托期间应逐渐增加腰背肌锻炼,防止和减轻腰部肌肉萎缩。

(五)围手术期护理

1. 术前护理

(1)做好术前宣教与心理护理,告知手术注意事项及相关准备工作,取得患者的配合。

(2)术前2天指导患者练习床上大小便及俯卧位训练。

(3)对于吸烟者劝其戒烟,预防感冒;指导患者练习深呼吸、咳嗽和排痰的方法。

(4)为患者选择合适腰围,指导正确佩戴方法。

(5)常规进行术区皮肤准备、药物过敏试验及交叉配血等。

2. 术后护理

(1)术后妥善安置患者,搬运患者时,保持脊椎一条直线,防止扭曲,使用过床板平托过床。翻身时,采取轴线翻身方法。

(2)根据不同的麻醉方式,正确指导患者进食,进食营养丰富易消化的食物。

(3)注意患者生命体征变化,观察双下肢感觉、运动、肌力等神经功能的变化。

(4)观察伤口敷料渗出情况,保持伤口负压引流管通畅,定时倾倒引流液,严格执行无菌操作。观察引流液色、质、量的变化,并正确记录,如引流液为淡黄色液体,怀疑脑脊液应通知医师及时处理,并将引流球负压排空,暂停负压引流。

(5)指导患者进行足趾、踝部等主动活动,促进血液循环。评估患者下肢疼痛改善情况,循序渐进指导患者进行蹬腿、直腿抬高、五点支撑及飞燕式等功能锻炼。

(6)根据手术方式,术后1～3天协助患者佩戴腰托取半坐卧位或坐于床边,适应体位变化后,慢慢练习下地行走,行走时姿势正确,抬头挺胸收腹,护理上做好安全防护。

(7)积极进行护理干预,预防肺部感染、尿路感染及下肢静脉栓塞等并发症的发生。

(8)对排尿困难者,可采取艾灸关元、气海、中极等穴位,或予中药热熨下腹部,配合按摩,以促进排尿。对于便秘患者,采取艾灸神阙、天枢、关元等穴位,或进行腹部按摩,每天4次,为晨起、午睡醒后、早餐及晚餐后1～3小时进行,顺时针方向按摩,以促进排便。

(9)卧床期间协助患者做好生活护理,满足各项需求。

三、出院前健康宣教

1. 正确转移体位的方法:保持脊柱水平。

2. 可以适当下床活动时,不应由仰卧位直接起身坐起,而应先侧身,然后用手臂缓慢将身体支撑起来。下床后要佩戴腰围。继续坚持腰背肌锻炼,至少达半年以上。腰围保护3个月,不弯腰,半年内避免重体力劳动。

3. 慎起居,防感冒,观察手术部位是否有红、肿、热、痛等现象,如果出现及时就医。

4. 辨证施膳

(1)辨证:患者气滞血瘀,仍需行气化瘀,同时由于长期卧床会因伤气而至脾虚,因此可适量补脾行气,通滞化瘀。

(2)饮食宜忌

宜:膳食种类不限,食谱可再配以老母鸡汤、猪骨汤、羊骨汤、炖甲鱼等,或加用山药,多喝稀粥。能饮酒者可选用杜仲骨碎补酒、鸡血藤酒等。

忌:生冷、酸辣、燥热、油腻、煎炸食品。甜食要少吃,少喝咖啡、浓茶及碳酸饮料等。

(3)食疗:①可用枸杞子、续断各10 g,骨碎补15 g,薏苡仁50 g。将骨碎补与续断先煎去渣,再加入另2味同煮粥进食。每日1次,7天为1个疗程,每个疗程后间隔3～5天,共用3～4个疗程。②三七猪脚筋汤饮汤吃肉,1剂/日。功能:活血定痛,强筋壮骨。

5. 出院带的药物是________,________,________。请您按时足量服用。如有疑问请电话咨询。

6. 请您保留好“出院复诊提示卡”，留下准确的1～2个电话号码或邮箱，以便我们进行随访。

7. 您下次复查的时间是:20 ________年________月________日，星期________。

8. 您的主治医师是________，门诊时间是每周________上午，周________下午，请您预约就诊。

第二十一节　项痹(神经根型颈椎病)患者健康宣教流程及内容

一、入院日健康宣教

1. 您的主管医生__________、__________。护士长__________。责任护士________、________。

2. 病房环境及规章制度宣教，包括环境、物品摆放、陪护、探视、禁用电器、呼叫器使用、被服数量，以及床档、餐板的使用等。

3. 住院期间请您穿患者服。佩戴腕带，出院时才可以取下。

4. 在给药及治疗前，护士要核对您的身份:①问您姓名;②核对腕带。

5. 为了您的用药安全，请按时服用口服药。不要将口服药放在抽屉里，因口服药的外包装已去除，易受潮及变质。

6. 术前检查及注意事项:①明晨空腹抽血检查相关的项目如血常规、血型、凝血系列、肝功能、感染系列等，请您在夜间12点后不要吃任何东西及喝水，以免影响检查结果。并留取尿标本。②做心电图时请摘下手表，不要讲话。③遵守磁共振的注意事项及禁忌。

7. 辨证施膳

(1)辨证:多因肝肾亏虚、气滞血瘀、风寒湿阻而引起，应滋补肝肾、补气行滞、祛风散寒。

(2)宜:应以清淡、易消化、软食为主，如蔬菜、蛋类、豆制品、水果、鱼汤、瘦肉等。多喝水。

(3)忌:①忌酸辣、燥热、油腻食品，尤不可过早食用肥腻滋补之品，如骨头汤、肥鸡、炖甲鱼等，痰湿体质患者更应遵循。②忌不消化食物，因骨折后有局部充血、水肿、疼痛，导致精神忧虑有加，损伤脾胃，食之无味，饱胀不适，便秘等。故不宜食用山芋、糯米、豆类等产气多的食物。③禁饮果子露。

(4)食疗:①黄芪桂圆肉粥，适用于年老体弱、气血不足的颈椎病患者。②人参枣粥，适用于气血不足型颈椎病患者。③双仁五加粥，适用于风寒湿证颈椎病、腰腿疼痛患者。

8. 中医手法及点穴治疗。采用揉、按、捏、拿、分筋、理筋及颈椎旋转复位手法治疗，并点按风池、人迎、缺盆、肩井、大椎等穴，以畅通气穴、通调经络。

9. 戒除不良嗜好：①戒烟。②术前禁酒。

10. 危险因素的评估及宣教：包括压疮、跌倒、烫伤、冻伤、坠床等。请您理解床旁悬挂各种安全标识的目的和意义，并给予协助和支持。

11. 伴随疾病的宣教：糖尿病需低糖、冠心病需低脂、高血压需低盐饮食等。

12. 您目前的饮食是

□流食 □半流食 □普食 □糖尿病饮食 □低盐 □低脂 □低嘌呤

13. 您目前使用的主要药物及注意事项

药物				主要不良反应
种类	药名	用法	不良反应	
消炎药				①过敏反应 ②消化道反应：恶心呕吐 ③肾损害 ④肝损害 ⑤耳毒性 ⑥局部刺激 ⑦头晕、头痛 ⑧其他
消肿药				①肾损害 ②肝损害 ③局部刺激 ④其他
治疗骨质疏松药				①腹痛、腹胀、腹泻 ②恶心、呕吐 ③食管溃疡 ④头痛、骨骼肌疼痛 ⑤轻微面色潮红伴发热感 ⑥低血压、头晕 ⑦其他
扩血管活血类药				①皮疹 ②头晕 ③恶心 ④皮肤发热感 ⑤其他
止痛药				①恶心、呕吐 ②出汗、口干 ③头痛、头晕 ④便秘 ⑤呼吸抑制 ⑥其他
抗凝药				①出血 ②肝功能异常 ③偶见注射部位出血及瘀斑 ④其他
促进骨愈合药				①发热或皮疹 ②口干、轻微头晕 ③其他

二、住院期间健康宣教

(一)疾病概念

由于颈椎间盘组织退行性改变及其继发病理改变累及其周围组织结构，出现相应的临床表现称为颈椎病。相当于中医“项痹病”范围。

（二）辨证宣教

1. 颈肩疼痛

（1）疼痛诱因、性质、部位、持续时间，与体位的关系，做好疼痛评分。

（2）慎起居、避风寒，防风寒阻络致经脉不通，引发疼痛。

（3）配合医师行颈椎牵引，及时评估牵引效果及颈肩部疼痛情况。

（4）遵医嘱行中药熏蒸、中药塌渍、中药外敷、中药离子导入、拔火罐等治疗。痛点处可行穴位揉药或涂擦治疗。

（5）根据疼痛规律，对夜间疼痛甚者，适当增加中药塌渍、中药热罨包、牵引等治疗次数。

（6）遵医嘱正确应用镇痛药，并观察用药后反应及效果。

2. 眩晕

（1）评估眩晕的性质、发作或持续时间，及与体位改变的关系。

（2）避免诱发眩晕加重的姿势或体位。

（3）做好防护，外出有人陪同，动作应缓慢，避免快速转头、低头，防跌倒。

（4）指导患者正确佩戴颈托。

（5）遵医嘱给予耳穴贴压（耳穴埋豆）、中药离子导入等治疗。

3. 肢体麻木

（1）评估肢体麻木范围、性质、程度及与体位的关系。

（2）指导患者主动活动麻木肢体，可用梅花针或指尖叩击、拍打按摩麻木部位，减轻或缓解症状。

（3）注意肢体保暖。

（4）遵医嘱给予中药熏蒸、理疗、电针、刮痧等治疗，避免烫伤或意外损伤。

（5）遵医嘱行颈椎牵引，及时巡视观察患者有无不适，如有麻木加重，告知医师，适当调整牵引角度、重量、时间等。

4. 颈肩及上肢活动受限

（1）评估活动受限的范围和患者生活自理能力。

（2）患者生活用品放置应便于取用。

（3）指导协助患者正确的体位移动，按摩活动受限肢体，提高患者舒适度。

（4）指导并协助四肢关节功能锻炼，防肌肉萎缩。

（5）遵医嘱进行中药熏蒸、中药离子导入、艾灸等治疗，注意防烫伤。

5. 不寐

（1）枕头高度适宜，避免颈部悬空。

（2）保持病房安静、整洁，通风良好。

（3）睡前服热牛奶、温水泡脚，按摩双侧太阳穴，印堂穴，听舒缓轻音乐，不宜饮浓茶或咖啡。

(4)遵医嘱行开天门、耳穴贴压(耳穴埋豆)等治疗。

(5)遵医嘱应用镇静安神药物,并观察用药后反应及效果。

(6)因夜间疼痛影响睡眠时可给予颈椎小重量持续牵引。

(三)护理指导

1. 饮食指导

(1)风寒痹阻:宜进祛风散寒温性食物,如大豆、羊肉、狗肉、胡椒、花椒等。食疗方:鳝鱼汤、当归红枣煲羊肉等。忌食凉性食物及生冷瓜果、冷饮,多温热茶饮。

(2)血瘀气滞:宜进食行气活血,化瘀解毒的食品,如山楂、白萝卜、木耳等。食疗方:醋泡花生等。避免煎炸、肥腻、厚味。

(3)痰湿阻络:宜进健脾除湿之品,如山药、薏苡仁、赤小豆等。食疗方:冬瓜排骨汤等。忌食辛辣、燥热、肥腻等生痰助湿之品。

(4)肝肾不足:①肝肾阴虚者宜进食滋阴填精、滋养肝肾之品:如枸杞子等。药膳方:虫草全鸭汤,忌辛辣香燥之品。②肝肾阳虚者宜进食温壮肾阳,补精髓之品:黑豆、核桃、杏仁、腰果等。食疗方:干姜煲羊肉。忌生冷瓜果及寒凉食物。

(5)气血亏虚:宜进食益气养阴的食品,如莲子、红枣、桂圆等。食疗方:桂圆莲子汤,大枣圆肉煲鸡汤等。

2. 情志护理

(1)向患者介绍本疾病的发生、发展及转归,取得患者理解和配合,多与患者沟通,了解其心理社会状况,及时消除不良情绪。

(2)介绍成功病例,帮助患者树立战胜疾病的信心。

(3)给患者必要的生活协助,鼓励家属参与。

(4)有情绪障碍者,必要时请心理咨询医师治疗。

3. 生活起居

(1)避免长时间低头劳作,伏案工作时,每隔 1 ~2 小时,活动颈部,如仰头或将头枕靠在椅背上或转动头部。

(2)座椅高度要适中,以端坐时双脚刚能触及地面为宜。

(四)中医特色治疗护理

1. 手法治疗的护理

(1)松解类手法的护理:①治疗前向患者讲解松解手法治疗的目的及注意事项;②嘱患者放松,协助患者摆放体位;③治疗过程中,注意观察患者的面色和反应,询问有无眩晕、恶心等不适;④治疗结束后协助患者卧床休息半小时。

2. 整复类手法的护理

(1)治疗前告知患者和家属相关注意事项,取得配合。

(2)治疗过程中,嘱患者颈部自然放松,配合固定体位。

(3)观察患者面色和反应,询问有无胸闷、眩晕、恶心等不适,必要时停止治疗,并给予吸氧或药物治疗。

(4)手法整复后颈部制动,平卧位小重量持续牵引6~24小时,牵引过程中注意观察患者反应,如有不适及时停止牵引或调整牵引的重量或角度。

(5)整复位后下床时要佩戴颈托,教会患者正确使用颈托,患者体位改变时动作要缓慢,给予协助和保护,防跌倒。

3. 佩戴颈托的方法及注意事项

(1)选择合适型号和材质的颈托。颈托的大小、高低要适宜,松紧以能放入2个手指为宜。高度为限制颈部活动,保持平视为宜。

(2)使用时应注意观察患者的颈部皮肤状况,防止颈部及耳郭、下颌部皮肤受压,必要时可在颈托内衬垫小毛巾、软布等,定时清洁颈托和局部皮肤。

(3)起床时,先将前托放置好位置(将下颌放在前托的下颌窝内),一手固定前托,一手放置患者颈枕部,扶患者坐起,将后托放置好(一般长托在下),调节松紧度,固定粘扣。

(4)患者由坐位到平卧位时,先松开粘扣,去掉后托,一手扶持前托,一手放置患者颈枕部,协助患者躺下,去掉前托,调节好枕头位置及高度。

(5)颈托佩戴时间,一般以2~3周为宜,一般整复后第1周内全天佩戴(睡觉时去除),第2周间断佩戴,不活动时可去除颈托,活动时佩戴,第3周坐车及颈部剧烈活动时佩戴。

(6)佩戴颈托时须配合颈部肌肉锻炼,以保持颈部的稳定性。

(五)运动疗法

1. 急性期颈部制动,避免进行功能锻炼,防止症状加重。

2. 缓解期或手法整复2~3天后指导患者在颈托保护下行颈部拔伸、项臂争力、耸肩、扩胸等锻炼。

3. 康复期及手法整复1周后可间断佩戴颈围,开始进行仰首观天、翘首望月、项臂争力等锻炼,每天2~3次,每次2~3组动作,每个动作10~15次。

4. 康复后要长期坚持做耸肩、扩胸、项臂争力、颈部的保健“米字操”等锻炼,保持颈部肌肉的强度及稳定性,预防复发。

5. 眩晕的患者慎做回头望月、保健“米字操”等转头动作,或遵医嘱进行。

6. 各种锻炼动作要缓慢,以不疲劳为度,要循序渐进。

7. 功能锻炼方法

(1)拔项法:吸气时头顶向上伸展,下颌微收,双肩下沉,使颈部后方肌肉紧张用力,坚持3秒钟,然后呼气放松。

(2)项臂争力:两手交叉,屈肘上举,用手掌抱颈项部,用力向前,同时头颈尽量用力向后伸,使两力相对抗,随着一呼一吸有节奏地进行锻炼。

(3)仰首观天:双手叉腰,先低头看地,闭口使下颌尽量紧贴前胸,停留片刻,然后头颈仰起,两眼看天,仍停留片刻,反复进行。

(4)回头望月:头部转向一侧,头顶偏向另外一侧,双眼极力向后上方观望,如回头望月状,坚持片刻,进行对侧锻炼。

(5)保健"米字操":身体直立,双手自然下垂,挺胸、抬头,目视前方,颈部向左侧屈,吸气,复原时呼气,再向右侧屈。颈前屈,下颌贴胸。颈后伸到最大限度。头向左斜上方摆动至最大限度,再向右斜上方摆动至最大限度,配合呼吸。向左斜下方摆头至最大范围,再向右斜下方摆动至最大范围。整个过程就像头部在写出一个"米"字的感觉。

(六)枕颌带牵引的护理

1. 牵引治疗前告知患者和家属牵引的目的和注意事项,取得配合。

2. 枕颌带牵引分坐位和卧位,根据病情选择合适的牵引体位和牵引角度(前屈、水平位、背伸位)、重量、时间。

3. 根据牵引角度调节枕头高度,保持有效的牵引力线,颈部不要悬空。

4. 牵引过程中观察枕颌带位置是否舒适,耳郭有无压迫,必要时下颌或面颊部可衬垫软物;男患者避免压迫喉结,女患者避免头发压在牵引带内。

5. 牵引时颈部制动。

6. 疼痛较甚的患者去除牵引时要逐渐减轻重量,防止肌肉快速回缩。必要时可小重量持续牵引。

7. 牵引过程中加强巡视,观察患者有无疼痛加重、头晕、恶心、心慌等不适,并根据情况及时报告医师处理。

8. 牵引结束后,颈部应制动休息 10 ~ 20 分钟,同时做好记录。

(七)物理疗法的护理

1. 电疗、磁热疗法、超声波等物理治疗前评估患者皮肤情况,讲解治疗的目的及注意事项,取得患者配合。

2. 电疗仪电极片要和皮肤紧密接触,必要时用固定带、沙袋固定。

3. 治疗时要及时询问患者感觉情况,及时调整电流的大小。治疗过程中忌中断电源,防止瞬间电流击伤患者。

4. 治疗结束后观察皮肤情况,如有红肿、水疱要及时观察处理。

5. 磁热疗法时,保持有效的照射距离,询问患者感受,观察局部皮肤情况,防烫伤。

(八)围手术期的护理

1. 手术前的护理

(1)做好术前宣教,告知手术注意事项及相关准备工作,取得患者的配合,术前戒烟。

(2)前路手术术前 3 ~ 5 天开始气管推移训练,用食指、中指及环指将气管自右向左推或拉,使气管超过正中线,牵拉的时间 5 ~ 10 分/次,逐渐增加至 30 ~ 40 分/次,3 ~

4次/日,而且不发生呛咳。

(3)指导患者进行深呼吸及有效的咳嗽练习,练习床上排大小便。

2. 手术后护理

(1)手术后注意观察伤口有无渗血及四肢感觉运动情况。

(2)根据不同的麻醉方式,指导患者进食,如进食半流易消化食物。

(3)卧床期间预防并发症。

(4)术后功能锻炼:肢体感觉恢复后指导患者做握拳、足趾背伸等小关节活动,48小时做被动的直腿抬高活动,72小时指导患者主动锻炼,以肌训练为主,如上肢手抓拿、下肢的抬高、伸屈活动等。

(5)3周后,在颈部固定良好的前提下,协助患者下床活动。下床顺序:平卧(带好颈围)→床上坐起→床边立→有人协助离床→自己行走。保持头部中立位,防止突然转动头部发生意外。

3. 避免长时间半躺在床头,曲颈斜枕看电视、看书。

4. 睡眠时应保持头颈部在一条直线上,避免扭曲,枕头长要超过肩,不宜过高,为握拳高度(平卧后),枕头的颈部稍高于头部,可以起到良好放松作用。避免颈部悬空。

5. 注意颈部保暖,防风寒湿邪侵袭。

6. 及时防治如咽炎、扁桃体炎、淋巴腺炎等咽喉部疾病。

7. 乘车、体育锻炼时做好自我保护,避免头颈部受伤。开车、乘车注意系好安全带或扶好扶手,防止急刹车颈部受伤等,避免头部猛烈扭转。

三、出院前健康宣教

1. 正确转移体位的方法,如从卧位到坐位、由坐位到站位、由站位到行走。转换体位时必须佩戴颈托。

2. 卧床时可不用佩戴颈托,保持良好的睡姿,合理用枕。不要躺在床上看书,保持正确的坐姿,不要伏案工作太长,适当活动颈部及肩部。避免颈部突然受力,避免突然回头,开车时避免急刹车,系好安全带。

3. 慎起居,防感冒,观察手术部位是否有红、肿、热、痛等现象,如果出现及时就医。

4. 辨证施膳

(1)辨证:受伤4周以后,骨折部瘀肿基本吸收,已经开始有骨痂生长,此时为骨折后期,治疗宜补,通过补益肝肾、气血可促进更牢固的骨痂生成,通过舒筋活络,使骨折部的邻近关节能自由灵活地运动,恢复往日的功能。

(2)饮食宜忌

1)宜:膳食种类不限,食谱可再配以老母鸡汤、猪骨汤、羊骨汤、炖甲鱼等,能饮酒者可选用杜仲骨碎补酒、鸡血藤酒等。

2）忌：酸辣、燥热、油腻、煎炸食品。甜食要少吃，少喝咖啡、浓茶及碳酸饮料等。

5. 食疗

（1）川芎、白芷分别切片，与洗净的鳙鱼头一起放入锅内，加姜、葱、盐、料酒、水适量，先用武火烧沸后，改用文火炖熟。佐餐食用，每日 1 次。可祛风散寒、活血通络。

（2）羊肉、大葱、生姜、大枣、红醋，加水适量，做汤 1 碗，每日 1 次。可益气、散寒、通络。

6. 出院带的药物是________，________，________。请您按时足量服用。如有疑问请电话咨询。

7. 请您保留好“出院复诊提示卡”，留下准确的 1～2 个电话号码或邮箱，以便我们进行随访。

8. 您下次复查的时间是：20 ________年________月________日，星期________。

9. 您的主治医师是________，坐诊时间是每周________上午，周________下午。请您预约就诊。

第二十二节　腰腿痛（腰椎管狭窄症）患者健康宣教流程及内容

一、入院日健康宣教

1. 您的主管医生__________、__________。护士长__________。责任护士________、________。

2. 病房环境及规章制度宣教，包括环境、物品摆放、陪护、探视、禁用电器、呼叫器使用、被服数量，以及床档、餐板的使用等。

3. 住院期间请您穿患者服。佩戴腕带，出院时才可以取下。

4. 在给药及治疗前，护士要核对您的身份：①问您姓名；②核对腕带。

5. 为了您的用药安全，请按时服用口服药。不要将口服药放在抽屉里，因口服药的外包装已去除，易受潮及变质。

6. 术前检查及注意事项：①明晨空腹抽血检查相关的项目如血常规、血型、凝血系列、肝功能、感染系列等，请您在夜间 12 点后不要吃任何东西及喝水，以免影响检查结果。并留取尿标本。②做心电图时请摘下手表，不要讲话。③遵守磁共振的注意事项及禁忌。

7. 辨证施膳

（1）辨证：腰部经络不通、气血阻滞，此时治疗应以活血化瘀、行气消滞为主。中医学认为，瘀不去则骨不能生、瘀去新骨生。故行气散瘀为骨折愈合之首要原则。

(2)饮食宜忌

1)宜:应以清淡、易消化、软饭食品为主,如蔬菜、蛋类、豆制品、水果、鱼汤、瘦肉等。多饮水。

2)忌:①忌酸辣、燥热、油腻食品,尤不可过早食用肥腻滋补之品,如骨头汤、肥鸡、炖甲鱼等,痰湿体质患者更应遵循。②忌不消化食物,腰椎间盘突出患者多需卧床休息,容易阻滞气机,而至脾胃不畅,食之无味,饱胀不适,便秘等,故不宜食用山芋、糯米、豆类等产气多的食物。③禁饮果子露。

3)食疗:①海带荔枝核小茴香青皮加水共煮,每日饮服一次。②赤小豆适量煮水加赤砂糖少许,温服,活血化瘀。③选用三七、当归各 10 g,肉鸽 1 只,共炖熟烂,汤肉并进。每日 1 次,连续 7 天。

8. 戒除不良嗜好:①戒烟。②术前禁酒。

9. 危险因素的评估及宣教,包括压疮、跌倒、烫伤、冻伤、坠床等。请您理解床旁悬挂各种安全标识的目的和意义,并给予协助和支持。

10. 伴随疾病的宣教,如糖尿病需低糖、冠心病需低脂、高血压需低盐饮食等。

11. 您目前的饮食是

□流食 □半流食 □普食 □糖尿病饮食 □低盐 □低脂 □低嘌呤

12. 您目前使用的主要药物及注意事项

<table>
<tr><th colspan="4">药物</th><th>主要不良反应</th></tr>
<tr><td>种类</td><td>药名</td><td>用法</td><td>不良反应</td><td></td></tr>
<tr><td rowspan="3">消炎药</td><td></td><td></td><td></td><td rowspan="3">①过敏反应 ②消化道反应:恶心呕吐
③肾损害 ④肝损害 ⑤耳毒性
⑥局部刺激 ⑦头晕、头痛 ⑧其他</td></tr>
<tr><td></td><td></td><td></td></tr>
<tr><td></td><td></td><td></td></tr>
<tr><td>消肿药</td><td></td><td></td><td></td><td>①肾损害 ②肝损害 ③局部刺激 ④其他</td></tr>
<tr><td rowspan="3">治疗骨质疏松药</td><td></td><td></td><td></td><td rowspan="3">①腹痛、腹胀、腹泻 ②恶心、呕吐
③食管溃疡 ④头痛、骨骼肌疼痛
⑤轻微面色潮红伴发热感 ⑥低血压、头晕
⑦其他</td></tr>
<tr><td></td><td></td><td></td></tr>
<tr><td></td><td></td><td></td></tr>
<tr><td>扩血管活血类药</td><td></td><td></td><td></td><td>①皮疹 ②头晕 ③恶心 ④皮肤发热感
⑤其他</td></tr>
</table>

（续表）

药物				主要不良反应
种类	药名	用法	不良反应	
止痛药				①恶心、呕吐　②出汗、口干　③头痛、头晕 ④便秘　⑤呼吸抑制　⑥其他
抗凝药				①出血　②肝功能异常 ③偶见注射部位出血及瘀斑　④其他
促进骨愈合药				①发热或皮疹　②口干、轻微头晕 ③其他

二、住院期间健康宣教

（一）疾病概念

腰部脊柱管因受到某种原因导致椎管管腔变窄，使其中内容物（马尾和神经根）长期受压而出现下肢、会阴部症状的一种证候群。可因退行性变、椎管发育性狭窄、创伤或医源性等原因引起。

（二）辨证宣教

1. 腰腿疼痛

(1)评估疼痛的诱因、性质、腰部活动情况、下肢感觉、运动情况。

(2)注意起姿势，宜先行翻身侧卧，再用手臂支撑用力后缓缓起床，忌腰部用力，避免体位的突然改变。

(3)做好腰部、腿部保暖，防止受流。

(4)遵医嘱腰部予中药贴敷、中药热熨、中药离子导入、穴位注射、穴位贴敷、蜡疗等治疗，观察治疗后的效果，及时向医师反馈。

(5)给予牵引治疗牵引重量是患者体重1/3～12，也可根据患者的耐受进行牵引重量调节。

2. 下肢麻木

(1)评估麻木部位、程度以及伴随的症状，并做好记录。

(2)协助患者按摩拍打麻木肢体，力度适中，增进患者舒适度，并询问感受。

(3)麻木肢体做好保暖，指导患者进行双下肢关节屈伸运动，促进血液循环。

(4)遵医嘱局部予针灸等治疗，注意观察患者反应，如有不适及时停止治疗。

(5)遵医嘱予穴位注射，常用穴位：足三里、环跳、委中、承山等。

3. 间歇性跛行

(1)评估患者双下肢肌力及步态,对肌力下降及步态不稳者,做好安全防护措防止跌倒及其他意外事件发生。

(2)做好健康教育,教会患者起床活动的注意事项,使用辅助工具行走。

(3)卧床期间或活动困难患者,指导患者进行四肢关节主动运动及腰背肌运动,增强肌肉强度和耐力。

(4)保持病室环境安全,物品放置有序,协助患者生活料理。

(三)护理指导

1. 生活起居

(1)患者以卧床休息为主,采取舒适体位。下床活动时戴腰托加以保护和支撑,不宜久坐。

(2)做好腰部保护,防止腰部受到外伤,尽量不弯腰提重物,减轻腰部负荷。告知患者捡拾地上的物品时宜双腿下蹲、腰部挺直,动作要缓。

(3)指导患者在日常生活与工作中,注意对腰部的保健,提倡坐硬板凳,宜卧硬板床薄软垫。工作时要做到腰部姿势正确,劳逸结合,防止过度疲劳,同时还要防止寒冷等不良因素的刺激。

(4)指导患者正确咳嗽、打喷嚏的方法,注意保护腰部,避免诱发和加重疼痛。

(5)因病程长、恢复慢,鼓励患者应保持愉快的心情,用积极乐观的人生态度对待疾病。

2. 饮食指导　根据患者的营养状况和辨证分型的不同,科学合理指导饮食,使患者达到最大程度的康复,在指导患者饮食期间,动态观察患者的胃纳情况和舌苔变化,随时更改饮食计划。

(1)风寒湿阻型:饮食宜进温经散寒、祛湿通络之品,如砂仁、羊肉、蛇酒等。药膳方:鳝鱼汤、当归红枣煲羊肉。忌凉性食物及生冷瓜果、冷饮。

(2)肾气亏虚型:饮食宜进补肾益精之品,如黑芝麻、黑木耳等。忌辛辣香燥之品。

(3)血瘀气滞型:饮食宜进行气活血化瘀之品,如黑木耳、金针菇、桃仁等。

3. 情志调理

(1)了解患者的情绪,使用言语开导法做好安慰工作,保持情绪平和、神气清净。

(2)用移情疗法,转移或改变患者的情绪和意志,舒畅气机、怡养心神,有益患者的身心健康。

(3)疼痛时出现情绪烦躁,使用安神静志法,要患者闭目静心全身放松,平静呼吸,以达到周身气血流通舒畅。

4. 功能锻炼　加强腰背肌功能锻炼,要注意持之以恒。主要锻炼方法有卧位直腿抬高,交叉蹬腿及五点支撑、飞燕式的腰背肌功能锻炼,根据患者的具体情况进行指导。

5. 腰托的选用及佩戴　腰托规格要与自身腰的长度、周径相适应，其上缘须达肋下缘，下缘至臀裂，松紧以不产生不适感为宜。可根据病情掌握佩戴时间，腰部症状较重时应随时佩戴，轻症患者可在外出或较长时间站立及固定姿势坐位时使用，睡眠及休息时取下。使用腰托期间应逐渐增加腰背肌锻炼，防止和减轻腰部肌肉萎缩。

（四）腰椎牵引的护理

1. 牵引治疗前做好解释工作，告知患者注意事项以取得配合。

2. 遵医嘱选择合适的体位（三屈位、仰卧位、俯卧位）及牵引重量、牵引角度，牵引时上下衣分开，固定带松紧适宜，使患者舒适持久。

3. 牵引时嘱患者全身肌肉放松，以减少躯干部肌肉收缩抵抗力，疼痛较甚不能平卧的患者可使用三角枕垫于膝下缓解不适。

4. 牵引过程中随时询问患者感受，观察患者是否有胸闷、心慌等不适，及时调整。出现疼痛加重等不适立即停止治疗，通知医师处理。

5. 注意防寒保暖，用大毛巾或薄被覆盖患者身体。

6. 腰椎牵引后患者宜平卧 20 分钟再翻身活动。

（五）围手术期护理

1. 术前护理

（1）做好术前宣教与心理护理，告知手术注意事项及相关准备工作，取得患者的配合。

（2）术前 2 天指导患者练习床上大小便及俯卧位训练。

（3）对于吸烟者劝其戒烟，预防感冒；指导患者练习深呼吸、咳嗽和排痰的方。

（4）为患者选择合适腰围，指导正确佩戴方法。

（5）常规进行术区皮肤准备、药物过敏试验及交叉配血等。

2. 术后护理

（1）术后妥善安置患者，搬运患者时，保持脊椎一条直线，防止扭曲，使用过床板平托过床。翻身时，采取轴线翻身方法。

（2）根据不同的麻醉方式，正确指导患者进食，进食营养丰富易消化的食物。

（3）注意患者生命体征变化，观察双下肢感觉、运动、肌力等神经功能的变化。

（4）观察伤口敷料渗出情况，保持伤口负压引流管通畅，定时倾倒引流液，严格执行无菌操作。观察引流液色、质、量的变化，并正确记录，如引流液为淡红色液体，引流量大于 200 mL，怀疑脑脊液漏，应通知医师及时处理，并将引流球负压排空，暂停负压引流，抬高床尾。

（5）指导患者进行踝泵运动，每天平均 5 ~ 10 次/小时，循序渐进，以不疲劳为宜，预防血栓。评估患者下肢疼痛改善情况，循序渐进指导患者进行蹬腿、直腿抬高、五点支撑及飞燕式等功能锻炼。

（6）根据手术方式，术后 3 ~ 5 天协助患者佩戴护具侧身起卧，练习下地行走，行走时，抬头挺胸收腹，做好安全防护。

(7)积极进行护理干预,预防肺部感染、尿路感染及下肢静脉栓塞等并发症的发生。

(8)对排尿困难者,可采取中药热熨下腹部,配合按摩,以促进排尿。对于腹胀便秘患者,采取腹部按摩,每天 4 次,每次 100 下左右,为晨起午睡醒后、早餐及晚餐后 1 ~3 小时进行,顺时针方向按摩,以促进排便或应用中药贴敷,贴敷时间不宜超过 8 小时,6 ~8 小时后自行取下,必要时行中药灌肠。

(9)卧床期间协助患者做好生活护理,满足各项需求。

三、出院前健康宣教

1. 正确转移体位的方法:保持脊柱水平。

2. 可以适当下床活动时,不应由仰卧位直接起身坐起,而应先侧身,然后用手臂缓慢将身体支撑起来。下床后要佩戴腰围。继续坚持腰背肌锻炼,至少达半年以上。腰围保护 3 个月,不弯腰,半年内避免重体力劳动。

3. 慎起居,避免久坐,预防感冒,观察手术部位是否有红、肿、热、痛等现象,如果出现及时就医。

4. 辨证施膳

(1)辨证:患者气滞血瘀,仍需行气化瘀,同时由于长期卧床,因伤气而至脾虚,因此可适量补脾行气、通滞化瘀。

(2)饮食宜忌

1)宜:膳食种类不限,食谱可再配以老母鸡汤、猪骨汤、羊骨汤、炖甲鱼等,或加用山药,多喝稀粥。能饮酒者可选用杜仲骨碎补酒、鸡血藤酒等。

2)忌:生冷、酸辣、燥热、油腻、煎炸食品。甜食要少吃,少喝咖啡、浓茶及碳酸饮料等。

(3)食疗:①可用枸杞子、续断各 10 g,骨碎补 15 g、薏苡仁 50 g,将骨碎补与续断先煎去渣,再加入另 2 味同煮粥进食。每日 1 次,7 天为 1 个疗程,每个疗程后间隔 3 ~5 天,共用 3 ~4 个疗程。②三七猪脚筋汤饮汤吃肉,1 剂/日。功能:活血定痛,强筋壮骨。

5. 出院带的药物是________,________,________。请您按时足量服用。如有疑问请电话咨询。

6. 请您保留好“出院复诊提示卡”,留下准确的 1 ~2 个电话号码或邮箱,以便我们进行随访。

7. 您下次复查的时间是:20 ________年________月________日,星期________。

8. 您的主治医师是________,坐诊时间是每周________上午,周________下午。请您预约就诊。

第二十三节　膝痹（膝关节骨性关节炎）患者健康宣教流程及内容

一、入院日健康宣教

1. 您的主管医生__________、__________。护士长________。责任护士________、________。

2. 病房环境及规章制度宣教，包括环境、开水间、厕所、护士站、医生办公室、本院餐厅的位置。每天下午餐厅有人来订餐。物品摆放、陪护、探视、禁用电器、呼叫器使用、被服数量，以及床档的使用等。

3. 住院期间请您穿患者服。佩戴腕带，出院时才可以取下。

4. 紫外线灯的位置，因紫外线对眼睛及皮肤有损伤，不要自己打开。

5. 在给药及治疗前，护士要核对您的身份：①问您姓名；②核对腕带。

6. 为了您的用药安全，请按时服用口服药。不要将口服药放在抽屉里，因口服药的外包装已去除，易受潮及变质。

7. 入院检查及注意事项：①需明晨空腹抽血及做腹部 B 超者，请您在夜间 12 点后不要吃任何东西及喝水，以免影响检查结果。请明晨留取二便标本。②做心电图时请摘下手表，不要讲话。

8. 戒除不良嗜好：①戒烟。烟草中的主要有害物质尼古丁有收缩血管的作用，会引起心脑肾等脏器的病变。②限酒。乙醇直接损害人体肝脏。

9. 患者危险因素的评估及宣教，包括压疮、跌倒、烫伤、冻伤、坠床等。请您理解床旁悬挂各种安全标识的目的和意义，并给予协助和支持。

10. 伴随疾病的宣教，糖尿病需低糖、冠心病需低脂、高血压需低盐饮食等。

11. 您目前的饮食是

□流食　□半流食　□普食　□糖尿病饮食　□低盐　□低脂　□禁食

二、住院期间健康宣教

（一）疾病概念

膝关节骨性关节炎是指由于膝关节软骨变性、骨质增生而引起的一种慢性骨关节疾患，又称为膝关节增生性关节炎、退行性关节炎及骨性关节病等。本病多发生于中老年人，也可发生于青年人；可单侧发病，也可双侧发病。

（二）辨证宣教

1. 关节疼痛

（1）评估疼痛的诱因、性质、下肢活动、下肢感觉、运动情况。

(2)体位护理:患肢制动并抬高15°,外展中立,以减轻疼痛。

(3)做好下肢保暖,防止受凉。

(4)指导患者学会放松技巧,分散患者的注意力。

(5)遵医嘱腿部予中药贴数、中药热熨、中药熏蒸、中药塌渍等治疗,观察治疗后的效果,及时向医师反馈。

(6)遵医嘱使用耳穴贴压(耳穴埋豆),减轻疼痛。穴位:神门、交感、皮质下、肝、肾等。

2. 关节肿胀

(1)观察关节肿胀情况,加重应警惕关节内积液,及时报告医师。

(2)给予活血止痛散日一剂水煎局部外洗。

(3)给予气压治疗、理疗、按摩等,减轻肿痛,改善活动功能。

(4)遵医嘱局部予中药熏洗、中药塌渍、艾灸等治疗,注意防止皮肤烫伤及损伤观察治疗效果。

3. 下肢活动受限

(1)评估患者下肢肌力及步态,对肌力下降及步态不稳者,做好安全防护措施,防止跌倒及其他意外事件。

(2)做好健康教育,教会患者使用助行器行走。

(3)卧床期间或活动困难患者,指导患者进行四肢关节主动运动及踝泵运动,提高肌肉强度和耐力。

(4)保持病室环境安全,协助患者生活料理。

(5)遵医嘱予物理治疗或采用中药热熨、中药熏洗、穴位贴敷等治疗。

(三)护理指导

1. 饮食指导　饮食宜清淡易消化,多吃蔬菜水果,忌生冷、发物及煎炸品。

(1)风寒湿痹证:宜食祛风除湿、温经通络之品,如姜、蒜、辣面条等。趁热食用,以汗出为度。忌生冷、性凉及肥腻食品,如柿子、螃蟹、蚌肉、海带等。

(2)风湿热痹证:宜食清热利湿之品,如薏苡仁、冬瓜等。忌生冷、辛辣、滋腻、温燥、伤阴的食品,如洋葱、荔枝、狗肉、羊肉等。食疗方:苡仁冬瓜汤。

(3)瘀血闭阻证:宜食活血通络、温经壮阳之品,如山楂、木耳、黑豆、核桃、乌鸡汤等。忌辛热燥辣、肥甘厚腻的食品,如肥肉、烤肉等。

(4)肝肾亏虚证:宜食补益气血、益肝肾之品,如山药、枸杞子等。忌发物、肥腻的食品,如鱼肉、虾肉、鸡蛋等。

2. 情志疏导

(1)耐心向患者讲述疾病治疗及康复过程,介绍成功案例,消除紧张顾虑,积极配合治疗和护理。

(2)开展集体健康教育或者患者交流会,创造患者之间沟通机会,让治疗效果好的患者分享经验,提高认识,相互鼓励,增强治疗信心。

(3)指导患者开展读报、听音乐、与人聊天等转移注意力的活动。对有焦虑抑郁情绪的患者采用暗示疗法以缓解不良情绪。

(4)争取患者的家庭支持,鼓励家属多陪伴患者,给予亲情关怀。

3. 生活起居

(1)避风寒湿邪入侵,局部注意保暖。

(2)加强对膝部保护,戴护膝保暖。

(3)患肢可垫软枕抬高,避免爬山,以免关节过度负重。

(4)适当控制体重,增加户外活动,日光照射,防止骨质疏松。

(5)有任何部位的感染及时就医。

(四)康复指导

1. 早期功能锻炼。

(1)肌肉训练:①股四头肌练习,绷紧大腿肌肉,尽量伸直膝关节,保持5~10秒。②直腿抬高,在床上绷紧伸直膝关节,并稍稍抬起,使下肢离开床面,保持5~10秒。

(2)关节训练:①膝关节不负重的屈伸运动。②踝关节背伸、跖屈活动。

(3)可适当进行散步,游泳等活动。

2. 晚期行手术治疗,术后遵医嘱进行功能锻炼。

(1)手术当日平卧位,抬高患肢。

(2)术后6小时指导患者进行踝关节背伸、跖屈活动,以不感到疲劳为宜。

(3)人工膝关节置换术后,遵医嘱监督指导患者使用下肢关节功能康复机(CPM)进行膝关节屈伸锻炼。

三、出院前健康宣教

1. 告知患者定期到门诊复查血常规、尿常规、骨髓象。

2. 遵医嘱服药,按期继续化疗。

3. 适当锻炼,保持心情愉快。

4. 注意随天气变化增减衣物,预防感冒,尽量少去或不去公共场所,以避免交叉感染。

5. 出院带的药物是________,________,________。请您按时足量服用,如有疑问请电话咨询。

6. 您下次复查的时间是:20 ________年________月________日,星期________。

7. 您的主治医师是________,坐诊时间是周________上午,周________下午,请您预约就诊。

第二十四节　骨蚀(成人股骨头缺血性坏死)患者健康宣教流程及内容

一、入院日健康宣教

1. 您的主管医生__________、__________。护士长__________。责任护士________、________。

2. 病房环境及规章制度宣教,包括环境、物品摆放、陪护、探视、禁用电器、呼叫器使用、被服数量,以及床档、餐板的使用等。

3. 住院期间请您穿患者服。佩戴腕带,出院时才可以取下。

4. 在给药及治疗前,护士要核对您的身份:①问您姓名;②核对腕带。

5. 为了您的用药安全,请按时服用口服药。不要将口服药放在抽屉里,因口服药的外包装已去除,易受潮及变质。

6. 术前检查及注意事项:①明晨空腹抽血检查相关的项目如血常规、血型、凝血系列、肝功能、感染系列等,请您在夜间 12 点后不要吃任何东西及喝水,以免影响检查结果。并留取尿标本。②做心电图时请摘下手表,不要讲话。③遵守磁共振的注意事项及禁忌。

7. 辨证施膳

(1)气滞血瘀:饮食宜活血祛瘀、行气止痛之品,如西洋参煲田鸡、佛手煲排骨汤、黑木耳煲鸡汤等。

(2)肝肾亏虚:饮食宜滋补肝肾、壮筋骨之品,可用熟地黄、当归、黄芪煲鸡汤,杜仲、牛膝煲猪脚筋等。

8. 戒除不良嗜好:①戒烟。②术前禁酒。

9. 危险因素的评估及宣教,包括压疮、跌倒、烫伤、冻伤、坠床等。请您理解床旁悬挂各种安全标识的目的和意义,并给予协助和支持。

10. 伴随疾病的宣教,如糖尿病、冠心病、高血压等。

11. 您目前的饮食是

□流食　□半流食　□普食　□糖尿病饮食　□低盐　□低脂

12. 您目前使用的主要药物及注意事项

药物				主要不良反应
种类	药名	用法	不良反应	
消炎药				①过敏反应　②消化道反应：恶心呕吐 ③肾损害　④肝损害　⑤耳毒性 ⑥局部刺激　⑦头晕、头痛　⑧其他
消肿药				①肾损害　②肝损害　③局部刺激 ④其他
治疗骨质疏松药				①腹痛、腹胀、腹泻　②恶心、呕吐 ③食管溃疡　④头痛、骨骼肌疼痛 ⑤轻微面色潮红伴发热感　⑥低血压、头晕 ⑦其他
扩血管活血类药				①皮疹　②头晕　③恶心　④皮肤发热感 ⑤其他
抗凝药				①出血　②肝功能异常 ③偶见注射部位出血及瘀斑　④其他
促进骨愈合药				①发热或皮疹　②口干、轻微头晕 ③其他

二、住院期间健康宣教

1. 向患者介绍同室病友，使患者尽快适应新的环境。向患者讲解疾病的有关知识，介绍治疗成功的病例，增强其治疗疾病的信心。倾听患者的诉说，解决患者的实际困难，使其安心治疗。

2. 嘱患者保持功能体位或治疗所需体位。指导患者学会放松技巧，分散患者的注意力，以减轻疼痛。

3. 疼痛严重时遵医嘱给予镇痛药、针刺或外敷活血止痛膏等措施。局部贴敷时，注意避免烫伤皮肤，过敏者及时揭去，并注意观察用药后反应。注意休息，劳逸结合。

4. 做好健康指导，告知患者学会观察病情，如患肢肿胀、疼痛、皮肤颜色、温度等有异常时应及时报告医师。

5. 注意劳逸结合，肥胖者减轻体重，以减少关节负重。

6. 教会患者使用拐杖或步行器的方法。

7. 告知患者功能锻炼的重要性，制订锻炼计划，指导患者做股四头肌等长收缩训练，以促进血液循环，增强肌力。功能锻炼以主动活动为主，尽量增加关节活动范围，防止关节僵硬及畸形。

8. 宣传中医疗法的特色，提高患者依从性。辅助推拿、按摩、理疗等措施，通过对肌肉经脉穴位的刺激作用，改善髋关节周围的血液循环，促进坏死修复。

9. 告知患者饮食习惯的改善，严禁酗酒、吸烟，宜食高钙食物，如虾皮、鱼肉、贝类等，防止骨质疏松。

三、出院前健康宣教

1. 养成良好的生活习惯，严禁酗酒、吸烟。

2. 适度体育锻炼，增强体能和身体的协调性，防止骨质疏松，以减少意外骨折的发生。

3. 指导患者继续进行合理有效的、循序渐进的功能锻炼。

4. 鼓励患者尽量使用拐杖或助行器，防止负重跌倒。

5. 出院带的药物是________，________，________。请您按时足量服用。如有疑问请电话咨询。

6. 请您保留好“出院复诊提示卡”，留下准确的 1 ~ 2 个电话号码或邮箱，以便我们进行随访。

7. 您下次复查的时间是：20 ________年________月________日，星期________。

8. 您的主治医师是________，坐诊时间是周________上午，周________下午，请您预约就诊。

第二十五节　脱位（发育性髋关节脱位）患者健康宣教流程及内容

一、入院日健康宣教

1. 您的主管医生__________、__________。护士长__________。责任护士________、________。

2. 病房环境及规章制度宣教，包括环境、物品摆放、陪护、探视、禁用电器、呼叫器使

用、被服数量,以及床档、餐板的使用等。

3. 住院期间请您穿患者服。佩戴腕带,出院时才可以取下。

4. 在给药及治疗前,护士要核对您的身份:①问您姓名;②核对腕带。

5. 为了您的用药安全,请按时服用口服药。不要将口服药放在抽屉里,因口服药的外包装已去除,易受潮及变质。

6. 术前检查及注意事项:①明晨空腹抽血检查相关的项目如血常规、血型、凝血系列、肝功能、感染系列等,并留取尿标本,请您在夜间 12 点后不要吃任何东西及喝水,以免影响检查结果。②做心电图时请摘下手表及饰品,不要讲话。③遵守磁共振的注意事项及禁忌。

7. 辨证施膳

(1)辨证:中医学认为发育性髋关节脱位的儿童,证属先天不足、肝肾亏损,儿童多发育迟缓。肝主筋、肾主骨、肝肾亏虚,则筋骨弱、筋不束骨,故脱位。应予以充足、合理的营养。

(2)饮食宜忌

1)宜:母乳喂养的患儿母亲饮食必须均衡,富含营养、水分及维生素。人工喂养的患儿,营养搭配应均衡。除呕吐、腹泻外,饮食一般不宜变动过多,并且应逐渐更改。较大患儿饮食要多样化,搭配均衡,使食物具备各种营养。

2)忌:母乳喂养的患儿母亲不宜喝茶、咖啡等刺激性饮料。大龄儿童喂养不要太多、太勤,而且要注意卫生。术前不宜食用生冷、煎炸、肥厚之物。

(3)食疗。①白扁豆瘦肉汤:用文火炖 1 小时,调味后即可食用,以健脾胃。②胡萝卜粥:如果小孩喜吃甜食,也可稍加少量红糖。

8. 戒除不良嗜好

(1)纠正偏食,增强抵抗力,因偏食能影响儿童营养状况,造成抵抗力低下,手术耐受性差。

(2)忌卧位时食用硬果类食物,如花生、瓜子、干炒豆、核桃等,因咀嚼能力较弱的幼儿不易咬碎嚼烂,易呛入气管引起窒息。

9. 危险因素的评估及宣教,包括压疮、跌倒、烫伤、冻伤、坠床等。请您理解床旁悬挂各种安全标识的目的和意义,并给予协助和支持。

10. 伴随疾病的宣教,注重饮食卫生、培养良好的饮食习惯,注意适时增减衣物、防外感。

11. 您目前的饮食是

□流食 □半流食 □普食 □糖尿病饮食 □低盐 □低脂

□特殊饮食

12. 您目前使用的主要药物及注意事项

药物				主要不良反应
种类	药名	用法	不良反应	
消炎药				①过敏反应 ②消化道反应:恶心呕吐 ③肾损害 ④肝损害 ⑤耳毒性 ⑥局部刺激 ⑦头晕、头痛 ⑧其他
消肿药				①肾损害 ②肝损害 ③局部刺激 ④其他
治疗骨质疏松药				①腹痛、腹胀、腹泻 ②恶心、呕吐 ③食管溃疡 ④头痛、骨骼肌疼痛 ⑤轻微面色潮红伴发热感 ⑥低血压、头晕 ⑦其他
扩血管活血类药				①皮疹 ②头晕 ③恶心 ④皮肤发热感 ⑤其他
止痛药				①恶心、呕吐 ②出汗、口干 ③头痛、头晕 ④便秘 ⑤呼吸抑制 ⑥其他
抗凝药				①出血 ②肝功能异常 ③偶见注射部位出血及瘀斑 ④其他
促进骨愈合药				①发热或皮疹 ②口干、轻微头晕 ③其他

二、术前健康宣教

(一)术前1日准备

1. 物品准备

(1)尿壶、尿垫、吸管、毛巾3～4块。

(2)如有特殊需要我们会告知您准备:大浴巾、玩具、棉质替换衣物、纸尿裤或尿布。

2. 胃肠道准备

(1)晚餐照常进行,但以清淡易消化软饭为宜。

(2)夜间12点以后不可饮水及吃饭,直至手术。

3. 皮肤准备 先清洗手术区域皮肤,再剃除皮肤上的毛发,以利于手术。

4. 药物过敏试验 根据患者的情况,有可能为患者做有关药物的过敏试验。询问患者是否有药物及食品等方面的过敏史。

5. 抽取血标本 备术中用血。

6. 请您了解疼痛评分方法及控制方法 0分指无痛;1~3分指轻度疼痛:可忍受,能正常生活睡眠;3~5分指中度疼痛:轻度干扰睡眠,需用镇痛药;5~7分指重度疼痛:干扰睡眠,需用麻醉镇痛药;7~9分指剧烈疼痛:干扰睡眠严重,伴有其他症状;9~10分指无法忍受:严重干扰睡眠,伴有其他症状或被动体位。

7. 术前康复训练宣教,术后适用性锻炼 有效咳嗽,深呼吸方法:用鼻子深吸气,屏气2秒,用嘴慢慢地吹气。目的是利于肺扩张,清理呼吸道分泌物,预防肺不张、肺部炎症。

(二)手术当日晨准备

1. 术日晨洗漱完毕后请您更换患者服(请您将自己的所有衣服全部脱下,包括内衣、内裤、袜子,只穿患者服),排空大小便。

2. 如有佩戴饰品或发卡的患儿(包括眼镜),请将其全部摘下,贵重饰品转交家长保管。

3. 手术室会有专人来病房接。家长和患儿可在手术等候室暂待,以缓和患儿紧张恐惧心理。

4. 准备好所有检查片子,以及护士发给的药品、敷料,带入手术室。

5. 术日晨护士为患者测血压、体温,根据医嘱可能行导尿术并留置导尿管。

三、术后健康宣教

(一)手术回病房1~6小时注意事项

1. 全麻的患儿不能枕枕头,禁食禁水6小时。

2. 联合麻醉、硬膜外麻醉的患儿禁食6小时,禁水时间医护人员会根据患儿的情况告知,没有恶心、呕吐症状2小时后可以少量多次饮水。

3. 术后患儿会感觉口干,护士会为患儿湿润口唇。主要是因为禁食禁水时间较长、术中应用减少出血的药物。随着饮水及液体的补充,口干症状会缓解。

4. 术后可能会出现恶心不适,主要与麻醉、止痛、禁食等因素有关。不要紧张,我们会为患儿准备好棉垫放在枕边,想吐时,头偏向一侧呕吐即可。

5. 如果患儿哭闹严重或烦躁异常,请立即通知医护人员。

6. 保持石膏整洁,勿使尿、便、饮料及食物污染,石膏未干时勿覆盖衣物。如患儿足部出现冰凉、苍白、青紫等情况,请立即告知医务人员。

7. 如果有导尿管留置,可定时放尿,及时夹闭导尿管,集尿袋不可高于膀胱。

(二)术后6~12小时注意事项

1. 疼痛可能是患儿此时比较严重的问题,请不要担心,我们为患儿准备了镇痛针剂或口服药,医生会根据患儿现在的疼痛程度,采取相应的处理措施。如患儿使用镇痛泵可按压开关释放镇痛药。

2. 维持石膏的位置，直至石膏完全干固，勿挤压石膏、勿搬动患儿。用烤灯烤石膏时，勿烫伤。尿布不要直接与石膏接触，以免石膏潮湿变形。

3. 术后第一次进食应该以温热软性食物为主，最好是粥类、面条等，以减少对胃的刺激。第一次饮水量不要过大，最好少量多次进行。

（三）术后 12 ~48 小时注意事项

1. 患儿出现足跟处持续性疼痛，应及时告知医护人员，防止压疮。

2. 鼓励患儿多饮水，给予高热量易消化饮食。如有腹胀、便秘可饮用萝卜水，以通腑气。饮食原则遵循骨折早期膳食要求。

3. 患儿出现腹痛、呕吐，呕吐物主要是胃内容物，应注意观察石膏是否过紧、有无压迫腹部，如有发生，及时告知医护人员。

4. 患儿夜间哭闹严重，及时告知，防止意外发生。

5. 大龄患儿骨牵引针眼处，应保持干燥、清洁，被褥和衣物勿压迫牵引绳。不要随意增减牵引重量。指导、鼓励大龄患儿做股四头肌舒缩活动，踝、趾关节运动。

6. 注意保暖，鼓励患儿深呼吸、咳嗽，防止肺部感染。

7. 做好情志护理，应多陪伴患儿，可以用玩具、音乐、书籍吸引患儿注意力。给患儿讲故事，和患儿一起做游戏、玩玩具，使其情绪稳定。

8. 如果有导尿管留置，可考虑终止使用。

（四）术后 1 周内健康教育

1. 大龄患儿在医护人员的指导下进行功能锻炼。主要有：①股四头肌的等长收缩运动。②踝泵运动。

2. 近期并发症预防的健康教育。

（1）鼓励患儿按时、足量、正确地做踝泵运动，以预防下肢深静脉血栓形成；防止压疮。

（2）教会患儿做股四头肌的等长收缩运动（患肢不改变位置，只做肌肉的收缩和舒张活动）。

（3）督促患者做呼吸操，他人拍背，指压肺俞穴，推督脉，预防肺部感染等。

3. 辨证施膳原则同上。

（五）术后 1 周后健康教育

1. 辨证施膳

（1）辨证：手术后早期饮食以消肿止痛、理气通便为原则；手术后中期以和营止痛、祛瘀生新、接骨续筋为主，以促进骨痂生长；手术后长久卧床致筋肉痿弱无力、筋骨气血虚弱、筋骨连而未坚，促进骨痂生成。

（2）饮食宜忌

1）宜：术后初期宜进清淡、温热、易消化、高营养、高维生素及富含纤维素的食物，如牛奶、豆制品、新鲜水果、蔬菜等；中期宜营养丰富、高热量、高蛋白、钙、磷含量高的食物，如蛋类、排骨汤、瘦肉、动物内脏、海带等，以补充大量维生素；后期除给予高营养食物外，更需要大量补钙，进食老母鸡汤、猪骨汤、牛骨汤等，并加服滋补肝肾、壮骨生髓的生血补髓汤服用，或用枸杞子、骨碎补、续断、薏苡仁与粥同煮进食。

2）忌：①酸辣、燥热、油腻、煎炸食品。甜食要少吃，少喝碳酸饮料等。忌盲目补充钙质品。②忌食过多的白糖。③忌少饮水。④忌过多食用零食。

（3）食疗：①选用当归续断排骨汤，炖煮 1 小时以上，汤肉共进，连用 2 周。②生黄芪粳米煮粥，早、晚服，适用于气虚患者。

四、出院前健康宣教

1. 掌握正确转移体位的方法，石膏干固后应定时改变患儿的体位，翻身方法为：以健侧为轴翻转，应由两人同时抬起患儿的后腰部、臀部及腘窝，然后再缓慢、协调地翻转患儿。应注意髋关节、膝关节处的石膏，防止折断。

2. 观察手术部位及牵引部位是否有红、肿、热、痛等现象，出现异常及时就医。

3. 慎起居，防外感。

4. 辨证施膳

（1）辨证：骨折部瘀肿已基本吸收，骨痂开始生长，治疗上讲究一个“补”字，通过补益肝肾、气血，促进更牢固的骨痂生成。

（2）饮食宜忌

宜：饮食上可以补虚为主，食谱可再配以老母鸡汤、猪骨汤、羊骨汤、鹿筋汤、炖甲鱼等。

忌：酸辣、燥热、油腻、煎炸食品。甜食要少吃，少喝碳酸饮料等。

5. 出院带的药物是________，________，________。请您按时足量服用。如有疑问请电话咨询。

6. 请您保留好“出院复诊提示卡”，留下准确的 1 ~ 2 个电话号码或邮箱，以便我们进行随访。

7. 您下次复查的时间是：20 ________年________月________日，星期________。

8. 您的主治医师是________，坐诊时间是每周________上午，周________下午，请您预约就诊。

第二十六节　骨折(儿童肱骨髁上骨折)患者健康宣教流程及内容

一、入院日健康宣教

1. 您的主管医生__________、__________。护士长__________。责任护士__________、__________。

2. 病房环境及规章制度宣教,包括环境、物品摆放、陪护、探视、禁用电器、呼叫器使用、被服数量,以及床档、餐板的使用等。

3. 住院期间请您穿患者服。佩戴腕带,出院时才可以取下。

4. 在给药及治疗前,护士要核对您的身份:①问您姓名;②核对腕带。

5. 为了您的用药安全,请按时服用口服药。不要将口服药放在抽屉里,因口服药的外包装已去除,易受潮及变质。

6. 术前检查及注意事项:①明晨空腹抽血检查相关的项目如血常规、血型、凝血系列、肝功能、感染系列等,请您在夜间 12 点后不要吃任何东西及喝水,以免影响检查结果。并留取尿标本。②做心电图时请摘下手表及饰品,不要讲话。③遵守磁共振的注意事项及禁忌。

7. 辨证施膳

(1)辨证:受伤部位瘀血肿胀、经络不通、气血阻滞,此时治疗应以活血化瘀、行气消散为主。中医学认为,瘀不去则骨不能生、瘀去新骨生。故消肿散瘀为骨折愈合之首要原则。

(2)饮食宜忌

1)宜:应以清淡、易消化、软饭食品为主,如蔬菜、蛋类、豆制品、水果、鱼汤、瘦肉等。多饮水。

2)忌:①忌酸辣、燥热、油腻食品,尤不可过早食用肥腻滋补之品,如骨头汤、肥鸡、炖甲鱼等,痰湿体质患儿更应遵循。②忌食不易消化之品,如山芋、糯米、豆类等产气多的食物。

(3)食疗:当归黄芪炖母鸡,肉汤分次食用。

8. 戒除不良嗜好:①纠正偏食,增强抵抗力,因偏食能影响儿童营养状况,造成抵抗力低下,手术耐受性差。②忌卧位时食用硬果类食物,如花生、瓜子、干炒豆、核桃等,因咀嚼能力较弱的幼儿不易咬碎嚼烂,易呛入气管引起窒息。

9. 危险因素的评估及宣教,包括压疮、跌倒、烫伤、冻伤、坠床等。请您理解床旁悬挂各种安全标识的目的和意义,并给予协助和支持。

10. 伴随疾病的宣教，注重饮食卫生、培养良好的饮食习惯、注意适时增减衣物、防外感。

11. 您目前的饮食是

□流食　□半流食　□普食　□糖尿病饮食　□低盐　□低脂

□特殊饮食

12. 您目前使用的主要药物及注意事项

药物				主要不良反应
种类	药名	用法	不良反应	
消炎药				①过敏反应　②消化道反应：恶心呕吐 ③肾损害　④肝损害　⑤耳毒性 ⑥局部刺激　⑦头晕、头痛　⑧其他
消肿药				①肾损害　②肝损害　③局部刺激 ④其他
治疗骨质疏松药				①腹痛、腹张、腹泻　②恶心、呕吐 ③食管溃疡　④头痛、骨骼肌疼痛 ⑤轻微面色潮红伴发热感　⑥低血压、头晕 ⑦其他
扩血管活血类药				①皮疹　②头晕　③恶心　④皮肤发热感 ⑤其他
抗凝药				①出血　②肝功能异常 ③偶见注射部位出血及瘀斑　④其他
促进骨愈合药				①发热或皮疹　②口干、轻微头晕 ③其他

二、术前健康宣教

(一)术前1日准备

1. 物品准备

(1)尿壶、尿垫、吸管、毛巾3~4块。

(2)如有特殊需要我们会告知您准备:大浴巾、玩具、儿童书籍、棉质替换衣物、纸尿裤或尿布。

2. 胃肠道准备

(1)晚餐照常进行,但以清淡易消化软饭为宜。

(2)夜间12点以后不可饮水及吃饭,直至手术。

3. 皮肤准备　先清洗手术区域皮肤,再剃除皮肤上的毛发,以利于手术。

4. 药物过敏试验　根据患者的情况,有可能为患者做有关药物的过敏试验。询问患者是否有药物及食品等方面的过敏史。

5. 抽取血标本　以备术中用血。

6. 请您了解疼痛评分方法及控制方法　0分指无痛;1~3分指轻度疼痛:可忍受,能正常生活睡眠;3~5分指中度疼痛:轻度干扰睡眠,需用镇痛药;5~7分指重度疼痛:干扰睡眠,需用麻醉镇痛药;7~9分指剧烈疼痛:干扰睡眠严重,伴有其他症状;9~10分指无法忍受:严重干扰睡眠,伴有其他症状或被动体位。

7. 术前康复训练宣教,术后适用性锻炼

(1)有效咳嗽,深呼吸方法:用鼻深吸气,屏气2秒,用嘴慢慢地吹气。目的是利于肺扩张,清理呼吸道分泌物,预防肺不张、肺部炎症。

(2)自我训练床上大小便。

(二)手术当日晨准备

1. 术日晨洗漱完毕后请您更换患者服(请您将自己的所有衣服全部脱下,包括内衣、内裤、袜子,只穿患者服),排空大小便。

2. 患儿如有佩戴饰品或发卡(包括眼镜),请将其全部摘下,贵重饰品转交家长保管。

3. 手术室会有专人来病房接。

4. 准备好所有检查片子,以及护士发的药品、敷料,都带入手术室。

5. 术日晨有护士为患者测血压、体温,根据医嘱可能行导尿术并留置尿管。

三、术后健康宣教

(一)手术回病房1~6小时注意事项

1. 全麻的患儿不能枕枕头,禁食禁水6小时。

2. 联合麻醉、硬膜外麻醉的患儿禁食6小时,禁水时间医护人员会根据患儿的情况告知,没有恶心、呕吐症状2小时后可以少量多次饮水。

3. 术后患儿会感觉口干,他人会为患儿湿润口唇。主要是因为禁食禁水时间较长,术中应用减少出血的药物。随着饮水及液体的补充,口干症状会缓解。

4. 术后可能会出现恶心不适,主要与麻醉、止痛、禁食等因素有关。不要紧张,我们会为患儿准备好棉垫在枕边,想吐时,头偏向一侧呕吐即可。

5. 如果患儿感觉心慌、憋气、伤口疼痛剧烈,立即告诉身边任何人员通知医护人员。

6. 6小时内勿挤压石膏,手指末端出现发凉、发紫、苍白,应及时告知医护人员,防止石膏过紧,注意保持石膏清洁干燥。

7. 术后患儿的伤口处有可能留置引流管(条),请您不要紧张,这是为更好地引出骨折部位的瘀血,促进伤口、骨折愈合,注意勿折压引流管,保持引流通畅。

(二)术后6~12小时注意事项

1. 疼痛可能是您此时比较严重的问题,请不要担心,我们为患儿准备了镇痛针剂及口服药,您只需要告诉医护人员您现在的疼痛程度,我们会采取相应的处理措施。如患儿使用镇痛泵可按压开关释放镇痛药。

2. 肢端活动是主要的任务,麻醉恢复后患儿应在医务人员的指导下尽量做屈伸握拳伸指运动。

3. 术后第一次进食应该以温热软性食物为主,最好是粥类、面条等以减少对胃的刺激。术后第一次进食、饮水量不要过大,最好少量多次进行。

(三)术后12~48小时注意事项

1. 指导患儿做肢端的伸握拳运动。

2. 如果发现手指及腕关节不能屈伸活动以及感觉麻木等,应及时通知医护人员。

3. 鼓励患儿多饮水,给高热量、易消化饮食。如有腹胀、便秘可饮用萝卜水,以通腑气。饮食原则遵循骨折早期膳食要求。

4. 鼓励患儿下床活动,如第一次起床可能出现头晕、恶心等,可以先从床边坐起开始,循序渐进。

5. 情志疏导,应多陪伴患儿,可以用玩具、音乐、书籍吸引患儿注意力。给患儿讲故事,和患儿一起做游戏、玩玩具,使其情绪稳定。

6. 术后第2日,增加腕指关节屈伸练习程度。

(四)术后1周内健康教育内容

1. 适当下床活动。患肢给予前臂吊带胸前悬挂位。

2. 鼓励患儿按时、足量、到位地做伸握拳运动,以预防肿胀。

3. 督促患儿做呼吸操,他人拍背,指压肺俞穴,推督脉预防肺部感染等。

4. 辨证施膳原则同上。

（五）术后1周后健康教育内容

1. 辨证施膳

（1）辨证：瘀肿大部分吸收，多为和血生新期，宜食补肝肾、续筋接骨的食物。饮食上由清淡转为补充高营养，以满足骨痂生长的需要。

（2）饮食宜忌

1）宜：在初期的食谱上加以枸杞子、杜仲及各种动物的骨头，以补给更多的维生素A、维生素D、钙及蛋白质。注意粗细搭配，少食多餐。

2）忌：①酸辣、燥热、油腻、煎炸食品。甜食要少吃，少喝咖啡、浓茶及碳酸饮料等。忌盲目补充钙质品。②忌食过多的白糖。③忌长时间服用三七片。④忌少饮水。

（3）食疗：①猪骨粳米粥分次食用。②生黄芪粳米煮粥，早晚服，适于气虚患者。

2. 功能锻炼　本周仍可进行不负重功能锻炼。

四、出院前健康宣教

1. 带固定物出院的患儿，患儿家长严密观察血液循环情况，及时听取患儿不适陈述，发现异常及时来院处理。

2. 皮肤护理：解除外固定的肢体，往往有痂皮、皮屑黏附，皮肤抵抗力很差、清洗时不宜用力揉擦，应先用温水浸泡，再用肥皂轻轻擦洗。有痂皮处先涂液体石蜡，第2天再去痂皮清洗，以免损伤皮肤。

3. 加强功能锻炼：原则是活动范围由小到大，循序渐进。解除外固定后，可行主动练习，包括肘关节屈、伸、前臂旋前和旋后练习。根据骨折类型不同做“箭步云手”“上肢回旋”“外展指路”“手指爬墙”等练习，以不引起剧烈疼痛为度，禁止被动反复粗暴屈伸肘关节。

4. 慎起居，防感冒，观察手术部位是否有红、肿、热、痛等现象，如有及时就医。

5. 辨证施膳

（1）饮食宜忌：膳食种类不限，食谱可再配以老母鸡汤、猪骨汤、羊骨汤、炖甲鱼等。忌酸辣、燥热、油腻、煎炸食品。甜食要少吃，少喝碳酸饮料等。

（2）食疗：鲫鱼汤分次食用。

6. 患儿出院带药是________，________，________。请患儿按时足量服用。如有疑问请电话咨询。

7. 请保留好“出院复诊提示卡”，留下准确的1～2个电话号码或邮箱，以便我们进行随访。

8. 患儿下次复查的时间是：20________年________月________日，星期________。

9. 患儿的主治医师是________，门诊时间是每周________上午，周________下午，请您预约就诊。

第二十七节 骨折(儿童股骨干骨折)患者健康宣教流程及内容

一、入院日健康宣教

1. 患儿的主管医生__________。护士长________。责任护士________、________。

2. 病房环境及规章制度宣教,包括环境、物品摆放、陪护、探视、禁用电器、呼叫器使用、被服数量,以及床档、餐板的使用等。

3. 住院期间请患儿穿患者服。佩戴腕带,出院时才可以取下。

4. 在给药及治疗前,护士要核对患儿的身份:①问患儿姓名;②核对腕带。

5. 为了患儿的用药安全,请按时服用口服药,不要放在抽屉里,因口服药的外包装已去除,易受潮及变质。

6. 术前检查及注意事项:①明晨空腹抽血检查相关的项目如血常规、血型、凝血系列、肝功能、感染系列等,并留取尿标本,请在夜间12点后不要让患儿吃任何东西及喝水,以免影响检查结果。②做心电图时请摘下手表,不要讲话。③做磁共振时请遵守磁共振的注意事项及禁忌。

7. 辨证施膳

(1)辨证:受伤部位瘀血肿胀、经络不通、气血阻滞,此时治疗应以活血化瘀、行气消散为主。中医学认为,瘀不去则骨不能生、瘀去新骨生。故消肿散瘀为骨折愈合之首要原则。

(2)饮食宜忌

1)宜:应以清淡、易消化、软饭食品为主,如蔬菜、蛋类、豆制品、水果、鱼汤、瘦肉等。多饮水。

2)忌:①忌酸辣、燥热、油腻食品,尤不可过早食用肥腻滋补之品,如骨头汤、肥鸡、炖甲鱼等,痰湿体质患者更应遵循。②忌食不消化之品,如山芋、糯米、豆类等产气多的食物。③禁饮杲子露。

(3)食疗:①选用三七当归肉鸽汤,汤肉并进,每日1次,连续7天。②赤小豆适量煮水加赤砂糖少许,温服,活血化瘀。

8. 危险因素的评估及宣教,包括压疮、跌倒、烫伤、冻伤、坠床等。请患儿及其家长理解床旁悬挂各种安全标识的目的和意义,并给予协助和支持。

9. 伴随疾病的宣教,如糖尿病、冠心病、高血压等。

10. 患儿目前的饮食是

□流食 □半流食 □普食 □糖尿病饮食 □低盐 □低脂 □低嘌呤

□特殊饮食

11. 患儿目前使用的主要药物及注意事项

药物				主要不良反应
种类	药名	用法	不良反应	
消炎药				①过敏反应　②消化道反应:恶心呕吐　③肾损害　④肝损害　⑤耳毒性　⑥局部刺激　⑦头晕、头痛　⑧其他
消肿药				①肾损害　②肝损害　③局部刺激　④其他
治疗骨质疏松药				①腹痛、腹胀、腹泻　②恶心、呕吐　③食管溃疡　④头痛、骨骼肌疼痛　⑤轻微面色潮红伴发热感　⑥低血压、头晕　⑦其他
扩血管活血类药				①皮疹　②头晕　③恶心　④皮肤发热感　⑤其他
止痛药				①恶心、呕吐　②出汗、口干　③头痛、头晕　④便秘　⑤呼吸抑制　⑥其他
抗凝药				①出血　②肝功能异常　③偶见注射部位出血及瘀斑　④其他
促进骨愈合药				①发热或皮疹　②口干、轻微头晕　③其他

二、术前健康宣教

（一）术前1日准备

1. 物品准备

（1）大便器、尿壶、尿垫、吸管、毛巾3～4块。

（2）如有特殊需要我们会告知您准备大浴巾。

2. 胃肠道准备

（1）晚餐照常进行，但以清淡易消化软饭为宜。

（2）夜间12点以后不可饮水及吃饭，直至手术。

3. 皮肤准备　先清洗手术区域皮肤，再剃除皮肤上的毛发，以利于手术。

4. 药物过敏试验　根据患儿的情况，有可能为患儿做有关药物的过敏试验。询问患儿及其家长是否有药物方面的过敏史。

5. 抽取血标本　备术中使用。

6. 请患儿及其家长了解疼痛评分方法及控制方法 0分指无痛;1～3分指轻度疼痛:可忍受,能正常生活睡眠;3～5分指中度疼痛:轻度干扰睡眠,需用镇痛药;5～7分指重度疼痛:干扰睡眠,需用麻醉镇痛药;7～9分指剧烈疼痛:干扰睡眠严重,伴有其他症状;9～10分指无法忍受:严重干扰睡眠,伴有其他症状或被动体位。

7. 术前康复训练宣教,术后适用性锻炼

(1)有效咳嗽。方法:用鼻深吸气,屏气2秒,用嘴慢慢地吹气。目的是有利于肺扩张,清理呼吸道分泌物,预防肺不张,肺部炎症。

(2)自我训练床上大小便2次。

(3)掌握翻身要领,防止压疮。

(4)预防并发症,及早做踝泵运动,预防下肢深静脉血栓形成。

(二)手术当日晨准备

1. 术日晨洗漱完毕后请患儿更换患者服(请患儿将自己的所有衣服全部脱下,包括内衣、内裤、袜子,只穿患者服),排空大小便。

2. 检查换牙期儿童口腔,妥善处置活动性义齿。

3. 请将所有饰品(包括眼镜)全部摘下,贵重饰品转交家长保管。

4. 女性患儿请勿戴发卡、不要化妆、不涂指甲油。

5. 手术室会有专人来病房接患儿。

6. 准备好所有检查片子,以及护士发的药品、敷料,带入手术室。

7. 术日晨有护士为患儿测血压、体温及其他。

8. 遵医嘱可能为患儿行导尿术并留置导尿管。

三、术后健康宣教

(一)手术回病房1～6小时注意事项

1. 全麻的患儿去枕平卧禁食禁水6小时。

2. 联合麻醉、硬膜外麻醉的患儿禁食6小时,禁水时间医护人员会根据患儿的情况告知,没有恶心、呕吐症状2小时后可以少量多次饮水。

3. 术后患儿会感觉口干,他人会为患儿湿润口唇。主要是因为禁食禁水时间较长、术中应用减少出血的药物。随着饮水及液体的补充,口干症状会缓解。

4. 术后可能会出现恶心不适,主要与麻醉、止痛、禁食等因素有关。不要紧张,我们会为患儿准备好棉垫放在枕边,想吐时,头偏向一侧呕吐即可。

5. 如果患儿感觉心慌、憋气、伤口疼痛剧烈,立即告诉身边任何人员通知医护人员。

6. 如果有导尿管留置,可定时放尿,及时夹闭导尿管,集尿袋不可高于膀胱。

7. 术后患儿的伤口处有可能留置引流管(条),请不要紧张,这是为更好地引出骨折部位的瘀血,促进伤口、骨折愈合。

8. 术后患儿的患肢要处于抬高位,以利于静脉及淋巴的回流。

(二)术后6~12小时注意事项

1. 疼痛可能是患儿此时比较严重的问题,请不要担心,我们为患儿准备了镇痛针剂及口服药,只需要告诉医护人员患儿现在的疼痛程度,我们会采取相应的处理措施。如患儿使用镇痛泵,可按压开关释放镇痛药。

2. 麻醉恢复后患儿应在医务人员的指导下尽量活动非固定部位。

3. 在医护人员帮助下每2小时变换卧姿1次。

4. 术后第一次进食应该以温热软性食物为好,如粥类、面条等,减少对胃的刺激。第一次饮水量不要过大,最好少量多次进行。

(三)术后12~48小时注意事项

1. 第一次坐起可能会出现头晕,可以先从摇床坐起开始,以30°~45°为宜。时间控制在10分钟内,不宜过长。

2. 鼓励患儿多饮水,给高热量易消化饮食。如有腹胀可饮用萝卜水,以通腑气。饮食原则遵循骨折早期膳食要求。

3. 注意保暖,鼓励患儿深呼吸、咳嗽,防止肺感染。

4. 指导、鼓励患儿做患肢股四头肌舒缩活动以及足趾的屈伸锻炼。

5. 做好情志护理,消除焦虑、恐惧心理,鼓励患儿积极配合治疗。

6. 如果有导尿管留置,可考虑终止使用。

7. 石膏、夹板固定期间注意观察患肢血运情况及夹板松紧度。

(四)术后1周内健康教育

1. 根据手术方式及内固定方法不同在医护人员的指导下进行功能锻炼。①股四头肌的等长收缩运动。②踝泵运动。③主动抬臀运动。④被动髌骨推移运动。

2. 近期并发症预防的健康教育

(1)鼓励患儿按时、足量、正确地做踝泵运动及股四头肌的等长收缩运动,以预防下肢深静脉血栓形成。若下肢出现明显肿胀、表浅静脉充盈、牵涉痛,要及时告知医护人员,可用冰硝散外敷及溶栓药。此时禁止按摩、热敷。

(2)督促患儿做呼吸操,他人拍背,指压肺俞穴,推督脉,预防肺部感染等。

(3)加强外固定的护理,预防压疮形成。

3. 辨证施膳原则同上。

(五)术后1周后健康教育

1. 辨证施膳

(1)辨证:瘀肿大部分吸收,此时治疗原则以活血通络、接骨续筋为主。饮食由清淡转为补充高营养,以满足骨痂生长的需要。

（2）饮食宜忌

1）宜：在初期的食谱上加以骨头汤、田七煲鸡、动物肝脏之类，以补给更多的维生素A、维生素D、钙及蛋白质。注意粗细搭配，少食多餐。

2）忌：①酸辣、燥热、油腻、煎炸食品。甜食要少吃，少喝咖啡、浓茶及碳酸饮料等。忌盲目补充钙质品。②忌食过多的白糖。③忌长时间服用三七片。④忌少饮水。

（3）食疗：①选用当归排骨汤，汤肉共进，连用2周。②生黄芪粳米煮粥，早晚服，适于气虚患者。

2. 后期宜服用补气血、壮筋骨之药。局部瘀肿明显者，可外敷消肿止痛药膏。

3. 本周仍可进行不负重功能锻炼。

4. 中晚期并发症预防健康教育。如内固定物断裂、关节僵硬、肌萎缩等。

四、出院前健康宣教

1. 掌握正确转移体位的方法，如从卧位到坐位、由坐位到站位、由站位到行走、由不完全负重至完全负重锻炼。安全起见，锻炼时一定要有他人陪伴。

2. 遵医嘱按时解除外固定，开始进行髋、膝、踝关节屈伸、旋转等活动。

3. 改善家庭生活用具，如坐便器的高矮、座椅的高矮及稳定性，拐杖的正确使用，鞋子的大小、跟脚程度，地面的防滑等。

4. 慎起居，防感冒，观察手术部位是否有红、肿、热、痛等现象，如果出现及时就医。

5. 辨证施膳

（1）辨证：受伤4周以后，骨折部瘀肿基本吸收，已经开始有骨痂生长，此时为骨折后期，治疗宜补，通过补益肝肾、气血可促进更牢固的骨痂生成，通过舒筋活络，使骨折部的邻近关节能自由灵活运动，恢复往日的功能。

（2）饮食宜忌

宜：膳食种类不限，食谱可再配以老母鸡汤、猪骨汤、羊骨汤等。

忌：酸辣、燥热、油腻、煎炸食品。甜食要少吃，少喝咖啡、浓茶及碳酸饮料等。

（3）食疗：可用枸杞子、续断各10 g，骨碎补15 g、薏苡仁50 g，将骨碎补与续断先煎去渣，再加入另2味同煮粥进食。每日1次，7天为1个疗程，每个疗程后间隔3～5天，共用3～4个疗程。

6. 出院带的药物是________。请患儿按时、足量服用。如有疑问请电话咨询。

7. 请您保留好“出院复诊提示卡”，留下准确的1～2个电话号码或邮箱，以便我们进行随访。

8. 患儿下次复查的时间是：20________年________月________日，星期________。

9. 患儿的主治医师是________，门诊时间是每周________上午，周________下午。请您预约就诊。

第二十八节　骨蚀(儿童股骨头坏死)患者健康宣教流程及内容

一、入院日健康宣教

1. 您的主管医生__________。护士长________。责任护士________、________。

2. 病房环境及规章制度宣教,包括环境、物品摆放、陪护、探视、禁用电器、呼叫器使用、被服数量,以及床档、餐板的使用等。

3. 住院期间请患儿穿患者服。佩戴腕带,出院时才可以取下。

4. 在给药及治疗前,护士要核对您的身份:①问您姓名;②核对腕带。

5. 为了患儿的用药安全,请按时服用口服药,不要放在抽屉里,因口服药的外包装已去除,易受潮及变质。

6. 术前检查及注意事项:①明晨空腹抽血检查相关的项目如血常规、血型、凝血系列、肝功能、感染系列等,请在夜间12点后不要给患儿吃任何东西及喝水,以免影响检查结果。并留取尿标本。②做心电图时请摘下手表,不要讲话。③遵守磁共振的注意事项及禁忌。

7. 辨证施膳

(1)先天不足证:宜进补益肝肾、强壮筋骨的食品,如牛奶、黑芝麻、核桃仁、藕粉胡萝卜、粟米、牛骨髓等。①肾阳虚者,宜进温壮肾阳,补精髓的食品,如羊肉、鸡肉、核桃仁;忌生冷瓜果及寒凉的食品。食疗方:干姜煲羊肉。②肾阴虚者,宜进滋阴填精、滋养肝肾的食品,如百合、大枣、牛奶、木耳;忌辛辣香燥的食品。食疗方:百合大枣粥。

(2)血瘀气滞证:宜进行气活血,化瘀解毒的食品,如山楂、茴香、蛋、奶、鲜榨果汁等。忌煎炸、肥腻厚味的食品。

8. 戒除不良嗜好:①纠正偏食,增强抵抗力,因偏食能影响儿童营养状况,造成抵抗力低下,手术耐受性差。②忌卧位时食用硬果类食物,如花生、瓜子、干炒豆、核桃等,因咀嚼能力较弱的幼儿不易咬碎嚼烂,易呛入气管引起窒息。

9. 危险因素的评估及宣教,包括压疮、跌倒、烫伤、冻伤、坠床等。请您理解床旁悬挂各种安全标识的目的和意义,并给予协助和支持。

10. 伴随疾病的宣教,注重饮食卫生、培养良好的饮食习惯,注意适时增减衣物、防外感。

11. 患儿目前的饮食是

□流食　□半流食　□普食　□糖尿病饮食　□低盐　□低脂

□特殊饮食

12. 患儿目前使用的主要药物及注意事项

药 物				主要不良反应
种类	药名	用法	不良反应	
消炎药				①过敏反应　②消化道反应:恶心呕吐 ③肾损害　④肝损害　⑤耳毒性 ⑥局部刺激　⑦头晕、头痛　⑧其他
消肿药				①肾损害　②肝损害　③局部刺激 ④其他
治疗骨质疏松药				①腹痛、腹胀、腹泻　②恶心、呕吐 ③食管溃疡　④头痛、骨骼肌疼痛 ⑤轻微面色潮红伴发热感　⑥低血压、头晕 ⑦其他
扩血管活血类药				①皮疹　②头晕　③恶心　④皮肤发热感 ⑤其他
抗凝药				①出血　②肝功能异常 ③偶见注射部位出血及瘀斑　④其他
促进骨愈合药				①发热或皮疹　②口干、轻微头晕 ③其他

二、住院期间健康宣教

1. 向患儿介绍同室病友,使患儿尽快适应新的环境。向患儿讲解疾病的有关知识,介绍治疗成功的病例,增强其治疗疾病的信心。倾听患儿的诉说,解决患儿的实际困难,使其安心治疗。

2. 嘱患儿保持功能体位或治疗所需体位。指导患儿学会放松技巧,分散患儿的注意力,以减轻疼痛。

3. 疼痛时遵医嘱给予耳穴压豆,腕踝针治疗,严重时遵医嘱给予止痛药。注意休息,劳逸结合。

4. 做好健康指导,告知患儿及家长学会观察病情,如患肢肿胀、疼痛、皮肤颜色、温度等有异常时应及时报告医师。

5. 生活起居指导

(1)急性期患儿卧床休息，避免髋部负重。石膏或支具固定后患儿平卧位，保持患肢外展 40°～45°，内旋 10°～15°。石膏未干时不要随意搬动，以免在石膏上形成凹陷压迫皮肤，并要防止石膏断裂。搬动时将髋部水平托起，不可牵拉。

(2)保持皮肤和石膏清洁干燥，如石膏有异味或污染，及时更换。

6. 教会患儿使用拐杖或步行器的方法。

7. 告知患儿及家长功能锻炼的重要性，制订锻炼计划，指导患儿做股四头肌等长收缩训练，以促进血液循环，增强肌力。功能锻炼以主动活动为主，尽量增加关节活动范围，防止关节僵硬及畸形。

8. 宣传中医疗法的特色，提高患儿依从性。辅助推拿、按摩、理疗等措施，通过对肌肉经脉穴位的刺激作用，改善髋关节周围的血液循环，促进恢复。

9. 告知患儿饮食习惯的改善，纠正偏食等不良习惯，告知患儿及家长宜食高钙食物，如虾皮、鱼、贝类等，防止骨质疏松。

三、出院前健康宣教

1. 养成良好的生活习惯，预防跌倒。

2. 适度体育锻炼，增强体能和身体的协调性，防止骨质疏松，以减少意外骨折的发生。

3. 指导患儿继续进行合理有效的、循序渐进的功能锻炼。

4. 鼓励患儿尽量使用拐杖或助行器，防止负重跌倒。

5. 出院带的药物是________，________，________。请您按时足量服用。如有疑问请电话咨询。

6. 请您保留好“出院复诊提示卡”，留下准确的 1～2 个电话号码或邮箱，以便我们进行随访。

7. 您下次复查的时间是：20________年________月________日，星期________。请您预约就诊。

第二十九节　骨痹（骨性关节炎）患者健康宣教流程及内容

一、入院日健康宣教

1. 您的主管医生__________、__________。护士长________。责任护士________、________。

2. 病房环境及规章制度宣教，包括环境、物品摆放、陪护、探视、禁用电器、呼叫器使

用、被服数量，以及床档、餐板的使用等。

3. 住院期间请您穿患者服。佩戴腕带，出院时才可以取下。

4. 在给药及治疗前，护士要核对您的身份：①问您姓名；②核对腕带。

5. 为了您的用药安全，请按时服用口服药。不要将口服药放在抽屉里，因口服药的外包装已去除，易受潮及变质。

6. 术前检查及注意事项：①明晨空腹抽血检查相关的项目如血常规、血型、凝血系列、肝功能、感染系列等，请您在夜间12点后不要吃任何东西及喝水，以免影响检查结果。并留取尿标本。②做心电图时请摘下手表，不要讲话。

7. 辨证施膳

(1) 气滞血瘀：饮食宜活血祛瘀、行气止痛之品，如西洋参煲田鸡、佛手煲排骨汤、黑木耳煲鸡汤等。

(2) 肝肾亏虚：饮食宜滋补肝肾、壮筋骨之品，可用熟地黄、当归、黄芪煲鸡汤，杜仲、牛膝煲猪脚筋等。

(3) 风湿痹阻：饮食宜祛风胜湿，温经通络之品，如姜蒜辣面条、防风葱白粥等，趁热食用，以汗出为度。

8. 戒除不良嗜好：①戒烟酒。②严禁酗酒。

9. 危险因素的评估及宣教：包括压疮、跌倒、烫伤、冻伤、坠床等。请您理解床旁悬挂各种安全标识的目的和意义，并给予协助和支持。

10. 伴随疾病的宣教，如糖尿病、冠心病、高血压等。

11. 您目前的饮食是

□流食　□半流食　□普食　□糖尿病饮食　□低盐　□低脂　□低嘌呤

12. 您目前使用的主要药物及注意事项

药物				主要不良反应
种类	药名	用法	不良反应	
消炎药				①过敏反应　②消化道反应：恶心呕吐 ③肾损害　④肝损害　⑤耳毒性 ⑥局部刺激　⑦头晕、头痛　⑧其他
消肿药				①肾损害　②肝损害　③局部刺激 ④其他

（续表）

<table>
<tr><th colspan="4">药物</th><th rowspan="2">主要不良反应</th></tr>
<tr><th>种类</th><th>药名</th><th>用法</th><th>不良反应</th></tr>
<tr><td rowspan="2">治疗骨质疏松药</td><td></td><td></td><td></td><td rowspan="2">①腹痛、腹胀、腹泻　②恶心、呕吐
③食管溃疡　④头痛、骨骼肌疼痛
⑤轻微面色潮红伴发热感　⑥低血压、头晕
⑦其他</td></tr>
<tr><td></td><td></td><td></td></tr>
<tr><td rowspan="2">扩血管活血类药</td><td></td><td></td><td></td><td rowspan="2">①皮疹　②头晕　③恶心　④皮肤发热感
⑤其他</td></tr>
<tr><td></td><td></td><td></td></tr>
<tr><td rowspan="2">抗凝药</td><td></td><td></td><td></td><td rowspan="2">①出血　②肝功能异常
③偶见注射部位出血及瘀斑　④其他</td></tr>
<tr><td></td><td></td><td></td></tr>
<tr><td rowspan="2">促进骨愈合药</td><td></td><td></td><td></td><td rowspan="2">①发热或皮疹　②口干、轻微头晕
③其他</td></tr>
<tr><td></td><td></td><td></td></tr>
</table>

二、住院期间健康宣教

1. 向患者介绍同室病友，使患者尽快适应新的环境。向患者讲解疾病的有关知识，介绍治疗成功的病例，增强其治疗疾病的信心。倾听患者的诉说，解决患者的实际困难，使其安心治疗。

2. 嘱患者保持功能体位或治疗所需体位。指导患者学会放松技巧，分散患者的注意力，以减轻疼痛。

3. 疼痛严重时遵医嘱给予镇痛药、针刺或外敷活血止痛膏等措施。局部贴敷时，注意避免烫伤皮肤，过敏者及时揭去，并注意观察用药后反应。注意休息，劳逸结合。

4. 做好健康指导，告知患者学会观察病情，如患肢肿胀、疼痛、皮肤颜色、温度等有异常时应及时报告医师。

5. 注意劳逸结合，肥胖者减轻体重，以减少关节负重。

6. 教会患者使用拐杖或步行器的方法。

7. 告知患者功能锻炼的重要性，制订锻炼计划，指导患者做股四头肌等长收缩训练，以促进血液循环，增强肌力。功能锻炼以主动活动为主，尽量增加关节活动范围，防止关节僵硬及畸形。

8. 宣传中医疗法的特色，提高患者依从性。辅助推拿、按摩、理疗等措施，通过对肌肉经脉穴位的刺激作用，改善髋关节周围的血液循环，促进坏死修复。

9. 告知患者饮食习惯的改善，严禁酗酒、吸烟，宜食高钙食物，如虾皮、鱼、贝类等，防止骨质疏松。

三、出院前健康宣教

1. 养成良好的生活习惯，严禁酗酒、吸烟。

2. 适度体育锻炼，增强体能和身体的协调性，防止骨质疏松，以减少意外骨折的发生。

3. 指导患者继续进行合理有效的、循序渐进的功能锻炼。

4. 鼓励患者尽量使用拐杖或助行器，防止负重跌倒。

5. 出院带的药物是________，________，________。请您按时足量服用。如有疑问请电话咨询。

6. 请您保留好“出院复诊提示卡”，留下准确的 1 ~2 个电话号码或邮箱，以便我们进行随访。

7. 您下次复查的时间是：20 ________年________月________日，星期________。请您预约就诊。

第三十节 筋伤（膝关节韧带损伤）患者健康宣教流程及内容

一、入院日健康宣教

1. 您的主管医生__________、__________。护士长________。责任护士________、________。

2. 病房环境及规章制度宣教，包括环境、物品摆放、陪护、探视、禁用电器、呼叫器使用、被服数量，以及床档、餐板的使用等。

3. 住院期间请您穿患者服。佩戴腕带，出院时才可以取下。

4. 在给药及治疗前，护士要核对您的身份：①问您姓名；②核对腕带。

5. 为了您的用药安全，请按时服用口服药。不要将口服药放在抽屉里，因口服药的外包装已去除，易受潮及变质。

6. 术前检查及注意事项：①明晨空腹抽血检查相关的项目如血常规、血型、凝血系列、肝功能、感染系列等，请您在夜间 12 点后不要吃任何东西及喝水，以免影响检查结果。并留取尿标本。②做心电图时请摘下手表，不要讲话。③遵守磁共振的注意事项及禁忌。

7. 辨证施膳

（1）辨证：受伤部位瘀血肿胀、经络不通、气血阻滞，此时治疗应以活血化瘀、行气消散为主。

(2)饮食宜忌

1)宜:应以清淡、易消化、软饭食品为主,如蔬菜、蛋类、豆制品、水果、鱼汤、瘦肉等。多饮水。

2)忌:①忌酸辣、燥热、油腻食品,尤不可过早食用肥腻滋补之品,如骨头汤、肥鸡、炖甲鱼等,痰湿体质患者更应遵循。②忌食不消化之品,如山芋、糯米、豆类等产气多的食物。③禁饮果子露。

(3)食疗:①选用三七当归肉鸽汤,汤肉并进,每日 1 次,连续 7 天。②赤小豆适量煮水加赤砂糖少许,温服,活血化瘀。

8. 戒除不良嗜好:①戒烟。②术前禁酒。

9. 危险因素的评估及宣教,包括压疮、跌倒、烫伤、冻伤、坠床等。请您理解床旁悬挂各种安全标识的目的和意义,并给予协助和支持。

10. 伴随疾病的宣教,如糖尿病、冠心病、高血压等。

11. 您目前的饮食是

□流食 □半流食 □普食 □糖尿病饮食 □低盐 □低脂 □低嘌呤

□特殊饮食

12. 您目前使用的主要药物及注意事项

药物				主要不良反应
种类	药名	用法	不良反应	
消肿药				①肾损害 ②肝损害 ③局部刺激 ④其他
治疗骨质疏松药				①腹痛、腹胀、腹泻 ②恶心、呕吐 ③食管溃疡 ④头痛、骨骼肌疼痛 ⑤轻微面色潮红伴发热感 ⑥低血压、头晕 ⑦其他
扩血管活血类药				①皮疹 ②头晕 ③恶心 ④皮肤发热感 ⑤其他
止痛药				①恶心、呕吐 ②出汗、口干 ③头痛、头晕 ④便秘 ⑤呼吸抑制 ⑥其他
抗凝药				①出血 ②肝功能异常 ③偶见注射部位出血及瘀斑 ④其他
促进骨愈合药				①发热或皮疹 ②口干、轻微头晕 ③其他

二、术前健康宣教

(一)术前1日准备

1. 物品准备

(1)尿壶、尿垫、吸管、毛巾3~4块。

(2)如有特殊需要我们会告知您准备:荞麦皮枕头、大浴巾、抗血栓梯度压力带(预防双下肢深静脉血栓)。

2. 胃肠道准备

(1)晚餐照常进行,但以清淡易消化软饭为宜。

(2)夜间12点以后不可饮水及吃饭,直至手术。

3. 皮肤准备　先清洗手术区域皮肤,再剃除皮肤上的毛发,以利于手术。

4. 药物过敏试验　根据患者的情况,有可能为患者做有关药物的过敏试验。询问患者是否有药物方面的过敏史。

5. 抽取血标本　以备术中使用。

6. 请您了解疼痛评分方法及控制方法　0分指无痛;1~3分指轻度疼痛:可忍受,能正常生活睡眠;3~5分指中度疼痛:轻度干扰睡眠,需用镇痛药;5~7分指重度疼痛:干扰睡眠,需用麻醉镇痛药;7~9分指剧烈疼痛:干扰睡眠严重,伴有其他症状;9~10分指无法忍受:严重干扰睡眠,伴有其他症状或被动体位。

7. 术前康复训练宣教,术后适应性锻炼

(1)有效咳嗽,深呼吸方法:用鼻深吸气,屏气2秒,用嘴慢慢地吹气。目的是利于肺扩张,清理呼吸道分泌物,预防肺不张、肺部炎症。

(2)自我训练床上大小便2次。

(3)掌握翻身要领,防止皮肤气滞血瘀。

(4)预防并发症,及早做踝泵运动,预防下肢深静脉血栓形成。

(二)手术当日晨准备

1. 术日晨洗漱完毕后请您更换患者服(请您将自己的所有衣服全部脱下,包括内衣、内裤、袜子,只穿患者服),排空大小便。

2. 如有活动义齿的患者,请取下,妥善保管。

3. 请将所有饰品(包括眼镜)全部摘下,贵重饰品转交家属保管。

4. 女性患者请勿戴发卡、化妆、涂指甲油。

5. 手术室会有专人来病房接。

6. 准备好所有检查片子,以及护士发的药品、敷料都带入手术室。

7. 术日晨有护士为您测血压、体温,遵医嘱可能为您行导尿术并留置导尿管。

三、术后健康宣教

(一)手术回病房1~6小时注意事项

1. 臂丛麻醉的患者,术后暂不枕枕头,禁食禁水4小时。

2. 全麻的患者不能枕枕头,禁食禁水6小时。

3. 联合麻醉、硬膜外麻醉的患者禁食6小时,禁水时间医护人员会根据您的情况告知,没有恶心、呕吐症状2小时后可以少量多次饮水。

4. 术后您会感觉口干,他人会为您湿润口唇。主要是因为禁食禁水时间较长、术中应用减少出血的药物。随着饮水及液体的补充,口干症状会缓解。

5. 术后可能会出现恶心不适,主要与麻醉、止痛、禁食等因素有关。不要紧张,我们会为您准备好棉垫放在枕边,想吐时,头偏向一侧呕吐即可。

6. 如果您感觉心慌、憋气、伤口疼痛剧烈,立即告诉身边任何人员通知医护人员。

7. 术后您的伤口处有可能留置引流管(条),请您不要紧张,这是为更好地引出损伤部位的瘀血,促进伤口愈合。

(二)术后6~12小时注意事项

1. 疼痛可能是您此时比较严重的问题,请不要担心,我们为您准备了镇痛针剂及口服药品,您只需要告诉医护人员您现在的疼痛程度,我们会采取相应的处理措施。如您使用止痛泵,可按压开关释放镇痛剂。

2. 麻醉恢复后您应在医务人员的指导下尽量活动非固定部位。

3. 术后第一次进食应该以温热软性食物为好,如粥类、面条等。第一次饮水量不要过大,最好少量多次进行。

(三)术后12~48小时注意事项

1. 做好情志护理,消除焦虑、恐惧心理,鼓励积极配合治疗。

2. 第一次起床可能会出现头晕,可以先从摇床坐起开始,以30°~45°为宜。时间控制在10分钟内,不宜过长。下地时一定要在医护人员指导下进行并保护好患处。

3. 鼓励患者多饮水,给高热量易消化饮食。如有腹胀可饮用萝卜水,以通腑气。饮食原则遵循骨折早期膳食要求。

4. 注意保暖,鼓励患者深呼吸、咳嗽,防止肺感染。

5. 如果有导尿管留置,可考虑终止使用。

6. 做好情志护理,消除焦虑、恐惧心理,鼓励患者积极配合治疗。

(四)术后1周内健康教育

1. 根据手术方式及内固定方法不同在医护人员的指导下进行功能锻炼。

(1)弯腰、负重、低头等活动时,保持姿势正确,避免过度疲劳,动作一定要稳、要轻柔,逐步增加,尽量避免发生筋伤。

(2)伤筋后2~3天,出血停止后,酌情逐渐增加活动量,并从活动单关节开始,渐至多关节,直至功能恢复。

2. 近期并发症预防的健康教育

(1)鼓励患者按时、足量、正确的运动,以预防深静脉血栓形成。一旦肢体肿胀明显、表浅静脉充盈、牵涉痛,要及时告知医护人员,可用冰硝散外敷及溶栓药。此时禁止按摩和热敷。

(2)督促患者做呼吸操,他人拍背,指压肺俞穴,推督脉,预防肺部感染等。

3. 辨证施膳原则同上。

(五)术后1周后健康教育

1. 辨证施膳

(1)辨证:瘀肿大部分吸收,此时治疗原则以活血通络为主。饮食由清淡转为补充高营养。

(2)饮食宜忌

1)宜:在初期的食谱上加以骨头汤、田七煲鸡、动物肝脏之类,以补充更多的维生素A、维生素D、钙及蛋白质。注意粗细搭配,少食多餐。

2)忌:①酸辣、燥热、油腻、煎炸食品。甜食要少吃,少喝咖啡、浓茶及碳酸饮料等。忌盲目补充钙制品。②忌食过多的白糖。③忌长时间服用三七片。④忌少饮水。

(3)食疗:①选用当归排骨汤,汤肉共进,连用2周。②生黄芪粳米煮粥,早、晚服,适于气虚患者。

2. 本周仍可进行不负重功能锻炼。

3. 中晚期并发症预防健康教育。

四、出院前健康宣教

1. 遵医嘱于术后1个月拆除外固定,加强患肢主动功能锻炼。即在无外力的作用下逐渐行主动屈伸功能运动,以防肌腱在早期被暴力拉断。正确转移体位的方法,为安全起见,锻炼时一定要有他人陪伴。

2. 改善家庭生活用具,如坐便器的高矮、座椅的高矮及稳定性,拐杖的正确使用,鞋子的大小、跟脚程度,地面的防滑等。

3. 慎起居,防感冒,观察手术部位是否有红、肿、热、痛等现象,如出现异常及时就医。

4. 辨证施膳

(1)辨证:受伤4周以后,瘀肿基本吸收,后期以补益肝肾、气血为主。

(2)饮食宜忌

宜:膳食种类不限,食谱可再配以老母鸡汤、猪骨汤、羊骨汤、炖甲鱼等,能饮酒者可选用杜仲骨碎补酒、鸡血藤酒等。

忌:酸辣、燥热、油腻、煎炸食品。甜食要少吃,少喝咖啡、浓茶及碳酸饮料等。

(3)食疗:可用枸杞子、续断各 10 g,骨碎补 15 g,薏苡仁 50 g,将骨碎补与续断先煎去渣,再加入另 2 味同煮粥进食。每日 1 次,7 天为 1 个疗程,每个疗程后间隔 3 ~5 天,共用 3 ~4 个疗程。

5. 出院带的药物是________,________,________。请您按时足量服用。如有疑问请电话咨询。

6. 请您保留好"出院复诊提示卡留下准确的 1 ~2 个电话号码或邮箱,以便我们进行随访。

7. 您下次复查的时间是:20 ________年________月________日,星期________。

8. 您的主治医师是________,门诊时间是每周上午________,周________下午。请您预约就诊。

第三十一节　漏肩风(肩周炎)患者健康宣教流程及内容

一、入院日健康宣教

1. 您的主管医生__________、__________。护士长________。责任护士________、________。

2. 病房环境及规章制度宣教,包括环境、物品摆放、陪护、探视、禁用电器、呼叫器使用、被服数量,以及床档、餐板的使用等。

3. 住院期间请您穿患者服。佩戴腕带,出院时才可以取下。

4. 在给药及治疗前,护士要核对您的身份:①问您姓名;②核对腕带。

5. 为了您的用药安全,请按时服用口服药。不要将口服药放在抽屉里,因口服药的外包装已去除,易受潮及变质。

6. 术前检查及注意事项:①明晨空腹抽血检查相关的项目如血常规、血型、凝血系列、肝功能、感染系列等,请您在夜间 12 点后不要吃任何东西及喝水,以免影响检查结果。并留取尿标本。②做心电图时请摘下手表,不要讲话。③遵守磁共振的注意事项及禁忌。

7. 辨证施膳

(1)辨证:本病是由于气血虚衰或劳损加之肩部受风、寒、湿邪侵袭,使经络气血运行不畅所致,治疗以祛风除湿散寒、舒经通络、行气活血为主。

(2)饮食宜忌

1)宜:应以清淡、易消化、软饭食品为主,如蔬菜、蛋类、豆制品、水果、鱼汤、瘦肉等。

2）忌：①忌酸辣、燥热、油腻食品，尤不可过早食用肥腻滋补之品，如骨头汤、肥鸡、炖甲鱼等，痰湿体质患者更应遵循。②忌食不消化之品，如山芋、糯米、豆类等产气多的食物。③禁饮果子露。

（3）食疗：赤小豆适量煮水加赤砂糖少许，温服，活血化瘀。

8. 戒除不良嗜好：①戒烟。②禁酒。

9. 危险因素的评估及宣教，包括压疮、跌倒、烫伤、冻伤、坠床等。请您理解床旁悬挂各种安全标识的目的和意义，并给予协助和支持。

10. 伴随疾病的宣教，如糖尿病、冠心病、高血压等。

11. 您目前的饮食是

□流食 □半流食 □普食 □糖尿病饮食 □低盐 □低脂 □低嘌呤
□特殊饮食

12. 您目前使用的主要药物及注意事项

药物				主要不良反应
种类	药名	用法	不良反应	
消肿药				①肾损害 ②肝损害 ③局部刺激 ④其他
骨质疏松药				①腹痛、腹胀、腹泻 ②恶心、呕吐 ③食管溃疡 ④头痛、骨骼肌疼痛 ⑤轻微面色潮红伴发热感 ⑥低血压、头晕 ⑦其他
扩血管活血类药				①皮疹 ②头晕 ③恶心 ④皮肤发热感 ⑤其他
止痛药				①恶心、呕吐 ②出汗、口干 ③头痛、头晕 ④便秘 ⑤呼吸抑制 ⑥其他
抗凝药				①出血 ②肝功能异常 ③偶见注射部位出血及瘀斑 ④其他
促进骨愈合药				①发热或皮疹 ②口干、轻微头晕 ③其他

二、手法治疗宣教

告知患者松解手法治疗的目的及注意事项，嘱患者放松，治疗过程中及时反馈其治疗感受及对疼痛的耐受程度，治疗结束后卧床休息至少 30 分钟。

三、臂丛神经麻醉下肩关节松解术后宣教

1. 告知患者此种方法是应用在肩关节粘连严重、普通推拿疗效不佳者。

2. 告知其具体治疗方法及注意事项：专业麻醉师在颈前前中斜角肌肌间沟处行臂丛神经麻醉术。待患者上肢疼痛消失后，即可行肩关节松解术。医者一手扶住患肩，以防肩关节被动活动时造成肩关节脱位，另一手握住患侧腕部或肘部，缓缓地做肩关节各方向被动活动，待完全松解后，再做各功能位被动活动 2～3 次。最后患肩保持 180°高举位制动休息，24 小时内每 30 分钟被动活动 1 次。24 小时后行常规推拿治疗。术后酌情应用地塞米松及甘露醇静脉滴注，局部泼尼松龙配合利多卡因封闭，并口服消炎镇痛类药物止痛。

四、各种针刺、小针刀、封闭、穴位注射等宣教

1. 告知治疗的目的及注意事项。

2. 嘱患者放松，配合医师摆放合适体位，选择穴位，暴露治疗部位。

3. 治疗时患者需及时反馈有无不适，如出现面色苍白、出冷汗、心慌等不适，告知患者及时反馈不适感受，以便及时停止治疗，给予处理。

4. 治疗结束后告知患者注意观察局部有无出血、血肿等，注意局部保暖，12 小时内避免洗澡。

五、出院前健康宣教

1. 康复期可下床进行肩部、上肢活动，在不加重症状的情况下逐渐增大活动范围水平。

2. 适当进行功能训练，可进行以下训练。

（1）爬墙活动：手指爬墙——患者面对墙壁站立，用患侧手指沿墙缓缓向上爬动，使上肢尽量高举，到最大限度，在墙上做一记号，然后再徐徐向下回原处，反复进行，逐渐增加高度。

（2）体后拉手：患者自然站立，在患侧上肢内旋并向后伸的姿势下，健侧手拉患侧手或腕部，逐步拉向健侧并向上牵拉。

（3）外旋锻炼：患肢自然下垂，肘部伸直，患臂由前向上向后划圈，幅度由小到大，反复数遍。

（4）双手在颈后部交叉，肩关节尽量内收及外展，反复 5～10 遍。

3. 保持良好的生活习惯。避免长时间低头劳作，伏案工作时，每隔 1～2 小时活动肩部，如仰头或将头枕靠在椅背上或转动头部；避免长时间半躺在床头，曲颈斜枕看电视、看书等；睡眠时应注意肩部保暖，避免长时间一侧肩部受压，枕头长要超过肩，不宜过高。

4. 饮食指导，辨证施膳

（1）风寒湿痹：宜进祛风散寒温性食物，如大豆、羊肉、狗肉、胡椒、花椒等。食疗方：

鳝鱼汤、当归大枣煲羊肉等。忌食凉性食物及生冷瓜果、冷饮,多温热茶饮。

(2)肝肾不足:①肝肾阴虚者宜进食滋阴填精、滋养肝肾之品,如枸杞子等。药膳:虫草全鸭汤,忌辛辣香燥之品。②肝肾阳虚者宜进食温壮肾阳,补精髓之品,如黑豆、核桃、杏仁、腰果等。食疗方:干姜煲羊肉。忌生冷瓜果及寒凉食物。

(3)气血亏虚:宜进食益气养阴的食品,如莲子、大枣、桂圆等。食疗方:桂圆莲子汤,大枣圆肉煲鸡汤等。

(4)筋骨损伤型:宜进食促进筋愈合的食品,如骨头汤、鲫鱼汤等高蛋白食物。

5. 调畅情志。向患者介绍本疾病的发生、发展及转归,取得患者理解和配合,告知患者需及时消除不良情绪;介绍成功病例,帮助患者树立战胜疾病的信心;告知并鼓励患者家属参与疾病恢复,给予患者心理支持,促进康复。

6. 出院带的药物是________,________,________。请您按时足量服用。如有疑问请电话咨询。

7. 请您保留好"出院复诊提示卡"留下准确的 1~2 个电话号码或邮箱,以便我们进行随访。

8. 您下次复查的时间是:201________年________月________日,星期________。

9. 您的主治医师是________,坐诊时间是每周上午________,周________下午。请您预约就诊。

第三十二节　股肿(下肢深静脉血栓形成)患者健康宣教流程及内容

一、入院日健康宣教

1. 您的主管医生__________、__________。护士长________。责任护士________、________。

2. 病房环境及规章制度宣教,包括环境、物品摆放、陪护、探视、禁用电器、呼叫器使用、被服数量,以及床档、餐板的使用等。

3. 住院期间请您穿患者服。佩戴腕带,出院时才可以取下。

4. 在给药及治疗前,护士要核对您的身份:①问您姓名;②核对腕带。

5. 为了您的用药安全,请按时服用口服药。不要将口服药放在抽屉里,因口服药的外包装已去除,易受潮及变质。

6. 入院检查及注意事项:①明晨空腹抽血检查相关的项目如血常规、血型、凝血系列、肝功能、感染系列等,请您在夜间 12 点后不要吃任何东西及喝水,以免影响检查结果。并留取尿标本。②做心电图时请摘下手表,不要讲话。

7. 辨证施膳

(1)辨证：湿热下注、脉络瘀滞、营血回流不畅、水津泛溢肌肤，故清热利湿、活血化瘀为首要治则。

(2)饮食宜忌：应以清淡、易消化食品为主，如蔬菜、蛋类、水果、鱼汤、瘦肉等。忌油炸、辛辣、肥甘之物。否则湿热难以消散，会拖延病程。

(3)食疗：赤小豆 30 g，薏苡仁 30 g，适量煮水温服，以利水、渗湿、消肿。

8. 戒除不良嗜好：①戒烟，因香烟能储湿生痰，易导致肺部感染。②禁酒。

9. 危险因素的评估及宣教，包括压疮、跌倒、烫伤、冻伤、坠床等。请您理解床旁悬挂各种安全标识的目的和意义，并给予协助和支持。

10. 肺栓塞的预防。急性期您应绝对卧床休息，抬高患肢，高出心脏平面 20～30 cm，避免过度活动、挤压、搬动、按摩、用力屈伸患肢，防治血栓脱落，并发肺栓塞。

11. 您目前的饮食是

□流食 □半流食 □普食 □糖尿病饮食 □低盐 □低脂 □低嘌呤

□特殊饮食

12. 您目前使用的主要药物及注意事项

药物				主要不良反应
种类	药名	用法	不良反应	
消肿药				①肾损害 ②肝损害 ③局部刺激 ④其他
活血化瘀药				①皮疹 ②头晕 ③恶心 ④皮肤发热感 ⑤其他
溶栓抗凝药				①出血 ②肝功能异常 ③偶见注射部位出血及瘀斑 ④其他

二、住院期间健康宣教

(一)疾病概念

股肿，是深部静脉血栓形成和炎性病变所引起的一种疾病。其特点是多有长期卧床、分娩或手术史，患肢肿胀疼痛，皮温升高，浅表静脉显露。相当于西医的血栓性深静脉炎。

（二）辨证宣教

1. 下肢肿胀疼痛

（1）急性期宜卧床休息，抬高患肢高于心脏水平 20～30 cm。

（2）避免过度活动、挤压、搬动、热敷患肢，防止血栓脱落，并发肺栓塞。

（3）观察患肢肿胀情况，皮肤色泽、温度，有无股三角区压痛，腘窝压痛。每日定时定位测量患肢周径，以了解肿胀消退情况。

（4）遵医嘱急性期给予患肢冰硝散外敷以清热利湿，消肿止痛。冰硝散可以通过渗透作用，将水肿部位多余的组织液析出，使用时应使之与皮肤紧密接触，增加接触面积，保证治疗效果。一般 2～3 小时更换一次，晾干备用。析出的液体易污染床单被罩，如有污染请您及时告知护士给予更换。

（5）遵医嘱恢复期给予活血消肿散煎汤熏洗患肢，以活血消肿，软坚散结。

（6）合并血栓性浅静脉炎者遵医嘱给予马黄酊涂擦，以消炎止痛。

（7）使用溶栓抗凝治疗期间，严格掌握药物剂量，在医师指导下根据病情调整药物的剂量和滴速，在病情允许的情况下，静脉穿刺尽量选择四肢，避免在不容易采取止血部位进行穿刺，勿食含高维生素 K 的食物，如菜花、香蕉、土豆等。

（8）注意观察患者有无胸痛、憋气、咯血，如出现上述症状，提示可能并发肺栓塞，应注意观察患者的呼吸、心率、血压及病情变化，并迅速向主管医师汇报，给予吸氧，保持呼吸道通畅，半卧位，安慰患者。

2. 浅静脉怒张

（1）卧床时抬高患肢高于心脏水平 20～30 cm。

（2）恢复期患者下地活动时，指导患者正确使用弹力绷带或医用弹力袜，以促进静脉回流。避免久行久立及负重行走。

3. 发热

（1）病室温湿度适宜，空气流通，注意保暖。

（2）监测体温变化，出汗较多者及时擦干皮肤，保持皮肤和床单位清洁、干燥。

（3）鼓励患者多饮水约 1 500 mL/d。饮食宜清淡易消化，营养均衡，注意优质蛋白的摄入，如鸡蛋、牛奶、瘦肉等。忌食辛辣肥甘油腻食物。

（三）护理指导

1. 生活起居

（1）忌烟酒。

（2）急性期您应绝对卧床休息，抬高患肢，高出心脏平面 20～30 cm，避免过度活动、挤压、搬动、按摩、用力屈伸患肢，防治血栓脱落，并发肺栓塞。

（3）恢复期避免久行久立，下地活动时指导患者正确使用弹力绷带或医用弹力袜。根据患肢的粗细选择合适的弹力袜。绑扎弹力绷带或穿弹力袜应在每天起床前进行，抬高患肢10分钟,使静脉血回流后再进行绑扎和穿袜。绑扎弹力绷带应从患肢远端开始,随着逐渐向上缠绕而压力逐渐递减。使用期间应注意观察患肢的色泽、肿胀情况,卧床休息时应解除弹力绷带或弹力袜,使肢体得到充分休息。

2. 饮食指导

(1)指导患者合理饮食。宜食清淡、易消化富含纤维素饮食。忌食辛辣肥甘油腻食物。

(2)湿热下注证:宜食清热利湿的食品,如赤小豆、绿豆、薏苡仁、小米等。便秘患者可多食蜂蜜、芝麻等润肠通便之品,养成定时排便的习惯。食疗方:薏苡仁赤小豆粥。

(3)血瘀湿重证:宜食活血化瘀利湿消肿食品,如洋葱、蘑菇、海带、山楂、粳米、绿豆等。食疗方:海带绿豆汤。

3. 情志调理

(1)向患者讲解疾病的病因、危险因素,使患者积极配合治疗。

(2)责任护士多与患者沟通,了解其心理状态,及时予以心理疏导。

(3)鼓励家属多陪伴患者,亲朋好友给予情感支持。

(4)鼓励病友间相互交流治疗体会,提高认知,增强治疗信心。

三、出院前健康宣教

1. 慎起居,适劳逸。卧床休息时抬高患肢,下地活动时外敷弹力绷带或穿医用弹力袜。

2. 遵医嘱正确使用弹性绷带或穿医用弹性袜,根据患肢的粗细选择合适的弹性袜。绑扎弹性绷带或穿弹力袜应在每天起床前进行,抬高患肢10分钟,使静脉血回流后再进行绑扎和穿袜。绑扎弹性绷带应从患肢远端开始,逐渐向上缠绕使压力逐渐递减。使用期间应注意观察患肢的色泽、肿胀情况,卧床休息时应解除弹性绷带或弹力袜,使肢体得到充分休息。

3. 饮食宜清淡易消化,多食青菜,少食肥甘油腻之品。

4. 保持大便通畅。

5. 遵医嘱继续使用抗凝药物者,请您注意观察黏膜出血情况,并定期检查凝血系列。

6. 出院带的药物是________,________,________。请您按时足量服用。如有疑问请电话咨询。

7. 请您保留好“出院复诊提示卡”,留下准确的1~2个电话号码或邮箱,以便我们进行随访。

8. 您下次复查的时间是:20________年________月________日,星期________。

9. 您的主治医师是________,坐诊时间是每周________上午,周________下午。请您预约就诊。

第三十三节 臁疮（下肢溃疡）患者健康宣教流程及内容

一、入院日健康宣教

1. 您的三管医生__________、__________。护士长________。责任护士________、________。

2. 病房环境及规章制度宣教，包括环境、物品摆放、陪护、探视、禁用电器、呼叫器使用、被服数量，以及床档、餐板的使用等。

3. 住院期间请您穿患者服。佩戴腕带，出院时才可以取下。

4. 在给药及治疗前，护士要核对您的身份：①问您姓名；②核对腕带。

5. 为了您的用药安全，请按时服用口服药。不要将口服药放在抽屉里，因口服药的外包装已去除，易受潮及变质。

6. 入院检查及注意事项：①明晨空腹抽血检查相关的项目如血常规、血型、凝血系列、肝功能、感染系列等，请您在夜间 12 点后不要吃任何东西及喝水，以免影响检查结果。并留取尿标本。②做心电图时请摘下手表，不要讲话。

7. 辨证施膳

（1）辨证：创面经久不愈，气血亏虚，故以益气活血为首要原则。

（2）饮食宜忌

1）宜：应以清淡、易消化食品为主，如蔬菜、蛋类、豆制品、水果、瘦肉等。多饮水。

2）忌：①忌肥甘厚味辛辣食物，否则瘀血积滞，难以消散。②忌不消化食物，不宜食用山芋、糯米、豆类等产气多的食物。

（3）食疗：赤小豆适量煮水，加赤砂糖少许，温服，活血化瘀。

8. 戒除不良嗜好：①勿久坐久站。②勿嗜食肥甘油腻。

9. 危险因素的评估及宣教，包括压疮、跌倒、烫伤、冻伤、坠床等。请您理解床旁悬挂各种安全标识的目的和意义，并给予协助和支持。

10. 伴随疾病的宣教，糖尿病需低糖、冠心病需低脂、高血压需低盐饮食等。

11. 您目前的饮食是

□流食 □半流食 □普食 □糖尿病饮食 □低盐 □低脂 □低嘌呤

□特殊饮食

12. 您目前使用的主要药物及注意事项

<table>
<tr><th colspan="4">药物</th><th rowspan="2">主要不良反应</th></tr>
<tr><th>种类</th><th>药名</th><th>用法</th><th>不良反应</th></tr>
<tr><td rowspan="3">活血化瘀药</td><td></td><td></td><td></td><td rowspan="3">①皮疹　②头晕　③恶心
④皮肤发热感　⑤其他</td></tr>
<tr><td></td><td></td><td></td></tr>
<tr><td></td><td></td><td></td></tr>
<tr><td rowspan="2">消炎药</td><td></td><td></td><td></td><td rowspan="2">①过敏反应　②消化道反应:恶心呕吐
③肾损害　④肝损害　⑤耳毒性　⑥局部刺激
⑦头晕、头痛　⑧其他</td></tr>
<tr><td></td><td></td><td></td></tr>
<tr><td rowspan="3">止痛药</td><td></td><td></td><td></td><td rowspan="3">①恶心、呕吐　②出汗、口干
③头痛、头晕　④便秘　⑤呼吸抑制
⑥其他</td></tr>
<tr><td></td><td></td><td></td></tr>
<tr><td></td><td></td><td></td></tr>
</table>

二、术前健康宣教

(一)术前准备

1. 请您注意避免肢体长时间下垂,避免久行久站。卧床休息时抬高患肢。

2. 请您注意观察溃疡周围皮温、皮色、溃疡面积、肉芽色泽、有无渗液及异味。观察肢体肿胀的情况。如有不适应及时通知医护人员。

3. 预防便秘

(1)您应多喝水,每日 1 500 ~ 2 000 mL 为宜。

(2)自我按摩腹部:以脐为中心顺时针按摩腹部,每次 20 ~ 30 圈,从上而下,每圈至左下腹稍用力,以促进肠蠕动。

(3)养成定时排便的习惯。

(4)必要时遵医嘱番泻叶代茶饮。

4. 辨证施膳

(1)湿热下注者:宜进清淡之品,忌肥甘厚味辛辣食物。

(2)气虚血瘀者:宜食用益气活血之品,如肉、蛋及苹果、大枣、枸杞子、山药、人参、海参等。

(二)术前 1 日准备

1. 物品准备

(1)尿壶、尿垫、吸管、毛巾 3 ~ 4 块。

(2)如有特殊需要我们会告知您准备:荞麦皮枕头、大浴巾、抗血栓梯度压力带(预防双下肢深静脉血栓)。

2. 胃肠道准备

(1)晚餐照常进行,但以清淡易消化软食为宜。

(2)夜间12点以后不可饮水及吃饭,直至手术。

3. 皮肤准备　先清洗手术区域皮肤,护士为您剃除皮肤上的毛发,以利于手术。

4. 药物过敏试验　根据您的情况,有可能为您做有关药物的过敏试验。请您告诉医护人员您是否有药物及食品等方面的过敏史。

5. 抽取血标本,以备术中用血。

6. 请您了解疼痛评分方法及控制方法:0分指无痛;1~3分指轻度疼痛:可忍受,能正常生活睡眠;3~5分指中度疼痛:轻度干扰睡眠,需用镇痛药;5~7分指重度疼痛:干扰睡眠,需用麻醉镇痛药;7~9分指剧烈疼痛:干扰睡眠严重,伴有其他症状;9~10分指无法忍受:严重干扰睡眠,伴有其他症状或被动体位。

7. 术前康复训练宣教,术后适用性锻炼。

(1)有效咳嗽,深呼吸方法:用鼻子深吸气,屏气2秒,用嘴巴慢慢地吹气。目的是利于肺扩张,清理呼吸道分泌物,预防肺不张、肺部炎症。

(2)自我训练床上大小便2次。

(3)掌握翻身要领,防止皮肤血瘀气滞。

(4)预防并发症,及早做踝泵运动预防下肢深静脉血栓(DVT)形成。

(三)手术当日晨准备

1. 术日晨洗漱完毕后请您更换患者服(请您将自己的所有衣服全部脱下,包括内衣、内裤、袜子,只穿患者服),排空大小便。

2. 如有活动义齿的患者,请取下,妥善保管,准备术后佩戴。

3. 如有佩戴饰品的患者(包括眼镜),请将所有饰品全部摘下,贵重饰品转交家属保管。

4. 女性患者请勿戴发卡、化妆、涂指甲油。

5. 手术室会有专人来病房接您。

6. 准备好所有检查片子,以及护士发的药品、敷料,带入手术室。

7. 术日晨有护士为您测血压、体温,遵医嘱可能为您行导尿术并留置导尿管。

三、术后健康宣教

(一)手术回病房1~6小时注意事项

1. 椎管内麻醉患者禁饮食6小时。

2. 术后您会感觉口干,他人会为您湿润口唇。主要是因为禁食禁水时间较长、术中应用减少出血的药物。随着饮水及液体的补充，口干症状会缓解。

3. 术后可能会出现恶心不适，主要与麻醉、止痛、禁食等因素有关。不要紧张，我们会为您准备好棉垫放在枕边，想吐时，头偏向一侧呕吐即可。

4. 如果您感觉心慌、憋气、伤口疼痛剧烈，立即告诉身边任何人员通知医护人员。

5. 目前您的卧位是仰卧位，手术下肢抬高 20 ~ 30 cm，膝下置垫枕，使肢体保持功能位。

6. 术后麻醉未完全恢复之前，请您进行排尿，以免发生尿潴留。若不能自行排尿，可采用诱导排尿法（听流水声、热敷小腹部等），必要时行无菌导尿术。

7. 如果有导尿管留置，可定时放尿，及时夹闭导尿管，集尿袋不可高于膀胱。

（二）术后 6 ~ 24 小时注意事项

1. 疼痛可能是您此时比较严重的问题，请不要担心，我们为您准备了镇痛针剂及口服药品，您只需要告诉医护人员您现在的疼痛程度，我们会采取相应的处理措施。如您使用镇痛泵可按压开关释放镇痛药。

2. 活动是您主要的任务，麻醉恢复后您可以做患侧踝关节的背伸跖屈运动，防止下肢深静脉血栓形成。

3. 第一次起床可能会出现头晕，可以先从摇床坐起开始，以 30° ~ 45° 为宜。时间控制在 10 分钟内，不宜过长。

4. 术后第一次进食，应该以温热软性食物为主，最好是粥类、面条等，减少对胃的刺激。第一次饮水量不要过大，最好少量多次进行。如有腹胀可饮用萝卜水，以通腑气。

5. 第一次下地一定要在医护人员指导下进行。指导患者术后 24 小时下地活动（激光术后的患者 6 小时下地活动），活动时间及活动次数逐渐增加，以耐受为准。

6. 如果有导尿管留置，可考虑终止使用。

（三）术后 1 周内健康教育

1. 膳食调养　饮食宜营养丰富、易消化，忌辛辣、肥甘厚味之品，禁烟、酒。

2. 术后异常情况的指导

（1）下肢深静脉血栓形成：麻醉恢复后即可在床上进行足的背屈、跖屈运动，24 小时后可下床活动（激光手术者 6 小时即可下床活动），以促进静脉血液回流。如发现下肢肿胀、疼痛，即有可能发生下肢深静脉血栓，及时告知医师处理。

（2）做好体温监测：术后体温会略有升高，38℃以下多为组织吸收热，需多饮水，多食新鲜的蔬菜、水果，体温会逐渐恢复正常，若体温超过 38.5℃，及时告知医师，给予对症处理。若汗出较多，及时擦干汗液，更换患者服，防止着凉。

（3）术后注意观察敷料渗血情况，如有渗出，及时告知医师处理。

（4）正确使用弹性绷带或穿医用弹力袜：根据患肢的粗细选择合适的弹力袜。绑扎弹性绷带或穿弹力袜应在每天起床前进行，抬高患肢 10 分钟，使静脉血回流后再进行绑扎和穿袜。绑扎弹性绷带应从患肢远端开始，逐渐向上缠绕使压力逐渐递减。使用期间应注意观察患肢的色泽、肿胀情况，卧床休息时应解除弹性绷带或弹力袜，以使肢体得到充分休息。

四、出院前健康宣教

1. 出院后下地活动时，须缚扎弹性绷带或穿医用弹力袜 3～6 个月，避免久站、远行及负重。

2. 宜适当运动，休息时抬高下肢 20～30 cm，促进静脉回流。

3. 避免患肢皮肤损伤、感染。

4. 出院带的药物是________，________，________。请您按时足量服用。如有疑问请电话咨询。

5. 请您保留好"出院复诊提示卡"，留下准确的 1～2 个电话号码或邮箱，以便我们进行随访。

6. 您下次复查的时间是：20 ________年________月________日，星期________。

7. 您的主治医师是________，坐诊时间是每周________上午，周________下午，请您预约就诊。

第三十四节　脱疽（闭塞性动脉硬化症未溃期）患者健康宣教流程及内容

一、入院日健康宣教

1. 您的主管医生__________、__________。护士长________。责任护士________、________。

2. 病房环境及规章制度宣教，包括环境、物品摆放、陪护、探视、禁用电器、呼叫器使用、被服数量，以及床档、餐板的使用等。

3. 住院期间请您穿患者服。佩戴腕带，出院时才可以取下。

4. 在给药及治疗前，护士要核对您的身份：①问您姓名；②核对腕带。

5. 为了您的用药安全，请按时服用口服药。不要将口服药放在抽屉里，因口服药的外包装已去除，易受潮及变质。

6. 术前检查及注意事项：①明晨空腹抽血检查相关的项目如血常规、血型、凝血系列、肝功能、感染系列等，请您在夜间 12 点后不要吃任何东西及喝水，以免影响检查结果。并留取尿标本。②做心电图时请摘下手表，不要讲话。

7. 戒除不良嗜好：①严格彻底戒烟，戒烟是治疗脱疽的前提，香烟中的尼古丁可使血管收缩，如不戒烟，药物治疗难以奏效，病情易反复发作。②禁酒。

8. 危险因素的评估及宣教，包括压疮、跌倒、烫伤、冻伤、坠床等。请您理解床旁悬挂各种安全标识的目的和意义，并给予协助和支持。

9. 情志不畅可以影响您的病情，延迟疾病的恢复，您可以通过深呼吸、看有趣的书籍等活动来调整情绪，避免焦虑。多与家人沟通，保持心情舒畅，积极配合治疗，树立战胜疾病的信心。

10. 患病期间您应卧床休息，以减少能量的消耗。患肢宜平放，切忌下垂及抬高。

11. 伴随疾病的宣教，如糖尿病需低糖、冠心病需低脂、高血压需低盐饮食等。

12. 您目前的饮食是

□流食 □半流食 □普食 □低糖 □低盐 □低脂 □低嘌呤

□特殊饮食

13. 您目前使用的主要药物及注意事项

药物				主要不良反应
种类	药名	用法	不良反应	
消炎药				①过敏反应 ②消化道反应：恶心呕吐 ③肾损害 ④肝损害 ⑤耳毒性 ⑥局部刺激 ⑦头晕、头痛 ⑧其他
扩血管活血类药				①皮疹 ②头晕 ③恶心 ④皮肤发热感 ⑤其他
镇痛药				①恶心、呕吐 ②出汗、口干 ③头痛、头晕 ④便秘 ⑤呼吸抑制 ⑥其他
抗血小板聚集药				①出血 ②肝功能异常 ③偶见注射部位出血及瘀斑 ④其他

二、住院期间健康宣教

(一)疾病概念

脱疽是指四肢末端坏死，严重时趾(指)节坏疽脱落的一种慢性周围血管疾病。又称脱骨疽。其临床特点是好发于四肢末端，以下肢多见，初起趾(指)间怕冷，苍白，麻木，间歇性跛行，继则疼痛剧烈，日久患趾；(指)坏死变黑，甚至趾(指)节脱落。

(二)辨证宣教

1. 疼痛

(1)观察疼痛的性质、部位、程度、持续时间及伴随症状，遵医嘱予止痛剂后观察用药反应。

(2)保持环境安静,光线柔和,色调淡雅,避免噪音及不必要的人员走动。

(3)指导采用放松术,如缓慢呼吸、全身肌肉放松、听舒缓音乐等。

2. 肢体发凉、怕冷、麻木

(1)卧床休息,保持病室空气新鲜、流通,温湿度适宜。

(2)指导患者戒烟、酒,穿着合适的鞋袜和棉质衣物,注意肢体保暖,保护患肢,防止肢体碰伤、压伤或擦伤。

(3)给予患肢中药熏洗以祛风通络,活血通脉。

(4)鼓励患者在能耐受的活动范围内,坚持功能锻炼,以促进侧支循环的建立,减轻肢体缺血。

3. 间歇性跛行

(1)观察跛行的距离,疼痛程度及缓解时间。

(2)功能锻炼:适量运动,当患肢出现疼痛时应原地休息至疼痛缓解。

(三)护理指导

1. 生活起居

(1)环境温、湿度适宜,顺应四时及时增减衣物。

(2)起居有常,注意休息,适度活动;忌烟酒。

(3)注意观察指(趾)端血运情况,保护患肢,防外伤。

2. 饮食指导

(1)阴寒证者宜进通络活血之品,忌肥甘厚味、辛辣之品。

(2)血瘀证者给予活血行气的食品,如山楂、韭菜等,忌涩味收敛之品。

(3)脾肾阳虚证者宜进食高营养、高蛋白、高维生素的食材,如瘦肉、大枣等,以增强机体抵抗力。

3. 情志调理

(1)多与患者沟通,了解其心理状态,及时予以心理疏导。

(2)制订健康教育手册,并按手册内容多与患者及家属沟通,使其消除思想顾虑配合治疗。

(3)鼓励家属多陪伴患者,亲朋好友给予情感支持。

(4)对待疼痛紧张的患者,采用放松疗法,并指导患者练习各种养生保健操:放松操、拍打操、太极拳等。

4. 肢体护理

(1)勤剪指甲,避免搔抓,注意肢体保暖,保护患肢,防止肢体碰伤、压伤或擦伤。

(2)每天用温水清洗足部,以促进气血运行,并随时检查脚趾之间有无水疱及破溃。

(3)指导患者进行正确的患肢锻炼。

三、出院前健康宣教

1. 患肢注意保暖,选择合适的鞋袜,并随时检查脚趾之间有无水疱及破溃。如皮肤发生破溃,及时到医院就诊。

2. 冬季不宜在室外长时间停留。

3. 修剪趾(指)甲时,可先用温水泡软后再修剪,不要剪得过深,以免形成难以愈合的溃疡。

4. 注意自我保护,防止外伤。皮肤干燥时可用润滑剂,不可用力抓挠,以免损伤皮肤。

5. 出院带的药物是________,________,________。请您按时足量服用。如有疑问请电话咨询。

6. 请您保留好“出院复诊提示卡”,留下准确的1~2个电话号码或邮箱,以便我们进行随访。

7. 您下次复查的时间是:20________年________月________日,星期________。

8. 您的主治医生是________,坐诊时间是每周________上午,周________下午。请您预约就诊。

第三十五节　脱疽(糖尿病足—糖尿病肢体动脉闭塞症)未溃期患者健康宣教流程及内容

一、入院日健康宣教

1. 您的主管医生__________、__________。护士长__________。责任护士________、________。

2. 病房环境及规章制度宣教,包括环境、物品摆放、陪护、探视、禁用电器、呼叫器使用、被服数量,以及床档、餐板的使用等。

3. 住院期间请您穿患者服。佩戴腕带,出院时才可以取下。

4. 在给药及治疗前,护士要核对您的身份:①问您姓名;②核对腕带。

5. 为了您的用药安全,请按时服用口服药。不要将口服药放在抽屉里,因口服药的外包装已去除,易受潮及变质。

6. 检查及注意事项:①明晨空腹抽血查相关的项目如血常规、血型、凝血系列、肝功能、传染病八项等,请您在夜间12点后不要吃任何东西及喝水,以免影响检查结果。并留取尿标本。②做心电图时请摘下手表,不要讲话。

7. 戒除不良嗜好:①戒烟,因香烟中的尼古丁可使血管收缩,加重病情。②禁酒。

8. 危险因素的评估及宣教，包括压疮、跌倒、烫伤、冻伤、坠床等。请您理解床旁悬挂各种安全标识的目的和意义，并给予协助和支持。

9. 情志不畅会影响您的病情，延迟疾病的恢复。您可以通过看有趣的书籍等活动来调整情绪；多与家人沟通，保持心情舒畅，积极配合治疗，树立战胜疾病的信心。

10. 患病期间您应卧床休息，以减少能量的消耗。患肢宜平放，切忌下垂及抬高。

11. 伴随疾病的宣教，如糖尿病需低糖、冠心病需低脂、高血压需低盐饮食等。

12. 您目前的饮食是

□流食 □半流食 □普食 □糖尿病饮食 □低盐 □低脂 □低嘌呤
□特殊饮食

二、住院期间健康宣教

（一）疾病概念

脱疽因气阴两虚，气虚无力行血，脉络瘀阻，四末失于濡养所致。以初起肢冷麻木，后期趾节坏死脱落、黑腐溃烂、疮口经久不愈为主要临床表现。病位在足。

（二）辨证施膳

总原则：糖尿病饮食，忌辛辣、生冷。

1. 阳虚寒凝患者：多食温补食品，如羊肉、狗肉等，气血亏损患者给予营养丰富、易消化的食物以滋补气血。

2. 血瘀证患者：宜常食活血行气的食品，如山楂、韭菜、茄子、生藕、菠菜、绿豆汤、萝卜等。

3. 湿热证患者：宜进清淡之品，禁忌肥甘厚味、辛辣的食物。

4. 热毒炽盛证患者：饮食宜清淡，避免食用过多的动物脂肪和高胆固醇食物，可食用植物油。食疗方：苦瓜粥。苦瓜 150 g，粟米 10 g，大火煮沸，小火煨煮成粥，每日 1 ~2 次，降低血糖。

（三）患肢保健

1. 注意防止肢体碰伤、刺伤、压伤或擦伤。鞋袜大小合适，舒适为度。

2. 修剪趾（指）甲时，可先用温水泡软后再修剪，不要剪得过深或成角，以免形成难以愈合的溃疡。有嵌甲、鸡眼者不要乱用腐蚀性药膏或药粉。

3. 您应重点关注患肢是否疼痛，皮色、皮温是否正常，动脉搏动及感觉是否异常，如有不适您应及时告知医务人员，医师会依据病情及时给您处理。

4. 疼痛剧烈时请您及时告知医师，医师会根据疼痛的原因、性质、程度，采取有效止痛措施，减轻您的痛苦。请您了解疼痛评分方法及控制方法：0 分指无痛；1 ~3 分指轻度疼痛：可忍受，能正常生活睡眠；3 ~5 分指中度疼痛：轻度干扰睡眠，需用镇痛药；5 ~7 分指重度疼痛：干扰睡眠，需用麻醉镇痛药；7 ~9 分指剧烈疼痛：干扰睡眠严重，伴有其他症状;9～10分指无法忍受:严重干扰睡眠,伴有其他症状或被动体位。

(四)功能锻炼

1.您可进行适当锻炼,以不出现跛行症状为度,如缓步行走有促进肢体血液循环的作用。

2.也可进行床上患肢的锻炼。方法是先将患肢从水平位抬高45°以上,停留1～2分钟,然后下垂1～2分钟,再放置水平位2分钟,继而做患肢的旋内、旋外,以及屈曲伸展活动。如此反复约20分钟,可根据患者的不同情况,每日练习3～5次。

(五)控制血糖

定期检测,避免血糖过高或出现低血糖。如出现极度口渴、尿多、恶心呕吐、心跳加快及烂苹果味尿时,可能血糖过高,应及时告知医护人员。请您随身携带水果糖、巧克力、饼干、水果等含糖的食物,如出现心慌、饥饿、头晕、心跳加快、出冷汗、紧张、发抖等症状时,可及时补充,避免低血糖。

(六)情志指导

您应避免悲观失望、焦虑情绪,多与病友沟通交流,可通过深呼吸、听音乐分散注意力。糖尿病足不是不治之症,很多患者通过治疗病情好转稳定,您应积极配合治疗,树立战胜疾病的信心。

三、出院前健康宣教

1.注意保暖,穿软暖舒适的棉鞋、棉袜。冬季不宜在室外长时间停留。

2.修剪趾(指)甲时,可先用温水泡软后再修剪,不要剪得过深,以免形成难以愈合的溃疡。

3.注意自我保护,防止外伤。

4.胰岛素的使用

(1)胰岛素的保存方法:未开启的笔芯放在2～8℃环境中保存,不宜冷冻。开启后在0～25℃室温下保存即可,有效期为1个月。

(2)注射部位:腹部、上臂外侧、大腿前侧及外侧。脐周5 cm范围内不能注射,注射部位应经常轮换。

(3)注射胰岛素的注意事项:①定时定量进餐和进行适当的体育活动。②胰岛素从冰箱中取出后应该恢复到室温后再用。③胰岛素应该注射入皮下组织,如果注射入肌肉中,由于吸收较快,可能导致低血糖。

5.出院带的药物是________,________,________。请您按时足量服用。如有疑问请电话咨询。

6.请您保留好“出院复诊提示卡”,留下准确的1～2个电话号码或邮箱,以便我们进行随访。

7. 您下次复查的时间是:20 ________ 年________月________日,星期________。

8. 您的主治医师是________,坐诊时间为每周________上午,周________下午。请您预约就诊。

第三十六节　丹毒患者健康宣教流程及内容

一、入院日健康宣教

1. 您的主管医生__________、__________。护士长________。责任护士________、________。

2. 病房环境及规章制度宣教,包括环境、物品摆放、陪护、探视、禁用电器、呼叫器使用、被服数量,以及床档、餐板的使用等。

3. 住院期间请您穿患者服。佩戴腕带,出院时才可以取下。

4. 在给药及治疗前,护士要核对您的身份:①问您姓名;②核对腕带。

5. 为了您的用药安全,请按时服用口服药。不要将口服药放在抽屉里,因口服药的外包装已去除,易受潮及变质。

6. 术前检查及注意事项:①明晨空腹抽血检查相关的项目如血常规、血型、凝血系列、肝功能、感染系列等,请您在夜间 12 点后不要吃任何东西及喝水,以免影响检查结果。并留取尿标本。②做心电图时请摘下手表,不要讲话。

7. 辨证施膳

(1)辨证:因皮肤、黏膜破损,使湿热火毒之邪侵入所致。治疗以清热解毒为主要原则。

(2)饮食宜忌

1)宜:清淡饮食,多饮水及清凉饮料,多食新鲜蔬菜、水果。高热者,给予营养丰富、易于消化的流质、半流质饮食。

2)忌:辛辣油腻刺激之品。

(3)食疗:苦菜、粳米各 50 g 煮粥,每日早餐食用,以清热解毒。

8. 戒除不良嗜好:①戒烟。②禁酒。

9. 危险因素的评估及宣教,包括压疮、跌倒、烫伤、冻伤、坠床等。请您理解床旁悬挂各种安全标识的目的和意义,并给予协助和支持。

10. 情志不畅可以影响您的病情,延迟疾病的恢复。您可以通过看有趣的书籍等来调整情绪;多与家人沟通,保持心情舒畅,积极配合治疗,树立战胜疾病的信心。

11. 伴随疾病的宣教,如糖尿病需低糖、冠心病需低脂、高血压需低盐饮食。

12. 您目前的饮食是

□流食 □半流食 □普食 □低糖 □低盐 □低脂 □低嘌呤

□特殊饮食

13. 您目前使用的主要药物及注意事项

药物				主要不良反应
种类	药名	用法	不良反应	
消肿				①肾损害 ②肝损害 ③局部刺激 ④其他
活血化瘀药				①皮疹 ②头晕 ③恶心 ④皮肤发热感 ⑤其他
消炎				①过敏反应 ②消化道反应:恶心呕吐 ③肾损害 ④肝损害 ⑤耳毒性 ⑥局部刺激 ⑦头晕、头痛 ⑧其他

二、住院期间健康宣教

(一)疾病概念

丹毒俗称“流火”,是由A族B型链球菌引起的皮肤及皮下组织的一种急性炎症,常表现为境界清楚的局限性红肿热痛,好发于颜面及下肢,可有头痛、发热等全身症状。

(二)辨证宣教

1. 局部红赤肿胀

(1)卧床休息,避免劳累。告知患者戒烟、酒。

(2)抬高患肢30°~40°,穿着合适的鞋袜和棉制衣物,减少摩擦,避免强烈阳光直射患部皮肤。

(3)观察红赤肿胀的部位、性质、范围,每日定时、定位用软尺测量患肢肿胀部位的周径,以了解肿胀变化情况。患侧肢体严禁静脉输液。

(4)每日用碘附消毒清洗创面。尽可能暴露水肿部分,避免翻身时擦伤患处皮肤,防止炎症扩散。

(5)遵医嘱给予马黄酊湿敷。注意观察患处红肿消退情况,若发生瘙痒、皮疹等异常情况,应立即停用,并告知医师。

(6)遵医嘱给予冰硝散或大青膏外敷。

(7)遵医嘱给予解毒洗药溻渍。

2. 发热

(1)严密监测体温变化。寒战者注意保暖,加盖衣被。高热者遵医嘱采取相应的退热措施。出汗较多时及时擦干皮肤,保持皮肤和床单位清洁、干燥。

(2)鼓励患者多饮水 1 500 ~2 000 mL/d,遵医嘱可选用清热解毒中药煎汤代茶频频饮服,如菊花、金银花等。

(3)遵医嘱穴位按摩,取大椎、合谷、曲池等穴,按摩手法用泻法。

3. 疼痛

(1)观察疼痛的性质、部位、程度、持续时间。

(2)抬高患肢 30° ~40°,促进淋巴回流,减轻疼痛。

(3)遵医嘱穴位按摩,取合谷、内关、足三里等穴。

(4)遵医嘱耳穴贴压,取神门、脑、交感、枕、肾上腺、皮质下等穴。

(5)遵医嘱给予冰硝散或大青膏外敷。

(6)遵医嘱给予马黄酊湿敷,同时观察皮肤变化及红肿消退情况。

(7)遵医嘱给予解毒洗药塌渍,应注意水温,防止烫伤。

4. 水疱

(1)水疱超过 3 cm 者,遵医嘱抽吸疱液,用无菌纱布覆盖。

(2)保持局部皮肤清洁,忌用强刺激性沐浴品及热水烫洗局部皮肤,避免摩擦、搔抓及强烈阳光直接照射皮肤等,以免造成再次感染。

(3)遵医嘱给予大青膏外敷。

(三)护理指导

1. 生活起居

(1)注意与他人隔离,洁具专用,每日用温水洗脚,忌用热水烫洗局部皮肤。

(2)有足癣者,可用纯米醋或白醋,加温至 30℃,每晚睡前泡脚一次,以浸入患处即可,每次 30 分钟。

(3)保持局部皮肤清洁干燥,忌用手搔抓患处。

(4)保持手卫生,禁止抓挠、挤压病灶。有肌肤破损者或足癣等病灶,需彻底治疗。

2. 饮食指导　患者宜食清热利湿,富含维生素、高蛋白和烟酸的食品,如扁豆、赤小豆、绿豆、冬瓜、苦瓜、猕猴桃、鲜油菜叶、蛋、奶、花生、香菇、番茄等。忌食辛辣刺激、肥甘厚味的食品。食疗方:苦菜粳米粥等。

3. 情志调理

(1)对病情不了解,对治疗护理产生顾虑的患者,应制订健康教育手册,并按手册内容多与患者及家属沟通,使其消除顾虑配合治疗。

(2)对待焦虑患者,采用言语开导法及移情疗法。

(3)组织形式多样、寓教于乐的病友活动,开展同伴支持教育,鼓励病友间多沟通交流防治疾病的经验,介绍成功的病例。鼓励家属多陪伴患者给予情感支持。

三、出院前健康宣教

1. 指导患者加强锻炼,提高抵抗力,注意个人卫生。

2. 指导患者正确描述疼痛部位、性质、程度。

3. 有肌肤破损者或足癣等病灶,需彻底治疗。

4. 遵医嘱用药,勿擅自加减药量,症状改善后,继续巩固治疗,防止复发。

5. 出院带的药物是________,________,________。请您按时足量服用。如有疑问请电话咨询。

6. 请您保留好"出院复诊提示卡",留下准确的1~2个电话号码或邮箱,以便我们进行随访。

7. 您下次复查的时间是:20________年________月________日,星期________。

8. 您的主治医师是________,坐诊时间是每周________上午,周________下午。请您预约就诊。

第三十七节 痔(混合痔)患者健康宣教流程及内容

一、入院日健康宣教

1. 您的主管医生__________、__________。护士长________。责任护士________、________。

2. 病房环境及规章制度宣教:介绍病区环境及设施使用方法,介绍作息时间、探视及相关制度,根据情况,做有关的健康、卫生宣教,使您对疾病、治疗、护理和保健知识有一定了解,包括禁用电器、呼叫器使用、被服数量,以及床档、餐板的使用等。

3. 住院期间请您穿患者服。佩戴腕带,出院时才可以取下。

4. 在给药及治疗前,护士要核对您的身份:①问您姓名;②核对腕带。

5. 请您不要私自调动床位,如有什么需要请告诉我们,我们会尽量满足。

6. 为了您的用药安全,请按时服用口服药。不要将口服药放在抽屉里,因口服药的外包装已去除,易受潮及变质。

7. 术前检查及注意事项:①明晨空腹抽血检查相关的项目如血常规、血型、凝血系列、肝功能、感染系列等,请您在夜间12点后不要吃任何东西及喝水,以免影响检查结果。并留取尿标本。②告知术后坐浴液的温度及洗浴方法。

8. 辨证施膳

(1)风伤肠络证:①宜清淡,多食新鲜蔬菜、水果。②忌辛辣刺激之品。

(2)湿热下注证:①宜清淡、粗细搭配。多食西瓜、水果、绿豆、赤小豆等清热利湿之品。②忌肥甘厚味、膏粱厚味之品。

(3)脾虚气陷证:①宜营养丰富易消化、健脾补气类食物,粗细粮搭配合理。②忌酸冷之品

9. 戒除不良嗜好:戒烟。

10. 危险因素的评估及宣教,包括跌倒、烫伤、冻伤、坠床等。请您理解床旁悬挂各种安全标识的目的和意义,并给予协助和支持。

11. 伴随疾病的宣教,如糖尿病需低糖、高血压需低盐、冠心患者需低脂饮食。

二、术前健康宣教

(一)术前1日准备

1. 物品准备:尿壶、尿垫、盆2个、浴架、毛巾2~3块。

2. 注意保暖,避免受凉感冒而延误手术时间。

3. 皮肤准备。

4. 夜间12点以后不可饮水及吃饭,直至手术。

5. 药物过敏试验:根据您的情况,有可能为您做有关药物的过敏试验。请您告诉医护人员您是否有药物及食品等方面的过敏史。

6. 陪护及心理准备:您术后熏洗需有人陪护,帮助坐浴,有家人的陪伴给您带来精神支持。如耳穴压豆等穴位治疗,缓解您的恐惧心理。

7. 请您了解疼痛评分方法及控制方法。

(二)手术当日晨准备

1. 术日晨洗漱完毕后请您更换患者服(请您将自己的所有衣服全部脱下,包括内衣、内裤、袜子,只穿患者服)。

2. 如有活动义齿的患者,请取下并妥善保管。

3. 如有佩戴饰品的患者(包括眼镜),请将所有饰品全部摘下,贵重饰品转交家属保管。

4. 女性患者请勿戴发卡、化妆、涂指甲油。

5. 手术室会有专人来病房接。

6. 准备好所有检查片子,以及护士发的药品、敷料,带入手术室。

7. 术日晨有护士为您测血压、体温,遵医嘱可能为您行导尿术并留置导尿管。

三、术后健康宣教

(一)手术回病房1~6小时注意事项

1. 骶麻、局麻手术患者,术后取侧卧位;连续硬膜外麻醉患者,去枕平卧6小时后取

侧卧位。

2. 术后您会感觉口干,他人会为您湿润口唇。

3. 术后可能会出现恶心不适,请您不要紧张,我们会为您准备好棉垫放在枕边,想吐时,头偏向一侧呕吐即可。

4. 如果您感觉心慌、憋气、伤口疼痛剧烈、肛门敷料染血、肛门直肠内坠胀,立即告诉身边任何人员通知医护人员。

5. 术后 6 小时内不可下床如厕,防止发生晕厥、跌倒。如果有导尿管留置,可定时放尿,及时夹闭导尿管,集尿袋不可高于膀胱。

6. 术后 6 小时内,我们会指导您家属帮助您按摩双小腿腓肠肌和腘窝部位,以促进血液循环,预防下肢静脉血栓的形成。

(二)术后 6 ~ 12 小时注意事项

1. 疼痛者给予镇痛针剂及口服药品,您只需要告诉医护人员您现在的疼痛程度,我们会采取相应的处理措施。如您使用镇痛泵可按压开关释放镇痛药。

2. 术后第一次进食,应该以温热软性食物为主,最好是粥类、面条等,减少对胃的刺激。术后第一次进食、饮水量不要过大,最好少量多次进行。

3. 未行导尿患者若出现排尿障碍,给予诱导疗法促进利尿,可遵医嘱给予中医特色治疗,温灸包热敷小腿部 30 分钟,若效果欠佳,遵医嘱给予导尿。

4. 排便时,切忌久蹲厕所、努挣。

(三)术后 12 ~ 48 小时注意事项

1. 患者自觉肛门下坠感、便意渐重,是术后的正常反应,嘱患者勿擅自拆卸敷料如厕通便。

2. 一般肛肠疾病手术者,在手术后第 2 天就可以进行肛门坐浴,但应注意用水清洁。做缝合术式或医生特别要求者,术后不宜进行坐浴。

3. 术后如有腹胀可饮用萝卜水,以通腑气。

4. 消除焦虑、恐惧心理,积极配合治疗。

5. 如果有导尿管留置,可考虑终止使用。

6. 手术 24 小时之内即一天之内最好不要解大便,以防止出血。便时会有一定的疼痛感觉,便后用中药坐浴可以缓解疼痛并防止感染。

(四)术后 1 周内健康教育

1. 注意休息,避免久蹲、久坐、久站及过多活动。

2. 熏洗法:花子叶汤坐浴熏洗。

3. 保持大便成形质软、通畅,以减少对伤口的刺激,有利于伤口愈合。每天便后中药坐浴,坐浴后及时换药。

4. 您要正常进食,克服因惧怕排便疼痛而不愿进食的心理。

（五）术后1周后健康教育

1. 您不可拉动内痔结扎线，以免引起疼痛或出血。术后7～10天为脱线阶段，您应减少活动，排便时不宜用力努挣，以防术后大出血。

2. 痔核脱落过早而出血时，医护人员会用止血粉纱条塞入您肛门压迫止血，遵医嘱肌注止血药。若痔核脱落后出现动脉波动性大出血，您应立即呼叫医师，行紧急救治。

3. 术后出现大便出血呈喷射状，或下腹胀痛、有便意、头晕乏力、心悸口渴、面色苍白、额上汗出、脉细数而弱者，为术后大出血，应立即通知医师，医护人员会做好抢救准备。

四、出院前健康宣教

1. 坚持每晚热水或中药液坐浴。养成定时排便习惯，及时治疗泄泻或便秘。

2. 忌久坐、久立或久蹲，不坐太热、太冷、潮湿物体或地面，最好选用软坐垫。

3. 饮食宜清淡，忌辛辣刺激性食物，多食粗粮。

4. 建立良好的饮食卫生、排便和生活习惯，解除顾虑，避免忧郁。

5. 做好肛门运动锻炼，提高局部抗病能力。

6. 出院带的药物是________。请您按时足量服用。如有疑问请电话咨询。

7. 请您保留好“出院复诊提示卡”，留下准确的1～2个电话号码或邮箱，以便我们进行随访。

8. 您下次复查的时间是：20________年________月________日，星期________。

9. 您的主治医师是________，坐诊时间是每周________上午，每周________下午。请您预约就诊。

第三十八节 肛痈（肛门直肠周围脓肿）患者健康宣教流程及内容

一、入院日健康宣教

1. 您的主管医生__________、__________。护士长________。责任护士________、________。

2. 病房环境及规章制度宣教：介绍病区环境及设施使用方法，介绍作息时间、探视及相关制度，根据情况，作有关的健康、卫生宣教，使您对疾病、治疗、护理和保健知识有一定了解，包括禁用电器、呼叫器使用、被服数量，以及床档、餐板的使用等。

3. 住院期间请您穿患者服。佩戴腕带，出院时才可以取下。

4. 在给药及治疗前，护士要核对您的身份：①问您姓名；②核对腕带。

5. 请您不要私自调动床位，如有什么需要请告诉我们，我们会尽量满足。

6. 为了您的用药安全，请按时服用口服药。不要将口服药放在抽屉里，因口服药的外包装已去除，易受潮及变质。

7. 术前检查及注意事项：①明晨空腹抽血检查相关的项目如血常规、血型、凝血系列、肝功能、感染系列等，请您在夜间12点后不要吃任何东西及喝水，以免影响检查结果。并留取晨尿标本、大便标本。

8. 辨证施膳

(1)热毒蕴结：①宜清热解毒之品，如绿豆、赤小豆、黄瓜等。②忌辛辣，刺激之品。

(2)火毒炽盛：①宜食泻火解毒之品，如冬瓜、丝瓜、西瓜等。②忌辛辣、海鲜发物等。

(3)阴虚毒恋：①宜食滋阴降火之品，如生梨、绿豆、黄瓜等。②忌食辛辣刺激之品。

(4)食疗：冬瓜双豆汤、绿豆粥、芹菜粥等。

9. 戒除不良嗜好：戒烟酒。

10. 危险因素的评估及宣教，包括跌倒、烫伤、冻伤、坠床等。请您理解床旁悬挂各种安全标识的目的和意义，并给予协助和支持。

11. 伴随疾病的宣教：糖尿病需低糖、冠心病需低脂、高血压需低盐饮食。

二、术前健康宣教

(一)术前1日准备

1. 物品准备：尿壶、盆2个、拖鞋、毛巾2~3块、浴巾1~2块。

2. 胃肠道准备：晚餐照常进行。但以清淡易消化软饭为宜进。术前6小时内不可饮水及吃饭，直至手术。

3. 皮肤准备。

4. 药物过敏试验：根据您的情况，有可能为您做有关药物的过敏试验。请您告诉医护人员您是否有药物及食品等方面的过敏史。

5. 陪护及心理准备：您如果情绪紧张，惧怕手术，护士会给您介绍手术成功的病例，树立战胜疾病的信心，必要时给予您中医传统治疗，如耳穴压豆等穴位治疗，缓解您的恐惧心理。您术后熏洗需有人陪护，帮助坐浴，有家人的陪伴会给您带来精神支持。

6. 请您了解疼痛评分方法及控制方法。

(二)手术当日晨准备

1. 术日晨洗漱完毕后请您更换患者服(请您将自己的所有衣服全部脱下，包括内衣、内裤、袜子，只穿患者服)。

2. 如有活动义齿的患者，请取下并妥善保管。

3. 如有佩戴饰品的患者(包括眼镜)，请将所有饰品全部摘下，贵重饰品转交家属保管。

4. 女性患者请勿戴发卡、不要化妆、不涂指甲油。

5. 手术室会有专人来病房接。

6. 准备好所有检查片子，以及护士发的药品、敷料都带入手术室。

7. 术日晨有护士为您测血压、体温，如需留置导尿管，遵医嘱给您留置导尿管。

8. 术日遵医嘱给您行清洁灌肠，请您排完大便后用温水清洗会阴部。

三、术后健康宣教

（一）术回病房 1～6 小时注意事项

1. 全麻、联合麻醉、硬膜外麻醉的患者不能枕枕头，禁食禁水 6 小时。

2. 术后 6 小时内患者肢体知觉未恢复，协助每 2 小时变换卧位 1 次，指导家属按摩双下肢。

3. 术后您会感觉口干，他人会为您湿润口唇。

4. 术后可能会出现恶心不适，主要与麻醉、止痛、禁食等因素有关。请您不要紧张，我们会为您准备好棉垫放在枕边，想吐时，头偏向一侧呕吐即可。

5. 如果您感觉心慌、憋气、肛门直肠内坠胀、伤口疼痛剧烈、肛门会阴敷料潮湿不适时，立即告诉身边任何人员通知医护人员。

6. 术后 6 小时内不可下床如厕，防止发生晕厥、跌倒。如果有导尿管留置，可定时放尿，及时夹闭导尿管，集尿袋不可高于膀胱。

7. 术后 6 小时内，我们会指导您家属帮助您按摩小腿腓肠肌和腘窝部位，以促进血液循环，预防下肢静脉血栓的形成。

（二）术后 6～12 小时注意事项

1. 疼痛口服镇痛药，如您使用镇痛泵可按压开关释放镇痛，或遵医嘱我们给予您耳穴压豆镇痛、肌内注射镇痛针剂。

2. 麻醉恢复后您应在医务人员的指导下活动。下肢略抬高以促进血液及淋巴液的回流。同时避免小腿长时间受压。

3. 建议您床边如厕，请您一定让家属或医护人员协助缓慢起立，如果您感觉头晕等不适，请立即平卧并通知我们。

4. 术后第一次进食，应该以温热软性食物为主，最好是粥类，面条等，术后第一次进食饮水量不要过大，最好少量多次进行。

5. 如果您出现排尿障碍，请您不要过于紧张，我们会用诱导法指导您排尿，也可给予中医特色治疗，艾盐温灸包热敷小腹部或艾灸灸疗法，取中极、关元、气海穴，效果欠佳者我们会遵医嘱给予导尿，并且交代留置导尿注意事项。

（三）术后 12～48 小时注意事项

1. 如果您自觉肛门下坠感便意渐重，应转移注意力，稍加忍耐。若不能耐受，勿擅自拆卸敷料排便，请告知我们医护人员给您处理。以免引发大出血。

2. 一般肛肠疾病手术者，在手术后第 2 天就可以进行肛门坐浴，但应注意用水清洁。

做缝合术式或医生特别要求者，术后不宜进行坐浴。坐浴时要注意，水温不宜过高，以防加重肛门部创面的充血和肛缘水肿程度。

3. 鼓励患者多饮水，给高热量易消化饮食。如有腹胀可饮用萝卜水，以通腑气。

4. 注意保暖，鼓励患者深呼吸、咳嗽，防止肺部感染。

5. 做好情志护理，消除焦虑、恐惧心理，鼓励积极配合治疗。

6. 如果有尿管留置，可考虑终止使用。

（四）术后1周内健康教育

1. 保持大便通畅，每次排便不宜超过10分钟，排便时勿努挣。

2. 术后24小时排大便后和睡前及时坐浴。方法：将药装入纱布袋放入嵌在坐浴架的盆内，开水2 000 mL冲泡，待温度适宜时熏洗坐浴，约20分钟。或每日早晨排大便后换药前，温水清洗后，遵医嘱携带您的药品、熏蒸垫到水疗室熏蒸椅熏蒸。

3. 每日坐浴后，请您等待您的主管医生给您换药。换药时请携带您的换药物品、药品去换药室。

4. 若您的伤口敷料渗液较多，请您及时告知我们，及时更换。

5. 近期并发症预防的健康教育

（1）肛门疼痛：①轻微疼痛不予处理，疼痛剧烈者遵医嘱给予针刺长强穴，或耳针神门穴、直肠下段穴以止痛。②遵医嘱予镇痛药口服或肌内注射。

（2）便秘：①指导患者饮食。②遵医嘱穴位贴敷，用大黄和芒硝或吴茱萸贴敷神阙、天枢等穴，并顺时针按揉20分钟，每天1次。

6. 辨证施膳原则同上。

（五）术后1周后健康教育

中晚期并发症预防健康教育：

（1）假愈合：①定期换药，肛门指检。②鼓励多食蔬菜、水果，营养丰富饮食。

（2）延迟愈合：①加强营养，补充足量维生素。②预防控制创面感染。

四、出院前健康宣教

1. 注意肛周卫生，勤换内衣裤，每日便后清洗肛门。

2. 指导坚持提肛锻炼，防止继发其他肛门疾病，避免肛周炎症和感染。

3. 饮食营养丰富，多食新鲜水果、蔬菜，忌食辛辣刺激食物。

4. 养成良好的生活习惯，注意劳逸结合，积极锻炼身体，增强体质。

5. 出院带的药物是________，________，________。请您按时足量服务用。如有疑问请电话咨询。

6. 请您保留好“出院复诊提示卡”，留下准确的1～2个电话号码或邮箱，以便我们进行随访。

7. 您下次复查的时间是:20 ________年________月________日,星期________。

8. 您的主治医师是________,坐诊时间是每周________上午,每周________下午,请您预约就诊。

第三十九节　肛漏(肛瘘)患者健康宣教流程及内容

一、入院日健康宣教

1. 您的主管医生__________、__________。护士长________。责任护士________、________。

2. 病房环境及规章制度宣教:介绍病区环境及设施使用方法,介绍作息时间、探视及相关制度,根据情况,作有关的健康、卫生宣教,使您对疾病、治疗、护理和保健知识有一定了解,包括禁用电器、呼叫器使用、被服数量,以及床档、餐板的使用等。

3. 住院期间请您穿患者服。佩戴腕带,出院时才可以取下。

4. 在给药及治疗前,护士要核对您的身份:①问您姓名;②核对腕带。

5. 请您不要私自调动床位,如有什么需要请告诉我们,我们会尽量满足。

6. 为了您的用药安全,请按时服用口服药。不要将口服药放在抽屉里,因口服药的外包装已去除,易受潮及变质。

7. 术前检查及注意事项:①明晨空腹抽血查肝功能,请您在夜间 12 点后不要吃任何东西及喝水,以免影响检查结果。②告知术后坐浴液的温度及洗浴方法。

8. 辨证施膳

(1)湿热下注证:①宜清淡、易消化,多食西瓜、绿豆、赤小豆等清热利湿之品。②忌肥甘厚味。

(2)正虚邪恋证:①宜健脾和胃、扶正祛邪,含维生素、蛋白质食物,如鸡蛋、牛奶、鱼等。②忌:酸辣、燥热、油腻、煎炸食品。

(3)阴虚津亏证:①宜多食蔬菜、蜂蜜、麻油等。②忌辛辣等食物。

(4)食疗:马齿苋郁李仁饮、菊花蒲公英饮、冬瓜苦瓜饮。

9. 危险因素的评估及宣教,包括跌倒、烫伤、冻伤、坠床等。请您理解床旁悬挂各种安全标识的目的和意义,并给予协助和支持。

10. 伴随疾病的宣教,糖尿病患者需低糖,冠心患者需低脂,高血压患者需低盐。

二、术前健康宣教

(一)术前 1 日准备

1. 物品准备:尿壶、尿垫、盆 2 个 、坐浴架 、毛巾 2 ~ 3 块。

2. 胃肠道准备:晚餐照常进行,但以清淡易消化软饭为宜。夜间 12 点以后不可饮水及吃饭,直至手术。

3. 皮肤准备:用滑石粉涂抹手术野(超过手术区域 20 cm 范围内区域)阴毛及汗毛,清洗干净,以利于手术。

4. 药物过敏试验:根据您的情况,有可能为您做有关药物的过敏试验。请您告诉医护人员您是否有药物及食品等方面的过敏史。

5. 陪护及心理准备:您术后熏洗需有人陪护,帮助坐浴,有家人的陪伴会给您带来精神支持。

6. 请您了解疼痛评分方法及控制方法。

(二)手术当日晨准备

1. 术日晨洗漱完毕后请您更换患者服(请您将自己的所有衣服全部脱下,包括内衣、内裤、袜子,只穿患者服)。

2. 如有活动义齿的患者,请取下并妥善保管。

3. 如有佩戴饰品的患者(包括眼镜),请将所有饰品全部摘下,贵重饰品转交家属保管。

4. 女性患者请勿戴发卡、化妆、涂指甲油。

5. 手术室会有专人来病房接。

6. 准备好所有检查片子,以及护士发的药品、敷料,带入手术室。

7. 术日晨有护士为您测血压、体温,遵医嘱行导尿并留置导尿管。

三、术后健康宣教

(一)手术回病房 1 ~6 小时注意事项

1. 保持病室安静,卧床休息,连续硬膜外麻醉术后去枕平卧 6 小时,一般患者取侧卧位,施行注射疗法者取俯卧位。

2. 术后 6 小时内患者肢体知觉未恢复,协助每 2 小时变换卧位 1 次,指导家属按摩双下肢。

3. 术后您会感觉口干,他人会为您湿润口唇。

4. 术后可能会出现恶心不适,不要紧张,我们会为您准备好棉垫放在枕边,想吐时,头偏向一侧呕吐即可。

5. 如果您感觉心慌、憋气、伤口疼痛剧烈,立即告诉身边任何人员通知医护人员。

6. 手术后 6 小时内您若排尿时必须在床上,不可下床如厕,防止发生晕厥、跌倒。

7. 您如果有导尿管留置,需定时放尿,及时夹闭导尿管,集尿袋不可高于膀胱。

8. 您需注意观察伤口是否渗血。如伤口出血,应通知医护人员,我们会及时采取止血措施。

（二）术后 6～12 小时注意事项

1. 术后排尿困难。经诱导方法无法排尿时，我们会遵医嘱给您针刺中极、曲池、三阴交穴，必要时采用导尿术。

2. 宜进温热软性食物，术后第一次进食量不宜过大，最好少量多次进行。

3. 疼痛可给予镇痛针剂及口服药品，如您使用镇痛泵，可按压开关释放镇痛药。

（三）术后 12～48 小时注意事项

1. 术后切口内用纱布填塞，以压迫止血。

2. 首次排大便时应先拿掉胶布和棉纱，再取出纱布，一般术后 48 小时后会排大便。

（四）术后 1 周内健康教育

1. 便秘时，切忌努责，遵医嘱服润下药或缓泻药。

2. 轻微肛门疼痛者不予处理，疼痛剧烈者遵医嘱给予针刺长强穴，或耳针神门穴、直肠下段穴以镇痛，或遵医嘱予镇痛药口服或肌内注射。

3. 辨证施膳原则同上。

（五）术后 1 周后健康教育

1. 如果您肛门疼痛、瘙痒、流脓，需要告诉护士，我们要记录脓液的色、质、量。

2. 行挂线治疗后不要拖拉留在肛管外的橡皮筋，以免引起疼痛和断裂，结扎挂线脱落期，应避免劳累、活动、腹泻、便秘。

3. 术后一般是每日换药 1 次，或每次便后换药，敷料潮湿后及时更换。

4. 肛门失禁：保持肛周卫生，防止发生湿疹。

5. 肛门渗液：应进行提肛锻炼，每日 2～3 次，每次 10～15 分钟，加速瘢痕软化。坐浴、熏洗治疗，减少渗液，促进循环，软化瘢痕。

四、出院前健康宣教

1. 建立健康的饮食结构，多食清淡富含维生素的食物，如萝卜、新鲜蔬菜、水果，油腻饮食不宜多吃。湿热下注者，宜食西瓜、绿豆、赤小豆等清热利湿之品；体质虚弱、创面愈合缓慢者，给予高营养食物；阴虚肠燥者可进食百合、莲子、甲鱼、雪梨、银耳等滋阴生津润肺食品。

2. 保持肛门清洁。

3. 积极治疗相关疾病：如糖尿病、肛窦炎、肛乳头炎，以免发生肛管直肠周围脓肿及肛瘘。

4. 防治便秘和腹泻。

5. 肛瘘患者应及早治疗。

6. 创面愈合后应进行提肛锻炼，每日 2～3 次，每次 10～15 分钟，改善肛门功能。

7. 出院带的药物是________，________，________。请您按时足量服用。如有疑问请电话咨询。

8. 请您保留好“出院复诊提示卡”，留下准确的1～2个电话号码或邮箱，以便我们进行随访。

9. 您下次复查的时间是:20 ________年________月________日,星期________。

10. 您的主治医师是________,坐诊时间是每周________上午,每周________下午。请您预约就诊。

第四十节　结直肠癌患者健康宣教流程及内容

一、入院日健康宣教

1. 您的主管医生__________、__________。护士长________。责任护士________、________。

2. 病房环境及规章制度宣教，包括环境、开水间、厕所、护士站、医生办公室、本院餐厅的位置。每天下午餐厅有人来订餐。物品摆放、陪护、探视、禁用电器、呼叫器使用、被服数量，以及床档的使用等。

3. 住院期间请您穿患者服。佩戴腕带，出院时才可以取下。

4. 紫外线灯的位置，因紫外线对眼睛及皮肤有损伤，不要自己打开。

5. 在给药及治疗前，护士要核对您的身份：①问您姓名；②核对腕带；③请您不要私自调动床位，如有什么需要请告诉我们，我们会尽量满足。

6. 为了您的用药安全，请按时服用口服药。不要将口服药放在抽屉里，因口服药的外包装已去除，易受潮及变质。

7. 入院检查及注意事项：①需明晨空腹抽血，请您在夜间12点后不要吃任何东西及喝水，以免影响检查结果。请明晨留取二便标本。②做心电图时请摘下手表，不要讲话。

8. 戒除不良嗜好：①戒烟。烟草中的主要有害物质尼古丁有收缩血管的作用，会引起心脑肾等脏器的病变。②限酒。乙醇直接损害人体肝脏。

9. 患者危险因素的评估及宣教，包括跌倒、烫伤、冻伤、坠床等。请您理解床旁悬挂各种安全标识的目的和意义，并给予协助和支持。

10. 您目前的饮食是

□流食　□半流食　□普食　□糖尿病饮食　□低盐　□低脂　□禁食

二、住院期间健康宣教

（一）疾病概念

结直肠癌是因湿热内蕴、脾胃运化失常、湿浊内停、热毒互结、阻滞气机而致。以直肠刺激症状（频繁便意、便前肛门下坠、里急后重、排便不尽）、黏液血便、肠腔狭窄等为主要表现。

结直肠癌胃肠道中常见的恶性肿瘤，早期症状不明显，随着癌肿的增大而表现排便习惯改变、便血、腹泻、腹泻与便秘交替、局部腹痛等症状，晚期则表现贫血、体重减轻等全身症状。

（二）辨证宣教

1. 腹胀

（1）观察腹胀的部位、性质、程度、时间、诱发因素及伴随症状。

（2）遵医嘱肛管排气或中药保留灌肠。

2. 腹痛

（1）评估疼痛部位、性质、程度、持续时间、二便及伴随症状，做好疼痛评分，可应用疼痛自评工具“数字评分法（NRS）”评分，记录具体分值。如出现腹痛剧烈、痛处拒按、冷汗淋漓、四肢不温、呕吐不止等症状，立即报告医师协助处理。

（2）协助取舒适体位，避免体位突然改变。

（三）护理指导

1. 生活起居

（1）保证充足的睡眠和休息，防止感冒。

（2）指导患者有序进行八段锦、简化太极拳锻炼。

2. 饮食指导　饮食宜清淡，忌烟酒、肥甘厚味、甜腻和易胀气的食品。

（1）脾肾阳虚证：宜食温阳健脾的食品，如山药、桂圆、大枣、南瓜等。忌生冷瓜果、寒凉食品。食疗方：桂圆大枣粥。

（2）肝肾阴虚证：宜食滋阴补肝肾的食品，如芝麻、银耳、胡萝卜、桑葚等。忌温热之品。食疗方：银耳羹。

（3）气血两亏证：宜食益气养血的食品，如大枣、桂圆、莲子、鸡蛋等。食疗方：桂圆莲子汤。

（4）痰湿内停证：宜食化痰利湿的食品，如白萝卜、莲子、薏苡仁、赤小豆等。忌大温大热之品。食疗方：赤小豆苡仁粥。

（5）瘀毒内结证：宜食化瘀软坚的食品，如桃仁、紫菜、苋菜、油菜等。禁食酸敛类果品，如柿子、杨梅、石榴等。食疗方：桃仁紫菜汤。

（6）急性腹痛患者诊断未明确时应暂禁食；腹泻患者宜食健脾养胃及健脾利湿的食品，如胡萝卜、薏苡仁等。严重腹泻者适量饮淡盐水。

3. 情志疏导

（1）多与患者沟通，及时予以心理疏导。鼓励家属多陪伴，亲朋好友给予情感支持。

（2）采用暗示疗法、认知疗法、移情调志法，建立积极的情志状态。

（3）人工造瘘患者自我形象紊乱突出，帮助患者重新认识自我并鼓励其参加社会活动。

（四）辨证施膳

根据辨证，选用不同食疗方或适当饮食。

1. 湿热蕴结型　饮食宜清补，可食高蛋白、低脂肪饮食，如瘦肉、乌鱼等，多食新鲜水果、蔬菜。

2. 气滞血瘀型　饮食应稀软、平淡、易于吸收、少渣少油。因体液丢失，故应多用药茶、汤液充津液。

3. 气血两虚型　多食益气补血食物，如：山药红枣粥、桂圆大枣粥，忌食辛辣、油腻、生冷之品。）

（五）评估

1. 观察排便次数、量、性质及有无里急后重感，有无诱发因素。

2. 观察排便次数、量、性质。

三、出院前健康宣教

1. 指导患者学习肠造口的护理方法，如肛门袋的使用、局部皮肤的护理等，确保其出院后可进行自我护理。

2. 合理安排饮食，参加适量运动，保持心情舒畅。

3. 若出现造口狭窄、排便困难、造口内有血液流出，应及时到医院就诊。

4. 出院带药是________。请您遵医嘱按时服用出院带药，不可擅自停药。如有疑问请电话咨询。

5. 您下次复查的时间是：20 ________年________月________日，星期________。

6. 您的主管医生是________，门诊时间是________。

第三章 妇科系统

第一节 胎动不安(先兆流产)患者健康宣教流程及内容

一、入院日健康宣教

1. 您的主管医生_________、_________。护士长_________。责任护士________、________。

2. 病房环境及规章制度宣教:介绍病区环境及设施使用方法,包括环境、物品摆放、陪护、探视及相关制度、禁用电器、呼叫器使用、被服数量,以及床档、餐板的使用等。

3. 住院期间请您穿患者服。佩戴腕带,出院时才可以取下。

4. 在给药及治疗前,护士要核对您的身份:①问您姓名;②核对腕带。

5. 为了您的用药安全,请按时服用口服药。不要将口服药放在抽屉里,因口服药的外包装已去除,易受潮及变质。

6. 术前检查及注意事项:①明晨空腹抽血检查相关的项目如血常规、血型、凝血系列、肝功能、感染系列等,请您在夜间 12 点后不要吃任何东西及喝水,以免影响检查结果。并留取尿标本。②做心电图时请摘下手表,不要讲话。③遵守 B 超的注意事项及禁忌。

7. 先兆流产孕妇需卧床休息,禁止性生活、盆浴。

8. 预防感染,检测体温、观察腹痛及阴道流血情况,分泌物的性质、颜色、气味,保持会阴部清洁。

9. 您目前的饮食是

□流食 □半流食 □普食 □低糖 □低盐 □低脂 □低嘌呤

□特殊饮食注意事项:

二、住院期间健康宣教

(一)疾病概念

先兆流产指妊娠28 周前,先出现少量的阴道流血,继而出现阵发性下腹痛或腰痛,盆腔检查宫口未开,胎膜完整,无妊娠物排出,子宫大小与孕周相符。

（二）辨证宣教

1. 腹痛及阴道流血

(1)观察腹痛的部位、性质和持续时间。

(2)观察阴道流血的情况,若阴道流血量多,疼痛加剧,且有下坠感或尿频,及时报告医师并配合处理。

(3)卧床休息,出血停止3～5日后可下床活动,避免过度劳累。

(4)严禁房事,防止损伤肾气。

(5)避免阴道检查及灌肠,以免加重出血。

(6)保持会阴清洁,每日用温水清洗会阴。

2. 恶心呕吐、食欲不振

(1)观察恶心呕吐的频率、程度、伴随症状及与饮食的关系。

(2)加强饮食调护,少量多餐,食清淡易消化食物及蔬菜,忌食辛、辣、油腻等刺激性食物。

(3)呕吐明显者,用温淡盐水漱口。

(4)做好口腔护理,可遵医嘱应用中药含漱。

3. 营养缺乏

(1)宜食高热量、高优质蛋白、高维生素、易消化的食物,忌肥甘厚味,煎炸之品。

(2)定期测量体重,监测有关营养指标的变化,并做好记录。

(3)根据患者饮食情况、口中感觉、伴随症状,合理调配饮食。

4. 精神紧张

(1)与患者沟通,了解其心理状态,可采用暗示疗法和顺情从欲法,消除患者忧思恼怒、恐惧紧张等不良情绪。

(2)介绍成功病例及防治经验,提高认识,增加治疗信心。

(3)鼓励家属多陪伴患者,给予患者心理支持。

(4)听舒缓音乐,缓解精神压力。

（三）护理指导

1. 饮食指导　饮食以高营养、高蛋白为主,忌食辛辣、油腻等刺激性食物。

(1)肾虚证:宜食补肝益肾之品,如枸杞子、黑芝麻、山药等。

(2)血热证:宜食清热凉血,清淡的食品。如雪梨、莲子、西瓜等,忌狗肉、巧克力、荔枝等热性食物。

(3)气血虚弱证:宜食补气养血之品,如大枣、桂圆、阿胶等。忌食萝卜、白芥子等破气的食品。

(4)血瘀证:宜食健脾利湿,活血散瘀的食品,如山药、红糖、番茄等,忌海产品等凉性食品。

2. 情志疏导

(1)保持心情舒畅,避免不良刺激。

(2)加强宣教,沟通疾病的防治经验,做好自我防护。

(3)指导患者自我放松疗法,如听音乐、放松操等,达到怡养心神、舒畅情志。

(4)鼓励家属多陪伴患者,给予患者心理支持。

3. 生活起居

(1)病室整洁安静,空气新鲜流通,温湿度适宜。室内勿放鲜花等可能引起过敏的物品。

(2)生活规律,劳逸结合,适当活动,保证睡眠。

(3)指导患者加强营养,忌食辛辣等刺激性食物。

(4)注意保暖,及时增加衣物,避免风寒刺激,加重病情。

(5)避免负重、攀高、防止跌扑。

(6)妊娠前3个月及妊娠后3个月严禁房事,防止损伤肾气,避免不必要的检查,以防加重出血。

(四)评估

1. 观察腹痛的部位,性质和持续时间。

2. 观察恶心呕吐的频率、程度、伴随症状及与饮食的关系。

三、出院前健康宣教

1. 保持良好的心态,避免紧张激动的情绪,注意休息,防止过度疲劳。

2. 1个月内避免重体力劳动,避免提取重物、跳舞、久站。

3. 慎起居,避免受凉感冒。

4. 加强营养,多食高蛋白、维生素饮食,如瘦肉、鸡蛋、鱼类及新鲜水果、蔬菜,少食辛辣食品,保持大便通畅。

5. 禁止性生活。

6. 出院带的药物是________,________,________。请您按时足量服用。如有疑问请电话咨询。

7. 出院后如出现腹痛及异常阴道流血,应及时就诊,1个月后门诊复查。

8. 请您保留好出院复诊提示卡,留下准确的1~2个电话号码或邮箱,以便我们进行随访。

9. 您下次复查的时间是:20________年________月________日,星期________。

10. 您的主治医师是________,坐诊时间是周________上午,周________下午,请您预约就诊。

第二节　滑胎(习惯性流产)患者健康宣教流程及内容

一、入院日健康宣教

1. 您的主管医生__________、__________。护士长________。责任护士________、________。

2. 病房环境及规章制度宣教:介绍病区环境及设施使用方法,包括环境、物品摆放、陪护、探视及相关制度、禁用电器、呼叫器使用、被服数量,以及床档、餐板的使用等。

3. 住院期间请您穿患者服。佩戴腕带,出院时才可以取下。

4. 在给药及治疗前,护士要核对您的身份:①问您姓名;②核对腕带。

5. 为了您的用药安全,请按时服用口服药,不要放在抽屉里,因口服药的外包装已去除,易受潮及变质。

6. 检查及注意事项:①明晨空腹抽血检查相关的项目如血常规、血型、凝血系列、肝功能、感染系列等,请您在夜间 12 点后不要吃任何东西及喝水,以免影响检查结果。并留取尿标本。②做心电图时请摘下手表,不要讲话。③遵守 B 超的注意事项及禁忌。

7. 您目前的饮食是

□流食　□半流食　□普食　□糖尿病饮食　□低盐　□低脂　□低嘌呤
□特殊饮食

二、住院期间健康宣教

(一)疾病概念

滑胎是在坠胎或小产之后下次受孕仍如期而坠或屡孕屡坠达 3 次以上者,西医学称之为“习惯性流产”。本病以连续自然发生堕胎、小产,即“屡孕屡堕”为特点,且每次发生堕胎、小产的时间多在同一妊娠月份,即“应期而堕”,但亦有部分患者滑胎不在相同月份。其主要病机是冲任损伤,胎元不固,或胎元不健,不能成形,常由肾气亏损和气血两虚所致,以补肾固冲、补气养血、清热安胎为主。

(二)生活起居

1. 病室整洁安静,空气新鲜流通,温湿度适宜。室内勿放鲜花等可能引起过敏的物品。

2. 绝对卧床休息,防止过度疲劳、跌仆闪挫、损伤气血,尤其有阴道流血和孕 5 个月以上有小产史者,应卧床休息到阴道流血停止和超过上次流产月份。

3. 生活规律,保证睡眠充足,注意动作姿态,避免弯腰、俯伸、负重、攀高等运动,以免伤胎。腹部和乳房不宜紧束,以免气血周流不畅而影响胎儿的发育。

4. 妊娠中晚期患者应取左侧卧位，并避免长期站立或仰卧，解除对下腔静脉的压迫，增加回心血量，改善子宫胎盘的血液供用。

5. 注意保暖，及时增加衣物，避免风寒刺激，加重病情。

6. 妊娠前 3 个月及妊娠后 3 个月严禁房事，防止损伤肾气，避免不必要的检查，以防加重出血。

（三）情志疏导

1. 保持心情舒畅，避免不良刺激。介绍病区环境、医护人员、技术水平，帮助患者消除陌生感和紧张感，鼓励允许家属陪伴，使孕妇得到家庭温暖，增强其安全感和消除忧虑心理，保持心情舒畅，以利胎儿生长发育。

2. 沟通疾病的防治经验，分析流产原因，介绍治愈病例，增加治疗信心，调节孕妇心理状态至最佳状态。

3. 交代保胎期间的注意事项，告之保胎时间可能长达数月，使其有充分思想准备，能积极配合治疗。

4. 患者可采用自我放松疗法，如听音乐、放松操等，怡养心神、舒畅情志。

（四）饮食指导

1. 饮食有节，加强营养。宜食高蛋白、高纤维素、清淡、易消化饮食，如牛奶、稀饭、新鲜蔬菜和水果等，少食多餐，忌食辛辣、生冷、肥腻煎炸之品，以免伤胎。中晚期增加虾皮、香菜等含钙多的食物。平时注意饮食卫生，预防腹泻，以免损及胎元。

2. 辨证施膳

（1）脾肾两虚型：肾阳虚者饮食宜偏热进食，忌食生冷食品，可进食补肾之品，如鳝鱼、鸡肉、黄鱼等，或以枸杞子汤、杜仲茶、阿胶粳米粥食用，宜多食羊肉、狗肉、动物胎盘等温补之品；肾阴虚可选食滋阴之食品，如甲鱼、淡菜、黑木耳等，并以藕汁、梨汁代茶饮，以滋补肾阴。忌食辛辣刺激助火之品。

（2）气血两虚型：饮食宜加强营养，多食鱼、蛋、肉、猪血、猪肝、桂圆粥等以滋补气血。多食含铁质多的食物，如菠菜、空心菜、猪肝、大枣、黑木耳、红糖等。忌食生冷寒凉饮食及生萝卜、桃子等破气血之品。

（3）阴虚内热型：在滋补的过程中要遵循滋阴潜阳的原则，宜食甘凉滋润、生津养阴的食品，如枣皮粳米粥、百合粳米粥、银耳大枣羹、百合莲子羹等。此外，要多吃新鲜蔬菜和瓜果，或富含纤维素及维生素的食物。忌吃辛辣刺激食物，少吃煎炸爆炒、性热上火及脂肪、糖分含量高的食物。

（五）其他

1. 保持个人清洁卫生：保持外阴清洁，每日用温水清洗外阴，勤换内裤及消毒经垫，禁止盆浴，可淋浴；保持口腔清洁，呕吐后用温开水漱口，及时清除呕吐物。保持床单清洁平整干燥，无渣屑，污染后及时更换。

2. 保持大便通畅：多食粗纤维的食物，若大便燥结者，可食核桃、香蕉、蜂蜜等，以润肠通便，减轻腹压。避免灌肠及阴道检查，防止坠胎。

（六）评估

1. 评估基础体温、呼吸、脉搏、神色及舌脉象变化，孕3个月以内易滑胎者，若测得基础体温低于36.5℃，及时向医师报告，注意黄体功能是否不足，胚胎是否停止发育，必要时做B超检查确诊。若胚胎发育停止，应立即停药，清宫。妊娠反应严重者，突然反应锐减或消失，也应引起注意。

2. 评估有无腰腹疼痛、下坠感、腰酸及阴道流血情况，有无阴道排出组织等。如见阴道流血增多，腰腹坠胀，腹痛阵阵加剧，应立即报告医师。

3. 评估血中绒毛膜促性腺激素及B超动态变化。

三、出院前健康宣教

1. 保持良好的心态，避免紧张激动的情绪，注意休息，防止过度疲劳。

2. 避免重体力劳动，避免提取重物、跳舞、久站。

3. 慎起居，避免受凉感冒。

4. 加强营养，多食高蛋白、维生素饮食，如瘦肉、鸡蛋、鱼类及新鲜水果、蔬菜，少食辛辣食品，保持大便通畅。

5. 若滑胎后，应采取有效的避孕方法，1年内不宜再孕，使身体恢复健康，为再次妊娠准备条件，避孕期间患者夫妇双方做身体检查，积极查找滑胎原因，进行适当调理。

6. 出院带的药物是________，________，________。请您按时足量服用。如有疑问请电话咨询。

7. 出院后如出现腹痛及异常阴道流血，应及时就诊，一个月后门诊复查。

8. 请您保留好出院复诊提示卡，留下准确的1~2个电话号码或邮箱，以便我们进行随访。

9. 您下次复查的时间是：20________年________月________日，星期________。

10. 您的主治医师是________，门诊时间是每周________上午，每周________下午。请您预约就诊。

第三节　异位妊娠患者健康宣教流程及内容

一、入院日健康宣教

1. 您的主管医生__________、__________。护士长__________。责任护士________、________。

2. 病房环境及规章制度宣教：介绍病区环境及设施使用方法，包括环境、物品摆放、陪护、探视及相关制度、禁用电器、呼叫器使用、被服数量，以及床档、餐板的使用等。

3. 住院期间请您穿患者服。佩戴腕带，出院时才可以取下。

4. 在给药及治疗前，护士要核对您的身份：①问您姓名；②核对腕带。

5. 为了您的用药安全，请按时服用口服药。不要将口服药放在抽屉里，因口服药的外包装已去除，易受潮及变质。

6. 术前检查及注意事项：①明晨空腹抽血检查相关的项目如血常规、血型、凝血系列、肝功能、感染系列等，请您在夜间 12 点后不要吃任何东西及喝水，以免影响检查结果。并留取尿标本。②做心电图时请摘下手表，不要讲话。③尿和血妊娠试验为诊断宫外孕的重要方法，HCG 测定与 B 超配合为早期诊断的依据；后穹隆部穿刺可明确诊断，如抽出不凝血，应立即手术。

7. 保持外阴清洁，每天外阴抹洗，大小便后清洁外阴，防止感染。

8. 保守治疗期间注意卧床休息，宫外孕已破裂的患者，绝对卧床休息，勿搬动患者及按压下腹部，并尽量减少改变体位和增加腹压的动作，如咳嗽、用力大便等，保持大便通畅。

9. 您目前的饮食是

□流食　□半流食　□普食　□低糖　□低盐　□低脂　□低嘌呤

□特殊饮食

二、术前健康宣教

1. 不稳定型患者，应绝对卧床休息，减少活动；避免突然改变体位、咳嗽等骤然增加腹压的动作，避免再出血的可能。通常第 1 ~ 2 天卧床休息，宜取平卧位；第 3 ~ 4 天可在床上翻身活动；第 5 ~ 6 天床上坐起（不宜太久）；以后待病情稳定或尿妊娠试验转阴后，适当下床活动，并逐渐加大活动量。

2. 中药汤剂宜浓煎，少量多次频服，以免呕吐而增加腹压，诱发出血。服用中药活血化瘀中药时，应注意观察腹痛、阴道流血及无胎块排出。若有大量血块流出要及时告知医护人员查看。送检组织。

3. 在服药过程中，血肿包块局部常有不定位的阵发性针刺样疼痛，此为瘀血吸收过程中的常有现象。可不予处理，观察即可。

4. 饮食调护：饮食以高营养、易消化为宜。休克型和不稳定型要适当控制饮食，由流食、半流食向普食逐渐过渡。包块型患者可食破瘀消癥食物，如木耳、海蜇，或山楂代茶饮。忌辛辣、生冷、油腻、煎炸食物。

5. 若患者突感下腹撕裂样剧痛、肛门有下坠感、大便前后加重，腹肌紧张、汗出肢冷等症状时，多为急性大出血所致，应及时报告医师。

6. 异位妊娠终绝后，阴道少量不规则的流血且淋漓不断，属正常现象，如阴道出血时间较长并有臭味，疑为盆腔炎，应及时就医。

7. 发生异位妊娠破裂时绝对卧床休息，去枕平卧或头低足高位，做好手术探查的准备工作。

8. 保持大便通畅，必要时使用缓泻药，如麻仁丸，或蜂蜜等，勿大便怒责，致腹压增高。

9. 向患者讲解相关的医疗知识，使其对采取的医疗护理措施理解并乐意接受。

10. 对需行手术治疗者，做好手术前准备，方法同子宫肌瘤。

11. 术后观察排气情况，如腹胀不解可给耳穴压豆，取穴交感、肺、大肠、直肠。

12. 在病情许可的情况下及早下床活动。术后 3 天可下床适当活动，并逐渐增加活动量，以利肠蠕动的恢复。

三、出院前健康宣教

1. 保持良好的心态，避免紧张激动的情绪，注意休息，防止过度疲劳。

2. 1 个月内避免重体力劳动，避免提取重物、跳舞、久站。

3. 慎起居，避免受凉感冒。

4. 加强营养，多食高蛋白、维生素饮食，如瘦肉、鸡蛋、鱼类及新鲜水果、蔬菜，少食辛辣食品，保持大便通畅。

5. 禁止性生活 1 个月。

6. 了解避孕的方法，术后 6 ~ 12 个月不能再怀孕，一旦出现停经 40 天，应及时到医院检查，以确定妊娠部位。

7. 出院带的药物是________，________，________。请您按时足量服用。如有疑问请电话咨询。

8. 出院后如出现腹痛及异常阴道流血，应及时就诊，1 个月后门诊复查。

9. 请您保留好出院复诊提示卡，留下准确的 1 ~ 2 个电话号码或邮箱，以便我们进行随访。

10. 您下次复查的时间是：20 ________年________月________日，星期________。

11. 您的主治医师是________，门诊时间是每周________上午，每周________下午，请您预约就诊。

第四节　月经过多症（无排卵性功能失调性子宫出血）患者健康宣教流程及内容

一、入院日健康宣教

1. 您的主管医生__________、__________。护士长__________。责任护士________、________。

2. 病房环境及规章制度宣教：介绍病区环境及设施使用方法，包括环境、物品摆放、陪护、探视及相关制度、禁用电器、呼叫器使用、被服数量,以及床档、餐板的使用等。

3. 住院期间请您穿患者服。佩戴腕带,出院时才可以取下。

4. 在给药及治疗前,护士要核对您的身份:①问您姓名;②核对腕带。

5. 为了您的用药安全,请按时服用口服药。不要将口服药放在抽屉里,因口服药的外包装已去除,易受潮及变质。

6. 您目前的饮食是

□流食 □半流食 □普食 □低糖 □低盐 □低脂 □低嘌呤

□特殊饮食

二、住院期间健康宣教

(一)疾病概念

排卵性功能失调性子宫出血,简称“无排卵性功血”,是指由于调节生殖的神经内分泌系统功能紊乱所导致的不规则子宫出血,多见于青春期和更年期。

(二)辨证宣教

1. 血热证

(1) 注意休息,必要时绝对卧床休息。

(2)饮食宜清淡,忌辛辣动火之品,可食些藕汁、梨汁、西瓜汁等以清凉止血。多吃粗纤维食物及含果胶多的水果,保持大便通畅。

(3)饭后漱口,保持口腔清洁。

2. 血瘀证

(1)调情志,保持心情舒畅。

(2)饮食宜清淡,忌辛辣刺激之品,如辣椒、烟酒等。可泡服玫瑰花、绿萼梅。

(3)少腹疼痛甚时可针刺(泻法)足三里、气海等穴以理气止痛。配合用参三七粉温开水调服,观察其药后疗效。

3. 气虚证

(1)密切观察患者的心理反应,解除其忧虑情绪,以免加重病情发生。

(2)饮食宜清淡,忌食煎炸、硬团之品,辅以药膳如大枣山药粥、薏苡仁粥以补中益气健脾,可配合用人参泡服。

(三)护理指导

1. 生活起居

(1)维持规律的生活节奏,做到有张有弛,避免过度劳累。处于青春期的少女要学会自我克制,不要通宵达旦地上网、娱乐,防止因生活无规律、过度劳累而致内分泌紊乱,促使青春期功能失调性子宫出血的发生与进展。

(2)保持外阴清洁,忌盆浴,勤换内裤,使用消毒的卫生巾、卫生纸;出血多时应卧床休养，避免劳累；中药宜温服。

2. 饮食调护　饮食宜清淡而富有营养，多食鱼肉、瘦肉、鸡肉、蛋类等血肉有情之品和新鲜水果蔬菜，多饮水，忌辛辣、煎炸、酒类等生火动血之品。

3. 情志调摄

(1)鼓励患者表达内心感受，耐心倾听患者的诉说，了解患者的疑虑。

(2)向患者解释病情及提供相关信息，帮助患者澄清问题，解除思想顾虑，摆脱焦虑。

(3)使用放松技术，如看电视、听广播看书等分散患者的注意力。

(四)评估

1. 阴道出血多的患者应保留卫生巾以便准确评估出血量。

2. 严密观察与感染有关的体征，如体温、脉搏、子宫体压痛等。

三、出院前健康宣教

1. 保持良好的心态，避免紧张激动的情绪，注意休息，防止过度疲劳。

2. 禁止吸烟与饮酒，避免烟酒刺激，有利于疾病恢复。

3. 慎起居，避免受凉感冒。

4. 加强营养，多食高蛋白、维生素饮食，进食营养丰富、含铁多的食物，如猪肝、豆角、蛋黄、胡萝卜、葡萄干等。

5. 出院带的药物是________，________，________。请您按时足量服用。如有疑问请电话咨询。

6. 出院后如出现腹痛及异常阴道流血，应及时就诊，1 个月后门诊复查。

7. 请您保留好出院复诊提示卡，留下准确的 1 ~ 2 个电话号码或邮箱，以便我们进行随访。

8. 您下次复查的时间是：20 ________年________月________日，星期________。

9. 您的主治医师是________，门诊时间是每周________上午，每周______下午，请您预约就诊。

第五节　带下证(盆腔炎性疾病)患者健康宣教流程及内容

一、入院日健康宣教

1. 您的主管医生__________、__________。护士长__________。责任护士________、________。

2. 病房环境及规章制度宣教：介绍病区环境及设施使用方法，包括环境、物品摆放、陪护、探视及相关制度、禁用电器、呼叫器使用、被服数量，以及床档、餐板的使用等。

3. 住院期间请您穿患者服。佩戴腕带，出院时才可以取下。

4. 在给药及治疗前，护士要核对您的身份：①问您姓名；②核对腕带。

5. 为了您的用药安全，请按时服用口服药。不要将口服药放在抽屉里，因口服药的外包装已去除，易受潮及变质。

6. 您目前的饮食是

□流食 □半流食 □普食 □低糖 □低盐 □低脂 □低嘌呤

□特殊饮食

二、住院期间健康宣教

（一）疾病概念

盆腔炎性疾病是指女性上生殖道的一组感染性疾病，主要包括子宫内膜炎、输卵管炎、输卵管卵巢脓肿、盆腔腹膜炎。炎症可局限于一个部位，也可以同时累及几个部位，以输卵管炎、输卵管卵巢炎最常见。

（二）辨证宣教

1. 腰腹部疼痛

（1）观察疼痛的部位、性质、程度、持续时间、诱发因素及伴随症状。若腹痛阵阵加剧，且有下坠感，伴腰酸，体温升高，及时报告医师。

（2）急性发作期宜卧床休息，给予精神安慰。伴有腰腹部冷痛时，注意卧床休息腰部保暖。

（3）遵医嘱给予艾炷灸或雷火灸，腹部冷痛者可用热罨包热熨小腹部。

2. 经血量多有血块

（1）行经期间，使用消毒卫生巾，忌坐浴、盆浴。出血量较多时，避免淋浴时间过长，以免增加出血量。

（2）注意保持会阴部清洁，每天清洗会阴部，勤换内裤。

（3）经期禁止同房，以免造成感染。

3. 体温偏高

（1）注意观察体温变化及汗出情况。

（2）卧床休息，限制活动量，避免劳累。

（3）病室安静，空气新鲜，保持湿润。

4. 神疲乏力

（1）卧床休息，适当活动，避免过度劳累。

（2）盆腔炎经期时间较长，坐卧起立时，动作切忌过快，不宜单独外出或如厕，防止眩晕、跌倒。

（3）流血量较多时，需卧床休息，以减少盆腔充血。

(三)护理指导

1. 情志疏导

(1)保持情绪稳定,避免不良刺激。

(2)鼓励患者表达内心感受,针对性给予心理支持。

(3)指导患者自我排除不良情绪,如音乐疗法、转移法。

2. 生活起居

(1)病室安静整洁,空气清新,温湿度适宜。

(2)生活规律,劳逸结合,适当活动,保证睡眠。

(3)指导患者养成良好的饮食习惯,加强营养,忌食辛辣等刺激食物。

(4)注意经期、产后及流产后的卫生保健。

3. 饮食指导　饮食以高蛋白、富含维生素饮食为主,忌食辛辣、油腻等刺激性食物。

(1)湿热瘀结证:宜食有清热利湿功效之品,如绿豆、红小豆、玉米须、薏苡仁等;忌食辛辣刺激性油炸食品,如薯片、烤肉等。

(2)气滞血瘀证:宜食行气活血之品,如山药、桃仁、木耳等;少食红薯、豆浆等壅阻气机之品。

(3)气虚血瘀证:宜食益气活血之品,如鸡肉、山药、大枣等。

(4)血瘀兼肾虚证:宜食补肾活血化瘀之品,如黑芝麻、栗子等。

(5)寒湿凝滞证:宜食温热活血之品,如姜汤、红糖水、桂圆肉等,忌食生冷之品。

(四)评估

1. 观察疼痛的部位、性质、程度、持续时间、诱发因素及伴随症状。

2. 观察出血量。

3. 观察体温。

三、出院前健康宣教

1. 劳逸结合,注意休息,避免劳累,积极锻炼身体,增强体质,可缓解症状及帮助身体早日康复。

2. 急性期盆腔炎、淋病等应及时彻底治疗,防止转为慢性盆腔炎。慢性盆腔炎患者有下腹痛,伴白带色、质、量、味异常者,可能为慢性盆腔炎急性发作,应及时就诊。

3. 慢性盆腔炎病情长,反复缠绵,中西医结合可提高治疗慢性盆腔炎的效果。治疗用药时间较长,患者应解除思想顾虑,正确认识疾病,保持乐观的情绪,增强治疗疾病的信心。

4. 保持外阴清洁,避免混乱的性关系,注意经期、孕期、产褥期卫生,月经未净禁性生活、盆浴及游泳,以防感染。被污染的衣裤、生活用品及时消毒。

5. 加强营养,注意饮食调护。忌煎炸、辛辣、热毒之品,忌虾、蟹等海腥发物。

6. 出院带的药物是________,________,________。请您按时足量服用。如有疑问请电话咨询。

7. 请您保留好出院复诊提示卡，留下准确的 1 ~ 2 个电话号码或邮箱，以便我们进行随访。

8. 您下次复查的时间是：20 ________年________月________日，星期________。

9. 您的主治医生是________，门诊时间是每周________上午，每周______下午。请您预约就诊。

第六节　不孕症（不孕症）患者健康宣教流程及内容

一、入院日健康宣教

1. 您的主管医生__________、__________。护士长________。责任护士________、________。

2. 病房环境及规章制度宣教：介绍病区环境及设施使用方法，包括环境、物品摆放、陪护、探视及相关制度、禁用电器、呼叫器使用、被服数量，以及床档、餐板的使用等。

3. 住院期间请您穿患者服。佩戴腕带，出院时才可以取下。

4. 在给药及治疗前，护士要核对您的身份：①问您姓名；②核对腕带。

5. 为了您的用药安全，请按时服用口服药。不要将口服药放在抽屉里，因口服药的外包装已去除，易受潮及变质。

6. 您目前的饮食是

□流食　□半流食　□普食　□低糖　□低盐　□低脂　□低嘌呤

□特殊饮食

二、住院期间健康宣教

（一）疾病概念

指女子婚后夫妇同居 2 年以上，配偶生殖功能正常，未避孕而未受孕者，或曾经孕育国未避孕又 2 年以上未再受孕者。

（二）辨证宣教

1. 月经不调

（1）保持心情舒畅，勿多思久虑，避免不良刺激。

（2）饮食要规律，宜多吃补血补肾食物，尽量少食辛辣之品。

2. 腰酸腹痛

（1）观察腹痛的部位，性质和持续时间。

（2）注意卧床休息，忌久站久坐，注意腰腹部保暖，免受风寒侵袭。

（3）进食宜温热，忌食辛辣生冷之品。

(4)经期严禁房事,避免阴道检查和盆浴,防止损伤肾气和感染。

3. 带下过多

(1)注意观察带下色、质、量。

(2)会阴护理,注意卫生。

(三)护理指导

1. 情志疏导　加强中医心理疏导,调畅情志,改善焦虑等病态心理,保持心情舒畅,提高患者配合治疗的依从性。

2. 运动疗法　有氧运动(慢跑、游泳、骑自行车、打太极拳),每次时间持续 30 ~ 60 分钟,每周 5 次以上。

3. 饮食指导　采用低热量饮食疗法,宜食高蛋白、高维生素、低热量易消化高纤维食物。

(1)肾虚证:可服用花椒瘦肉汤草炖水鸭、燕窝鸡丝羹等。忌服温补燥热之品,如狗肉、羊肉。

(2)肝郁证:百合鸡蛋茶、麦肉大枣糯米粥、牛奶炖鸡蛋、玫瑰焖豆腐、黄花鲫鱼汤等,少食温补、辛辣、煎炸之品。

(3)痰湿者证:忌食脂肪甜腻之物。

(4)血瘀证:可服用当归大枣鸡蛋茶、竹丝鸡糯米粥、熟地黄枸杞瘦肉汤(放入少许陈皮或春砂仁入排骨元肉汤)、莲藕红豆鲫鱼汤等。

(四)评估

1. 观察腹痛的部位,性质和持续时间。

2. 注意观察带下色、质、量。

三、出院前健康宣教

1. 保持良好的心态,避免紧张激动的情绪,注意休息,防止过度疲劳。

2. 禁吸烟与饮酒,避免烟酒刺激,有利于疾病恢复。

3. 慎起居,避免受凉感冒。

4. 加强营养,多食高蛋白、高维生素饮食,进食营养丰富、含铁多的食物,如猪肝、豆角、蛋黄、胡萝卜、葡萄干等。

5. 出院带的药物是________,________,________。请您按时足量服用。如有疑问请电话咨询。

6. 请您保留好出院复诊提示卡,留下准确的 1 ~ 2 个电话号码或邮箱,以便我们进行随访。

7. 您下次复查的时间是:20 ________年________月________日,星期________。

8. 您的主治医师是________,坐诊时间是每周________上午,每周________下午,请您预约就诊。

第四章　儿科系统

第一节　肺炎喘嗽(小儿肺炎)患者健康宣教流程及内容

一、入院日健康宣教

1. 您的主管医生__________、__________。护士长________。责任护士________、________。

2. 病房环境及规章制度宣教,包括环境、物品摆放、陪护、探视、禁用电器、呼叫器使用、被服数量等。

3. 住院期间请您佩戴腕带,出院时才可以取下。

4. 在给药及治疗前,护士要核对您的身份:①问您姓名;②核对腕带。

5. 为了您的用药安全,请按时服用口服药。不要将口服药放在抽屉里,因口服药的外包装已去除,易受潮及变质。

6. 入院检查及注意事项:①需明晨空腹抽血及做腹部B超者,请您在凌晨2点后禁饮食,以免影响检查结果。次日晨留取大、小便标本。②做心电图时请摘下手表,不要讲话。

7. 患儿危险因素的评估及宣教,包括压疮、跌倒、烫伤、冻伤、坠床等。请您理解床旁悬挂各种安全标识的目的和意义,并给予协助和支持。

8. 您目前的饮食是

□流食　□半流食　□普食　□糖尿病饮食　□低盐　□低脂　□低嘌呤

二、住院期间健康宣教

(一)疾病概念

肺炎喘嗽是小儿时期呼吸系统的常见疾病,因外邪犯肺、痰阻气管,使肺气郁闭所致。以发热、咳嗽、气急、鼻煽为主要临床表现。

(二)辨证宣教

1. 风寒闭肺证

(1)辨证施膳:饮食宜清淡、易消化,可进食适量的优质蛋白,如蛋、奶、鱼肉、瘦肉等。补充足够的水分、适量的糖盐。忌食油腻、肥厚、辛辣、过甜、过咸之品。

(2)用药指导:①汤药宜热服,药后进热饮;②华盖散加减。

2. 风热闭肺证

(1)辨证施膳:①宜食清淡、凉润、易消化之品,多饮水或清凉饮料,如梨汁、萝卜汁等以生津止渴。②忌食油腻、肥厚、辛辣之品,以免助热生痰。此外,少食过甜过咸的食物。

(2)用药指导:①汤药宜温服。②麻杏石甘汤加减。

3. 痰热闭肺证

(1)辨证施膳:饮食宜清淡、易消化。忌食油腻、多糖之品。

(2)用药指导:①汤药宜温服或凉服,少量多次频服。②五虎汤合葶苈大枣泻肺汤加减。

(3)痰多黏稠,可针刺定喘、丰隆、肺俞、膻中等穴。并可给雾化吸入,注意清除鼻腔分泌物。

4. 阴虚肺热证

(1)辨证施膳:增加牛奶、鸡蛋、瘦肉、新鲜鱼类以及蔬菜等。常食百合粥、梨汁、甘蔗汁,以养阴生津止咳。忌食生冷、煎炸、烘烤等食物。

(2)用药指导:①汤药宜温服,少量多次频服。②阴虚重者,选沙参麦冬汤加减;肺热重者,选竹叶石膏汤加减。

(3)肺部啰音久不消者,可用拔罐疗法。

5. 肺脾气虚证

(1)辨证施膳:饮食定时定量,以清淡、易消化的软食为主,常食山药粥等。便溏者可给予薏苡仁粥、芡实粥等。

(2)用药指导:①汤药宜温服。②咳甚者,可用黄芪、紫菀、款冬花煎水频服。自汗者,可用黄芪、浮小麦、麻黄根煎水代茶。

(3)肺部啰音久不消者,也可用拔罐法。

(三)护理指导

1. 起居指导

(1)保持病室环境安静、整洁,定时通风换气。

(2)陪护人员1~2名,探视者逗留时间不要太长,以免影响患儿休息。

(3)患儿汗出较多时,应及时更换潮湿的衣服,并用热毛巾把汗液擦干,避免着凉。

2. 情志疏导　稳定患儿情绪,避免烦躁,积极配合治疗。

3. 饮食指导　宜食清淡、易消化食物,忌食荤腥、油腻、辛辣之品,发热患儿宜多喝水。

(四)病情观察

1. 观察患儿的体温、呼吸、咳嗽、痰喘、腹部胀气、神色、汗出、二便。

2. 出现面色灰暗、烦躁不安、肢冷汗出、呼吸急促、脉细微时,及时报告,配合处理。

3. 出现张口抬肩、呼吸困难、面色苍白、口唇青紫等症状时,及时报告,配合处理。

(五)评估

患儿的体温、呼吸、咳嗽、痰喘、腹部胀气、神色、汗出、二便。

三、出院前健康宣教

1. 鼓励适当户外活动,平时注意锻炼身体,增强体质。冬春季节,注意保持适宜的室温,注意通风,患儿注意保暖。室内禁止吸烟,少带易感儿去公共场所。

2. 注意四时气候变化,及时增减衣物。

3. 父母应在医生的指导下给患儿喂药,不能随意服药。

4. 宝宝得肺炎后,暂停添加辅食,如患儿食欲减退,应少量多餐。

5. 避免情绪激动及过度紧张、焦虑,保持情绪稳定、心情舒畅、乐观、睡眠充足。

6. 出院带的药物是________,________,________。请您按时遵医嘱服用。如有疑问请电话咨询。

7. 请您保留好"出院复诊提示卡",留下准确的 1 ~2 个联系方式,以便我们进行随访。

8. 您下次复查的时间是:20 ________年________月________日,星期________。

9. 您的主治医师是________,坐诊时间是周________上午,周________下午,请您预约就诊。

第二节　哮病(小儿支气管哮喘)患者健康宣教流程及内容

一、入院日健康宣教

1. 您的主管医生__________、__________。护士长________。责任护士________、________。

2. 病房环境及规章制度宣教,包括环境、物品摆放、陪护、探视、禁用电器、呼叫器使用、被服数量,以及床档、餐板的使用等。

3. 住院期间请您穿患者服。佩戴腕带,出院时才可以取下。

4. 在给药及治疗前,护士要核对您的身份:①问您姓名;②核对腕带。

5. 为了您的用药安全,请按时服用口服药。不要将口服药放在抽屉里,因口服药的外包装已去除,易受潮及变质。

6. 入院检查及注意事项：①需明晨空腹抽血及做腹部B超者，请您在夜间12点后不要吃任何东西及喝水，以免影响检查结果。请明晨留取二便标本。②做心电图时请摘下手表，不要讲话。

7. 避免二手烟。吸烟是哮喘的诱发因素，易引起气管痉挛，影响排痰功能。进而引起胸闷、憋喘、呼吸困难。

8. 患儿危险因素的评估及宣教，包括压疮、跌倒、烫伤、冻伤、坠床等。请您理解床旁悬挂各种安全标识的目的和意义，并给予协助和支持。

9. 嘱患儿在空气流通、新鲜的环境生活，避免室内刺激性物质，如烟、家用喷雾剂、油漆等的空气污染，以免诱发哮喘。

二、住院期间健康宣教

（一）疾病概念

哮证多由先天禀赋不足，宿痰内伏于肺，又因饮食，情志，劳倦再感六淫之邪气而发，以发作时喉中痰鸣有声，呼吸急促，甚则张口抬肩，鼻翼煽动，喘息不得卧为临床表现。多见于现代医学中支气管哮喘、过敏性哮喘。

（二）辨证宣教

1. 冷哮症　冷哮患儿病室宜向阳、温暖，胸部保暖，注意四时气候变化，御寒保暖，中药汤剂一般宜热服。忌生冷之品，可加生姜、葱白调味。

2. 热哮证

（1）热哮室温宜偏凉，病室空气新鲜，防止灰尘或药物、花草等刺激性气味，严禁吸烟。

（2）热哮患者禁食辛辣、刺激、烟酒之食品，可食用冬瓜、黄瓜等，多饮水。保持大便通畅。

（3）哮喘发作伴有表热证者，针刺曲池、大椎、合谷等穴。

3. 肺脾虚证

（1）患儿卧床休息，保暖，适时增加被服。

（2）给予氧气吸入，并保持其通畅。

（3）饮食宜具有补脾益气、醒脾开胃消食的食品，如粳米、薏苡仁、栗子、山药、大枣等。忌性质寒凉，易损伤脾气的食品，如苦瓜、黄瓜、冬瓜等。

4. 肺肾气虚证

（1）避开过敏原，按医嘱给予治疗，穴位按摩大椎、肺俞、足三里等，发作前1～2小时服药以缓解症状。

（2）饮食忌鱼腥、烟酒、海鲜发物。

（3）居室内不要放置花草，养狗、猫等宠物及铺地毯等。

（三）护理指导

1. 起居指导　起居有常，避免烟尘异味及过敏原等诱发因素刺激和外邪侵袭。

2. 饮食有节　宜食清淡、富营养易消化的食物，忌烟酒，不宜过甜，过咸，过饱。

3. 怡情悦志　保持心情舒畅，防止七情内伤。

4. 服药须知

(1)按时服药，中药宜温服、分服。如呈规律性发作可在发作前1小时给药。

(2)应用糖皮质激素药物请注意：①口服激素应饭后服用，以减少对胃黏膜的刺激。②长期服药者应补充钙剂及维生素D，以防骨质疏松。③不要擅自减量，加量或停药。

(四)评估

1. 观察咳嗽的性质、程度、持续时间、规律及咳痰的颜色、性状、量及气味。

2. 观察喘息气短的程度及伴随症状。

3. 观察大便的次数、色、质、量、气味。

三、出院前健康宣教

1. 起居有常，注意四时气候变化，防寒保暖。

2. 居室内切勿放置花草，禁止养宠物及铺设地毯。

3. 戒烟酒，忌食海鲜发物等易引发过敏的食物。积极寻找过敏原，预防哮喘复发。

4. 保持良好的情绪，防止七情内伤，诱发哮喘发作。

5. 坚持锻炼身体以增强体质，劳逸结合。

6. 您若感有憋喘、咳嗽、咳痰、胸闷等不适，请及时就医。

7. 出院带的药物是________、________。请您按时足量服用。如有疑问请电话咨询。

8. 请您保留好“出院复诊提示卡”，留下准确的1~2个电话号码或邮箱，以便我们进行随访。

9. 您下次复查的时间是：20________年________月________日，星期________。

10. 您的主治医师是________，门诊时间是周________上午，周________下午，请您预约就诊。

第三节　心痹(小儿病毒性心肌炎)患者健康宣教流程及内容

一、入院日健康宣教

1. 您的主管医生__________、__________。护士长________。责任护士________、________。

2. 病房环境及规章制度宣教，包括环境、物品摆放、陪护、探视、禁用电器、呼叫器使用、被服数量等。

3. 住院期间请您佩戴腕带,出院时才可以取下。

4. 在给药及治疗前,护士要核对您的身份:①问您姓名;②核对腕带。

5. 为了您的用药安全,请按时服用口服药。不要将口服药放在抽屉里,因口服药的外包装已去除,易受潮及变质。

6. 入院检查及注意事项:①需明晨空腹抽血及做腹部 B 超者,请您在凌晨 2 点后禁饮食,以免影响检查结果。次日晨留取大、小便标本。②做心电图时请摘下手表,不要讲话。

7. 患儿危险因素的评估及宣教,包括压疮、跌倒、烫伤、冻伤、坠床等。请您理解床旁悬挂各种安全标识的目的和意义,并给予协助和支持。

8. 注意休息,避免剧烈活动。

二、住院期间健康宣教

(一)疾病概念

因脏腑失调,气血失畅所致的心悸、胸闷、叹息,甚或胸痛等,称为心痹。以神疲乏力、面色苍白、心悸、气短、肢冷、多汗为主要临床表现。

(二)辨证宣教

1. 邪毒犯心证

(1)辨证施膳:饮食宜少量多餐,进食低脂、低胆固醇、低热量、高维生素、清淡、易消化的食物,多食当令蔬菜水果。

(2)用药指导:①汤药宜温服。②属风热犯心者,选银翘散加减。湿热犯心者,选甘露消毒丹或葛根芩连汤加减。

(3)根据天气变化及时增减衣服,避免复感风寒,加重病情。

2. 痰热扰心证

(1)辨证施膳:饮食以清淡、易消化为主。禁食油腻、过甜之品,禁暴饮暴食。

(2)用药指导:①汤药宜温服。②黄连温胆汤加减。

3. 气阴两虚证

(1)辨证施膳:给予营养丰富之品,多食豆制品、大枣等。

(2)用药指导:①汤药宜温服。②生脉散加味。

4. 心阳虚弱证

(1)辨证施膳:饮食宜清淡,宜进食高蛋白、高维生素、富含营养、易消化饮食,如鱼肉、鸡肉、鸭肉、动物肝脏、大枣、桂圆汤等。心力衰竭者给予低盐饮食。

(2)用药指导:①汤药宜温服。②桂枝甘草汤合参附汤加减。

5. 气滞血瘀证

(1)辨证施膳:饮食定时定量,多饮水,少食盐、味精。宜选用有行气、活血功能的食物，如萝卜、桃仁等，禁食油腻、过甜的食物。

（2）用药指导：①汤药宜温服。②血府逐瘀汤加减。

（3）心前区疼痛的患儿，绝对卧床休息，或服用硝苯地平等药物以缓解症状。

（三）护理指导

1. 起居指导　病室环境安静，温湿度适宜。卧床休息，避免劳累，减少探视。

2. 用药指导　中药宜在饭后30分钟温服，每日2～3次或少量多次频服。

3. 饮食指导

（1）少量多餐，宜进食低脂、低胆固醇、低热量、高维生素、清淡、易消化的食物，忌食肥甘厚腻辛辣之品。

（2）心力衰竭者宜低盐饮食。

（3）对服用利尿药者，应鼓励多进食富含钾的食物，如橘子、香蕉等，避免出现低钾血症诱发心律失常。

（4）便秘者给予润肠通便之物，多食富含纤维素的食物。

4. 情志疏导

（1）避免情绪紧张及不良刺激。指导患儿掌握自我排解不良情绪的方法，如转移法、音乐疗法、谈心释放法等。

（2）对患儿及父母进行宣传教育，耐心宣讲有关疾病知识，调整心理状态，嘱其适当休息配合治疗。

（四）病情观察

1. 观察患儿有无乏力、叹气、头晕、手足发凉、多汗、胸痛、胸闷、烦躁、嗜睡等异常症状。

2. 观察患儿心率、心律、血压，以及有无颈静脉怒张。

3. 观察患儿心电图变化，发现异常波型时，报告医师，配合处理。

4. 观察患儿24小时出入量，发现尿量减少，报告医师。

三、出院前健康宣教

1. 尽量少带儿童去公共场所，避免感冒。患儿的餐具、衣被等生活用品要经常清洗、消毒。

2. 合理调整饮食，适当控制进食量，忌食刺激性食物，少食动物脂肪及胆固醇含量较高的食物，多吃蔬菜、水果，家长忌烟、戒酒。

3. 避免感染、劳累、情绪激动、便秘等诱发因素。

4. 保证充分的休息，急性期，卧床不少于3～4周。一些合并心脏扩大、心力衰竭或心源性休克的中、重型患者，休息时间至少为3个月。病情严重的患儿病后6个月至1年，如自觉症状消失，各项检查恢复正常，活动量可适当增加，但仍应避免剧烈活动。

5. 指导患儿及家长在病情突然变化时的简易应急措施。

6. 出院带的药物是________，________，________。请您按时足量服用。如有疑问请电话咨询。

7. 请您保留好“出院复诊提示卡”，留下准确的1~2个电话号码或邮箱，以便我们进行随访。

8. 您下次复查的时间是：20________年________月________日，星期________。

9. 您的主治医师是________，坐诊时间是周________上午，周________下午，请您预约就诊。

第四节　泄泻（小儿腹泻病）

一、入院日健康宣教

1. 您的主管医生__________、__________。护士长__________。责任护士________、________。

2. 病房环境及规章制度宣教，包括环境、物品摆放、陪护、探视、禁用电器、呼叫器使用、被服数量等。

3. 住院期间请您佩戴腕带，出院时才可以取下。

4. 在给药及治疗前，护士要核对您的身份：①问您姓名；②核对腕带。

5. 为了您的用药安全，请按时服用口服药。不要将口服药放在抽屉里，因口服药的外包装已去除，易受潮及变质。

6. 入院检查及注意事项：①如需要明晨空腹抽血或者腹部B超者，请您在凌晨2点后禁饮食，以免影响检查结果。②明晨请留取二便标本。

7. 患儿危险因素的评估及宣教，包括压疮、跌倒、烫伤、冻伤、坠床等。请您理解床旁悬挂各种安全标识的目的和意义，并给予协助和支持。

8. 保持臀部清洁干燥。

二、住院期间健康宣教

（一）疾病概念

泄泻是因感受外邪，或饮食内伤，使脾失健运、传导失司所致。以大便次数增多、粪质稀薄或如水样为主。

（二）辨证宣教

1. 伤食泻

（1）调整和适当限制饮食，停止哺喂不易消化的脂肪类食物。

(2)呕吐者,不宜急于止吐,应让宿食全部吐出。

(3)腹痛者,可用按摩法促进肠蠕动而排便。腹胀时给予腹部热敷。

2. 风寒泻

(1)注意腹部保暖,避免复感风寒。饮食宜辛温食品,忌生冷瓜果和肥腻食物。

(2)配合温针或灸足三里、中脘、气海、三阴交等穴。

(3)可配合推拿和捏脊疗法。

3. 湿热泻

(1)忌油腻辛辣和生热燥火之品,宜多食新鲜蔬菜和果汁等。

(2)可配合针灸治疗,取穴:中脘、天枢、阴陵泉,用泻法。

(3)高热口渴者、呕吐者可对症护理,减轻症状。

4. 寒湿泻

(1)注意患儿体温变化情况,按时测量体温。

(2)患儿喜热恶寒,可选用温热疗法,如腹部热敷,艾灸神阙、关元、足三里等疗法,有止痛、消胀、缓泻的作用。

(3)饮食宜细软、少渣、少油腻的流食或半流食,待泄泻缓解后再给予软食。可给予米粉、炒面粉等食用,有助于燥湿止泻。

5. 脾虚泻

(1)饮食宜清淡、少渣、易消化、富营养。少量多餐。忌食生冷、油腻的食物。可常食山药粥、薏苡仁粥等。

(2)注意防寒保暖,切忌脐部受寒。

(3)久泻不止者,可配合针灸、推拿、捏脊疗法。

6. 脾肾阳虚泻

(1)饮食宜清淡、热、软、少渣,少量多餐。忌食生冷、油腻等难消化之品。可常食党参粥、黄芪粥等。

(2)注意腹部保暖,可用艾灸神阙、天枢。或用暖脐膏贴脐部。

(3)配合针灸、推拿、捏脊疗法。

(三)护理指导

1. 起居　室内环境清洁、舒适、安静,保持室内空气新鲜,温湿度适宜。

2. 情志疏导　多关心安抚患儿,腹痛时应分散其注意力,以减轻疼痛。

3. 饮食指导　宜以素食、流食或半流食为主,并温服。适当控制饮食,减轻胃肠负担。忌食荤腥、油腻、生冷瓜果之品,吐泻严重及伤食泄泻患儿可暂时禁食6～8小时,以后随病情好转,逐渐增加饮食量。

4. 皮肤护理　保持患儿肛周皮肤清洁干燥,每次大便后,宜用温水清洗臀部,保持舒适。

（四）病情观察

1. 观察患儿神志，如有精神萎靡、倦怠、嗜睡或哭闹异常者及时报告。

2. 密切观察患儿体温变化。

3. 观察大便的次数、色、质、量、气味。

4. 观察尿量。

三、出院前健康宣教

1. 注意乳儿饮食及餐具卫生，适应四季气候变化，合理安排饮食。

2. 推荐适宜饮食，提倡母乳喂养，按时添加辅食。小儿在添加辅助食物时必须注意从少到多，从稀到稠，使婴儿有个适应过程。食欲不振时，不宜强制进食。避免在夏天断奶，小儿生病时不可添加辅食。

3. 加强户外活动，增强体质，提高机体抵抗力；多晒太阳，随气候变化增减衣服，避免腹部受凉。

4. 避免不良刺激。小儿日常生活中应防止过度疲劳、惊吓或精神过度紧张。

5. 出院带的药物是________，________，________。请您按时遵医嘱服用。如有疑问请电话咨询。

6. 请您保留好“出院复诊提示卡”，留下准确的 1 ~ 2 个联系方式，以便我们进行随访。

7. 您下次复查的时间是:20 ________年________月________日，星期________。

8. 您的主治医师是________，坐诊时间是周________上午，周________下午，请您预约就诊。

第五节　痫证（小儿癫痫）

一、入院日健康宣教

1. 您的主管医生__________、__________。护士长__________。责任护士________、________。

2. 病房环境及规章制度宣教，包括环境、物品摆放、陪护、探视、禁用电器、呼叫器使用、被服数量等。

3. 住院期间请您佩戴腕带，出院时才可以取下。

4. 在给药及治疗前，护士要核对您的身份：①问您姓名；②核对腕带。

5. 为了您的用药安全，请按时服用口服药。不要将口服药放在抽屉里，因口服药的外包装已去除，易受潮及变质。

6. 患儿危险因素的评估及宣教，包括压疮、跌倒、烫伤、冻伤、坠床等。请您理解床旁悬挂各种安全标识的目的和意义，并给予协助和支持。

7. 您目前的饮食是

□流食 □半流食 □普食 □糖尿病饮食 □低盐 □低脂 □低嘌呤

二、住院期间健康宣教

（一）疾病概念

痫病是由多种病因引起的慢性脑部疾患，以脑部神经元过度放电所致的突然、反复和短暂的中枢神经系统功能失常为特征。根据所侵犯神经元的部位和发放的范围，可表现为运动、感觉、意识，行为及自主神经功能等不同脑功能障碍。

（二）辨证宣教

1. 意识障碍

（1）密切观察神志、瞳孔、心率、血压、呼吸、汗出等生命体征等变化，及时报告医师，配合抢救。

（2）保持病室空气流通，温湿度适宜，保持安静，避免人多惊扰。

（3）取适宜体位，保持呼吸道通畅等。

（4）定时更换体位，保持四肢良肢位，予温水擦浴 2 次/日，保持局部气血运行，预防压疮发生。

（5）眼睑不能闭合者，覆盖生理盐水纱布或涂金霉素眼膏；遵医嘱取金银花、煎煮后做口腔护理。

（6）遵医嘱留置导尿，做好导尿管护理，2 次/日。

2. 抽搐

（1）癫痫发作时，使患者平卧，头侧向一边，立即松开衣领、裤带，上下齿之间置放牙垫以保护舌头。牙关紧闭时，使用开口器，勿强行撬开牙齿。

（2）及时清除口腔痰涎，必要时使用吸引器吸出，以利呼吸。

（3）每两小时给患儿翻身、拍背 1 次，缺氧明显者，立即给氧。

（4）设专人守护，以防碰伤，不可强行约束患者，以防造成意外损伤。

（5）保持病室安静，避免噪声及强光刺激。各种操作集中进行，避免不必要的干扰。

（6）若抽搐连续发作，应立即通知医师，遵医嘱使用镇静药，并密切观察神志、呼吸、瞳孔变化，警惕窒息的发生。

（7）发作后及时擦去口角痰涎，给予益口或生理盐水漱口，以保持口腔清洁，安置患者半俯卧或侧卧位休息。

（8）详细记录发作时意识状态，瞳孔变化，患者体位、姿势，有无强直期、维持时间、痉挛开始的部位、清醒后有无记忆，发作前是否有先兆等。

3. 感觉、运动、精神异常或自主神经功能障碍

(1)密切观察患儿病情,有无恶心呕吐、面色潮红、出汗、心悸、寒战、发热和瞳孔异常等自主神经功能异常,或头痛、眩晕、麻木等感觉症状及暴怒、恐惧等精神症状。

(2)注意观察神志、瞳孔、脉搏、呼吸等生命体征的变化,并做好记录,及时报告医师。

(3)对精神运动性发作的某些自动症患者,要防止其自伤、伤人或毁物。

(4)加强安全护理,专人守护,防意外。

(三)安全指导

1. 癫痫发作时,家属要保持冷静,将患儿放平,头偏向一侧,解开领扣、裤带,及时清除口腔痰液。将包裹纱布的压舌板放入上、下齿之间,防止咬伤舌及面颊,密切观察舌根后坠堵塞喉部以防窒息。

2. 合理调整患儿姿势及体位,不宜强行约束患儿,以免骨折,肌肉、肌腱牵拉伤。

(四)生活指导

1. 保持病室安静,睡眠充足,减少探视,减少刺激等诱发因素。

2. 加床档,避免让患儿单独离开病房活动,清除尖锐器物,备好各种急救药品。

(五)评估

1. 密切观察神志、瞳孔、心率、血压、呼吸、汗出等生命体征等变化。

2. 观察抽搐发生次数及时间。

三、出院前健康宣教

1. 生活指导指导家长培养患儿良好的生活习惯。为患儿充足的睡眠与休息提供良好的条件。

2. 尽量不去人群拥挤、声音嘈杂的地方,以避免各种感染;避免情感上的刺激。少看恐怖电影和电视,少玩电子游戏。

3. 对病情稳定的患儿,鼓励参加一些集体活动,适度参加娱乐活动,以克服自卑感的产生。避免单独行动如游泳、登高或危险的场所,避免强度大的运动。

4. 学龄儿童与老师取得联系,得到老师与同学的配合。

5. 注意锻炼身体,增强体质,提高抗病能力。

6. 出院带的药物是________,________,________。请您按时遵医嘱服用。如有疑问请电话咨询。

7. 请您保留好“出院复诊提示卡”,留下准确的 1 ~ 2 个联系方式,以便我们进行随访。

8. 您下次复查的时间是:20 ________年________月________日,星期________。

9. 您的主治医师是________,坐诊时间是周________上午,周________下午,请您预约就诊。

第六节 紫癜(小儿过敏性紫癜)患者健康宣教流程及内容

一、入院日健康宣教

1. 您的主管医生__________,__________。护士长__________。责任护士__________,__________。

2. 病房环境及规章制度宣教,包括环境、物品摆放、陪护、探视、禁用电器、呼叫器使用、被服数量等。

3. 住院期间请您佩戴腕带,出院时才可以取下。

4. 在给药及治疗前,护士要核对您的身份:①问您姓名;②核对腕带。

5. 为了您的用药安全,请按时服用口服药。不要将口服药放在抽屉里,因口服药的外包装已去除,易受潮及变质。

6. 入院检查及注意事项:①需明晨空腹抽血及做腹部B超者,请您在夜间12点后禁饮食,以免影响检查结果。明晨留取二便标本。②做心电图时请摘下手表,不要讲话。

7. 患儿危险因素的评估及宣教,包括压疮、跌倒、烫伤、冻伤、坠床等。请您理解床旁悬挂各种安全标识的目的和意义,并给予协助和支持。

8. 卧床休息,减少活动,防止外伤。

二、住院期间健康宣教

(一)疾病概念

因外受邪热,内伏血分,破血妄行;或素体禀赋不足,气血亏损,脾虚气弱,气不统摄,血不循经所致。以皮肤瘀点、瘀斑、压之不褪色为主要临床表现。

(二)辨证宣教

1. 血热妄行证

(1)辨证施膳:①饮食宜清淡、易消化的半流食或流食,忌食辛辣炙烤之物。②鼓励患儿多饮水,可用鲜梨汁、西瓜汁代水频服。

(2)用药指导:①汤药宜温服,服后多饮水。②犀角地黄汤。

2. 气不摄血证

(1)辨证施膳:①少量出血时宜食营养丰富的无渣流食或半流食,如面条、稀饭等。②忌食寒凉、冷硬食物。此外,出血多时应禁食。

(2)用药指导:①汤药宜温服。②归脾汤。

3. 气阴两虚证

(1)辨证施膳:饮食宜滋阴清热、降火止血。如生地煲鸡、百合枸杞鸡蛋汤等。

(2)用药指导:①汤药宜温服或凉服,少量多次频服。②参芪地黄汤加味。

(三)护理指导

1. 起居指导

(1)保持病室温湿度适宜,空气新鲜,避免污秽浊气、油漆、花粉等刺激。

(2)床铺平整、清洁,衣被柔软、舒适,不揉搓皮肤。

(3)陪护人员1~2名,探视者逗留时间不要太长,以免影响患儿休息。

2. 情志疏导　向患者介绍本病知识,减轻紧张及恐惧心理,保持心态稳定,树立战胜疾病的信心。

3. 饮食指导　宜进清淡、易消化的半流质或流质饮食。忌辛辣、海腥发物和煎炸、炙烤、硬固之品。禁食坚果和冷硬多刺食物。有胃肠道出血者应暂禁食。

(四)病情观察

(1)观察皮肤出血倾向,出血的部位、颜色、分布面积及关节肿痛消长情况。

(2)注意神志、面色、体温、呼吸、血压、脉象、舌象、二便及伴随症状。

(3)腹痛剧烈伴有血尿时,应报告医师,并配合救治。

(4)出现鼻黏膜出血、牙龈出血、呕血、黑便、尿血量多、烦躁时,应报告医师,并配合处理。

三、出院前健康宣教

1. 推荐适宜饮食,合理喂养,掌握饮食宜忌。

2. 调节情绪,消除紧张及恐惧心理。

3. 随天气变化随时增减衣物。汗出谨防风邪,拭汗勿用冷湿毛巾,避免受凉。

4. 教会患儿家长压迫止血的方法。

5. 患儿在脾切除术后2年内,应定期随诊,遵医嘱用免疫增效剂,以增强抗感染能力。

6. 注意锻炼身体,增强体质,提高抗病能力。

7. 出院带的药物是________,________,________。请您按时遵医嘱服用。如有疑问请电话咨询。

8. 请您保留好"出院复诊提示卡",留下准确的1~2个联系方式,以便我们进行随访。

9. 您下次复查的时间是:20________年________月________日,星期________。

10. 您的主治医师是________,坐诊时间是周________上午,周________下午,请您预约就诊。

第五章　五官科系统

第一节　青盲（视神经萎缩）患者健康宣教流程及内容

一、入院日健康宣教

1. 您的主管医生__________、__________。护士长________。责任护士________、________。

2. 病房环境及规章制度宣教，包括环境、物品摆放、陪护、探视、禁用电器、呼叫器使用、被服数量等。

3. 住院期间请您佩戴腕带，出院时才可以取下。

4. 在给药及治疗前，护士要核对您的身份：①问您姓名；②核对腕带。

5. 为了您的用药安全，请按时服用口服药。不要将口服药放在抽屉里，因口服药的外包装已去除，易受潮及变质。

6. 入院检查及注意事项：①明晨空腹抽血查相关的项目如血常规、血型、凝血系列、肝功能、感染系列等，请您在夜间 12 点后不要吃任何东西及喝水，以免影响检查结果。并留取尿标本。②做心电图时请摘下手表，不要讲话。③测视力、眼底眼压检查、裂隙检查时注意保持眼球固定。④遵守磁共振的注意事项及禁忌。

7. 危险因素的评估及宣教，包括压疮、跌倒、烫伤、冻伤、坠床等。请您理解床旁悬挂各种安全标识的目的和意义，并给予协助和支持。

8. 您目前的饮食是

□流食　□半流食　□普食　□糖尿病饮食　□低盐　□低脂　□低嘌呤

二、住院期间健康宣教

（一）疾病概念

视神经萎缩不是一种单独的疾病，它是视神经各种病变及其髓鞘或视网膜神经节细胞及其轴突等的损害，致使神经纤维丧失、神经胶质增生的最终结局。

（二）辨证宣教

1. 视物模糊

（1）做好安全评估，如日常生活能力评定、跌倒/坠床评估等，防止意外事件发生。

（2）加强巡视，及时了解患者所需，协助服药到口，防止漏服、误服。

2. 心烦郁闷

（1）为患者提供安静、舒适的休养环境，室内光线柔和，温度适宜。

（2）观察患者情绪变化，经常与其交谈，增强患者与慢性疾病作斗争的信心，保持情志安和，身心愉快。

（3）对于忧郁、焦虑的患者，要安慰患者，讲解情志与疾病的密切关系，使患者能自觉调整和控制情绪。

3. 眼干涩

（1）指导患者少用目力，适当休息，保证充足的睡眠时间。

（2）避免强光刺激，室内光线柔和，外出可佩带有色眼镜。

（3）遵医嘱穴位按摩，取上睛明、承泣、四白、养老等穴。

（三）护理指导

1. 情志疏导

（1）告知患者及其家属本病的特殊性，向患者介绍有关疾病知识及治疗成功经验，增强患者信心，鼓励患者积极面对疾病。

（2）多听舒缓放松的音乐，如渔舟唱晚、高山流水、彩云追月等。

（3）适当增加户外活动及社会交往，以放松身心。

2. 生活起居

（1）生活起居有节，注意用眼卫生，不可久用目力。

（2）指导患者做眼保健操，按摩眼部周围穴位，如上睛明、丝竹空、承泣、养老等穴，或按摩肾俞、涌泉等强壮穴。

（3）患者外出活动应有人陪伴，并尽量避免夜间外出。

（4）根据患者年龄、病情等选择打太极拳、散步等活动，以增强体质。

（5）指导患者戒烟限酒。

3. 饮食指导

（1）肝郁气滞证：宜食疏肝理气的食品，如荞麦、橘皮、豆制品、萝卜等。也可用花茶、绿豆汤、荷叶粥等配合治疗。悲伤郁怒后不宜立刻进食，以免影响消化。

（2）肝肾不足证：宜食补肝益肾的食品，如肝、血、黑芝麻、黑豆。可配合食疗方银杞明目汤。眼干涩者，可配合菊花、枸杞子代茶饮，多食滋阴食物，如百合、薏苡仁、木耳等。

（3）气血两虚证：宜食补气养血的食品，如大枣、桂圆、甲鱼，服用补药时忌食萝卜、白芥子等破气的食品，也可配合服桂圆粥以养心安神。

(4)气滞血瘀证:宜多食有活血行导引效的食品,如山楂、丝瓜、白菜等。食疗方:桃仁粥。少食寒凉之品,以免加重气血郁滞。

(5)指导患者饮食上补充动物的肝脏、麸皮等富含维生素 B_1、维生素 B_{12} 的食品,多吃新鲜水果蔬菜,补充维生素 C,忌食辛辣刺激之品,忌烟酒。

三、出院前健康宣教

1. 起居有节,注意用眼卫生,不可久用目力。

2. 指导患者做眼保健操、按摩眼部周围穴位,如上睛明、丝竹空、承泣、养老穴等,教会自行按摩肾俞、涌泉等强壮穴。

3. 外出有人陪同:防止跌倒、碰伤等。

4. 出院带的药物是________,________,________。请您按时遵医嘱服用。如有疑问请电话咨询。

5. 请您保留好"出院复诊提示卡",留下准确的 1~2 个联系方式,以便我们进行随访。

6. 您下次复查的时间是:20________年________月________日,星期________。

7. 您的主治医师是________,坐诊时间是周________上午,周________下午,请预约就诊。

第二节 视瞻昏渺(老年性黄斑变性)患者健康宣教流程及内容

一、入院日健康宣教

1. 您的主管医生__________、__________。护士长________。责任护士________、________。

2. 病房环境及规章制度宣教,包括环境、物品摆放、陪护、探视、禁用电器、呼叫器使用、被服数量等。

3. 住院期间请您佩戴腕带,出院时才可以取下。

4. 在给药及治疗前,护士要核对您的身份:①问您姓名;②核对腕带。

5. 为了您的用药安全,请按时服用口服药。不要将口服药放在抽屉里,因口服药的外包装已去除,易受潮及变质。

6. 入院检查及注意事项:①明晨空腹抽血查相关的项目如血常规、血型、凝血系列、肝功能、感染系列等,请您在夜间 12 点后不要吃任何东西及喝水,以免影响检查结果。并留取尿标本。②做心电图时请摘下手表,不要讲话。③测视力、眼底眼压检查、裂隙检查时注意保持眼球固定。④遵守磁共振的注意事项及禁忌事项。

7. 危险因素的评估及宣教，包括压疮、跌倒、烫伤、冻伤、坠床等。请您理解床旁悬挂各种安全标识的目的和意义，并给予协助和支持。

8. 您目前的饮食是

□流食 □半流食 □普食 □糖尿病饮食 □低盐 □低脂 □低嘌呤

二、住院期间健康宣教

（一）疾病概念

发生在45岁以上的黄斑区视网膜退行性病变，由于其发病率随年龄增长而增高，因此又称年龄相关性黄斑。老年性黄斑变性，属中医眼科学“视瞻昏渺”“暴盲”范畴。

（二）辨证宣教

1. 视物模糊

（1）做好安全评估，物品摆放有序，穿防滑鞋，防坠床防跌倒。

（2）加强巡视，做好生活护理，了解患者所需。

（3）遵医嘱眼部中药熏蒸和雾化。

（4）遵医嘱穴位贴敷：取太阳、翳风、足三里等穴。

2. 心烦失眠

（1）为患者提供良好的生活环境，温湿度适宜，光线柔和。

（2）多与患者沟通，嘱患者保持心态平和，避免情致过激，忧思恼怒。

（3）睡前嘱患者热水泡脚，按摩涌泉穴等，胃不和则卧不安，晚餐不宜过饱，睡前宜饮热牛奶，忌咖啡，浓茶等刺激性饮品。

（4）遵医嘱足部中药泡洗。

3. 视物变形

（1）病室光线适宜，忌强光刺激，地面平整，忌杂乱，以防意外事故发生。

（2）不宜个人外出，外出应家人陪伴。

（三）护理指导

1. 情志疏导

（1）保持心情舒畅，要避免情绪过度激动，保证全身气血流通流畅，提高机体抗病能力。

（2）多听舒缓放松的音乐，如高山流水、彩云追月等。

（3）讲解疾病的相关知识，耐心听取患者的主诉，给予心理疏导。

2. 生活起居

（1）患者生活起居有节，戒烟酒，注重适当休息，避免身体过劳。

（2）嘱患者少用目力，避免视力疲劳及强光刺激，注意用眼卫生。

（3）保持睡眠充足，有失眠或神经衰弱者，应遵医嘱给予镇静安神药。

(4)选择合理的运动方式,如打太极拳、散步等,避免剧烈运动。

(5)及时提醒患者动作宜缓慢,穿防滑鞋,外出应由家人陪伴。

3. 饮食指导

(1)脾虚湿困证:宜食健脾利湿的食品,如冬瓜、鸭肉、莴笋、红豆、薏苡仁等。食疗方:红豆薏仁粥。

(2)阴虚火旺证:宜食滋阴降火的食品,如莲子、黄瓜、西红柿等。食疗方:绿豆汤、猪肝炒木耳等。

(3)痰瘀互结证:宜食化痰软坚的食品,如山楂、橘皮等。食疗方:凉拌海蜇丝黄瓜等。

(4)肝肾两虚证:宜食补益肝肾的食品,如肝、血、黑豆、黑芝麻。食疗方:熟地鸡肝汤。

(四)评估

观察视物模糊程度。

三、出院前健康宣教

1. 生活规律,戒烟酒,注重适当休息,避免身体过劳。

2. 应定期进行眼科随访,出血较多或反复出血者,避免剧烈活动。

3. 不可过用目力。

4. 外出有人陪同:防止跌倒、碰伤等。

5. 出院带的药物是________,________,________。请您按时遵医嘱服用。如有疑问请电话咨询。

6. 请您保留好"出院复诊提示卡",留下准确的 1 ~2 个联系方式,以便我们进行随访。

7. 您下次复查的时间是:20 ________年________月________日,星期________。

8. 您的主治医师是________,坐诊时间是周________上午,周________下午,请您预约就诊。

第三节　圆翳内障(白内障)患者健康宣教流程及内容

一、入院日健康宣教

1. 您的主管医生__________、__________。护士长________。责任护士________、________。

2. 病房环境及规章制度宣教，包括环境、物品摆放、陪护、探视、禁用电器、呼叫器使用、被服数量，以及床档、餐板的使用等。

3. 住院期间请您穿患者服。佩戴腕带，出院时才可以取下。

4. 在给药及治疗前，护士要核对您的身份：①问您姓名；②核对腕带。

5. 为了您的用药安全，请按时服用口服药。不要将口服药放在抽屉里，因口服药的外包装已去除，易受潮及变质。

6. 术前检查及注意事项：①明晨空腹抽血查相关的项目如血常规、血型、凝血系列、肝功能、感染系列等，请您在夜间12点后不要吃任何东西及喝水，以免影响检查结果。并留取尿标本。②做心电图时请摘下手表，不要讲话。③测视力、眼底眼压检查、裂隙检查时注意保持眼球固定。④遵守磁共振的注意事项及禁忌。

7. 除掉不良行为：挤眼、揉眼，容易引起眼睛的感染、伤口裂开，加重病情。

8. 危险因素的评估及宣教：包括压疮、跌倒、烫伤、冻伤、坠床等。请您理解床旁悬挂各种安全标识的目的和意义，并给予协助和支持。

9. 伴随疾病的宣教：糖尿病需低糖、冠心病需低脂、高血压需低盐饮食等。

10. 您目前的饮食是

□流食　□半流食　□普食　□糖尿病饮食　□低盐　□低脂　□低嘌呤

□特殊饮食

二、术前健康宣教

（一）术前1日准备

1. 物品准备：吸管、毛巾3～4块，如有特殊需要我们会告知您准备。

2. 如果您视觉障碍严重，影响生活，请告知我们，我们将给予一定的协助。

3. 术前晚餐照常进食，以清淡易消化的软饭为宜。

4. 术前滴眼药：术前一天，点泰利必妥眼药水，每天4～6次清洁结膜囊，散瞳眼药水美多丽又名复发托吡卡胺滴眼液，术前点4次，每次间隔3～5分钟。

5. 避风寒，防止手术前感冒延迟手术。

6. 药物过敏试验：根据您的情况，有可能为您做有关药物的过敏试验。请您告诉医护人员您是否有药物及食品等方面的过敏史。

7. 手术日清洁眼部、剪睫毛，女性长发梳成辫子。

8. 用眼药须知

（1）如眼药颜色改变，表示成分发生了变化，请不要使用。

（2）使用眼药前，请先把手洗干净，药品的开口不要接触任何东西，包括眼睛在内，也不用冲洗，以免眼液受污染，甚则引起眼睛的伤害和感染。

（3）如果是眼药水，用前请先摇匀，如果是药膏，先在手心里握几分钟，温热后变软比较容易挤出。

(4)点眼药水后,可能会暂时引起视物模糊,请暂时避免进行需要看得清楚的活动,如驾车行驶或使用可能造成伤害的工具或器械。

(5)请先把头向后仰或平躺,然后看上方,不要碰到结膜,轻轻地把下眼睑拉起来,形成一个小窝,再直接把眼药滴到眼球表面。

(6)滴眼药水时,请先向上看,滴入后再往下看几秒,然后把下眼睑慢慢放下,闭上眼1~2分钟,轻轻按着鼻根靠近眼角处,避免眼药水经鼻由鼻泪管流出。

(7)挤眼药膏时,请向各方旋转眼睛,眼皮不要闭得太紧,以免眼膏出来。

(8)使用眼药后不要揉眼,尽量不要眨眼,以免眼药流失。

(9)使用后如果患者视力变差、痒或灼热,请停止使用。

9. 术前康复训练宣教,术后适用性锻炼。有效咳嗽,深呼吸方法:用鼻子深吸气,屏气2秒,用嘴慢慢地吹气。目的是防止咳嗽引起伤口裂开。

(二)手术当日晨准备

1. 术日晨洗漱完毕后请您更换患者服(请您将自己的所有衣服全部脱下,包括内衣、内裤、袜子,只穿患者服),排空大小便。

2. 如有活动义齿的患者,请将义齿摘下放好,准备术后佩戴。

3. 如有佩戴饰品的患者(包括眼镜),请将所有饰品全部摘下,贵重饰品转交家属保管。

4. 女性患者请勿戴发卡、化妆、涂指甲油。

5. 手术室会有专人来病房接您。

6. 术日晨有护士为您测血压、体温。

三、术后健康宣教

(一)手术回病房1~6小时注意事项

1. 局麻患者可以枕枕头,2小时后可以少量多次饮水,可进食清淡营养丰富的食物。全麻者按术后护理常规。

2. 根据手术要求给予平卧、俯卧或半卧位。

3. 按医嘱给予半流食或易消化、营养丰富的饮食。

4. 如果您感觉眼部剧烈疼痛,请及时告诉医务人员。

5. 请您卧床休息,避风寒,预防感冒,避免咳嗽和打喷嚏以防伤口裂开。

6. 术后点舒眼药水每天4~6次,时间遵医嘱。

(二)术后6~48小时注意事项

1. 疼痛可能是您此时比较严重的问题,请不要担心,我们为您准备了镇痛针剂及口服药品,您只需要告诉医护人员您现在的疼痛程度,我们会采取相应的处理措施。

2. 尽量多卧床休息，不要低头用力活动，预防新置入的晶状体脱出。

3. 不要随意将遮挡病眼的纱布取下，避免强光照射。

4. 保持大便通畅，多食富含粗纤维的食物，避免因用力排便而致伤口裂开或前房积血，影响伤口愈合，必要时服缓泻药。

四、出院前健康宣教

1. 根据病情需要合理饮食。多食新鲜蔬菜水果，保持大便通畅。

2. 根据医嘱合理用药，包括口服药、眼药水。严格遵医嘱按时点眼药水，点眼时要注意手的卫生，距离适中，不要碰到眼球。具体如何使用同上。

3. 术后3个月内避免剧烈活动，请您不用力挤眼、揉眼，避免咳嗽。应避免眼压突然增加的动作，如用力憋气、弯腰提过重物体等。

4. 注意用眼卫生，不要在强光下时间太长，看电视、读书以眼睛不疲劳为准。

5. 出院带的药物是________，________，________。请您按时足量服用。如有疑问请电话咨询。

6. 请您保留好"出院复诊提示卡"，留下准确的1~2个电话号码或邮箱，以便我们进行随访。

7. 您下次复查的时间是：20 ________年________月________日，星期________。

8. 您的主治医师是________，坐诊时间是每周________上午，周________下午，请您预约就诊。

第四节　暴聋（突发性耳聋）患者健康宣教流程及内容

一、入院日健康宣教

1. 您的主管医生__________，__________。护士长__________。责任护士________，________。

2. 病房环境及规章制度宣教，包括环境、物品摆放、陪护、探视、禁用电器、呼叫器使用、被服数量，以及床档、餐板的使用等。

3. 住院期间请您穿患者服。佩戴腕带，出院时才可以取下。

4. 在给药及治疗前，护士要核对您的身份：①问您姓名；②核对腕带。

5. 为了您的用药安全，请按时服用口服药。不要将口服药放在抽屉里，因口服药的外包装已去除，易受潮及变质。

6. 检查及注意事项：①住院当天的检查项目为硬性耳内窥镜检查、胸片、心电图、磁共振、纯音听阈测定等。②明晨空腹抽血查相关的项目如血常规、血型、凝血系列、肝功能、感染系列等，请您在夜间12点后不要吃任何东西及喝水，以免影响检查结果。并留取尿标本。③做心电图时请摘下手表，不要讲话。④遵守磁共振的注意事项及禁忌事项。

7. 危险医素的评估及宣教，包括压疮、跌倒、烫伤、冻伤、坠床等。请您理解床旁悬挂各种安全标识的目的和意义，并给予协助和支持。

8. 您目前的饮食是

□流食 □半流食 □普食 □糖尿病饮食 □低盐 □低脂 □低嘌呤

二、住院期间健康宣教

（一）疾病概念

暴聋是指突然发生的、原因不明的感音神经性听力损失。主要临床表现为单侧听力下降，可伴有耳鸣、耳堵塞感、眩晕、恶心、呕吐等。

（二）辨证宣教

1. 耳聋

（1）评估患者耳聋的程度及有无眩晕等伴随症状。

（2）禁用耳塞，嘱患者勿用力挖耳，避免污水入耳。

（3）遵医嘱耳穴贴压，取肾、内耳、皮质下、肾上腺等穴位。肝火上炎者加肝穴；风邪外犯者加肺穴。

2. 耳鸣

（1）保持环境安静，避免噪声刺激。

（2）遵医嘱耳穴贴压，取内耳、神门、肾、心等穴。

3. 耳内胀闷

（1）观察有无耳痛情况。

（2）伴鼻塞、流涕时，指导患者正确擤鼻方法。

（3）行鼓气吹张法，即捏鼻、闭唇、鼓气。

（4）遵医嘱穴位按摩，取听会、听宫、耳门、翳风等穴。

4. 头晕目眩

（1）观察患者眩晕发作的持续时间及伴随症状。

（2）改变体位时应缓慢，避免低头、旋转等动作，做好安全措施。

（3）遵医嘱耳穴贴压：取神门、肝、心、皮质下等穴。肝火上炎伴血压升高者可加降压沟、肝阳等穴。

（4）遵医嘱穴位按摩：取印堂、太阳、风池、百会等穴。

5. 夜寐不安

（1）遵医嘱耳穴贴压：取心、肾、交感、神门等穴。

(2)遵医嘱穴位按摩:取神门、三阴交、肾俞、涌泉等穴,伴心悸者加内关、心俞等穴。

(3)遵医嘱中药泡洗。

(三)护理指导

1. 情志疏导

(1)告知患者及其家属本病的特殊性,向患者介绍有关疾病知识及治疗成功经验,增强患者信心,鼓励患者积极面对疾病。

(2)指导患者怡情养性,保持心情舒畅,情绪稳定,忌暴怒抑郁。使患者知晓情志与耳鸣耳聋息息相关。

(3)适当增加户外活动及社会交往,培养健康的兴趣爱好,以放松身心。

2. 生活起居

(1)起居有节,注意用耳卫生,避免噪声刺激,勿久戴耳机。

(2)加强体育锻炼,增强机体抵抗力。根据患者年龄、病情等选择打太极拳、慢跑、游泳等活动,勿过度劳累,以增强体质。

(3)适时增减衣服,预防感冒,因感冒会使耳内渗出增加,加重耳聋症状。

(4)忌掏耳朵,防止损伤外耳道和鼓膜。

(5)双耳重度耳聋者,避免单独外出,注意行走安全。

(6)指导患者戒烟限酒,忌食辛辣之品。

3. 饮食指导

(1)风热侵袭证:宜食营养丰富、含维生素多的食物。如新鲜的蔬菜和水果、鸡汤、蔬菜汤、胡萝卜汤、芋头汤、菠菜汤等,都是绝佳的食疗品。

(2)肝火上扰证:宜均衡饮食,以主食为主,多吃蔬菜和水果,多食富含维生素 B、维生素 C 及富含铁的食物,如动物肝、蛋黄、胡萝卜、橘子等。

(3)肝肾阴虚、肝阳上亢证:宜食滋补肾阴,平肝潜阳的食品。如玫瑰花茶、菊花决明茶、百合、茄子、木耳等。

(4)气滞血瘀证:宜少量饮酒,多食醋,肉类煲汤亦可多吃。宜多食有活血行导引效的食品,如山楂、丝瓜、山药等。食疗方:桃仁粥。少食寒凉之品,以免加重气血郁滞。

(5)气血两虚证:宜食补气养血的食品,如大枣、桂圆、甲鱼、山药等。服用补药时忌食萝卜、白芥子等破气的食品,也可配合龙眼肉粥以养心安神。

(6)肾精亏损证:宜食补肾养血之品,如桂圆、大枣、黑芝麻、核桃、枸杞等。

(四)评估

1. 观察耳聋的程度以及有无眩晕等伴随症状。

2. 观察眩晕发作的持续时间及伴随症状。

3. 观察有无耳痛情况。

三、出院前健康宣教

1. 突发性耳聋患者应在家安心静养，杜绝噪声，保持家庭环境整洁。患者心情舒畅，才有利于疾病恢复。

2. 情绪稳定，忌大悲大喜，避免人体内神经体液调节失去平衡，造成耳部血循环障碍，导致耳聋。

3. 尽量预防感冒，有一部分突发性耳聋的患者可能与感冒有间接关系，故预防感冒则可减少一个发病因素。

4. 切勿过度劳累，做到起居有时，饮食定量突发性耳聋多发于中年人，故中年人更应注意这一点。

5. 加强锻炼，增强体质，避免感冒，预防病毒感染。

6. 出院带的药物是________，________，________。请您按时足量服用。如有疑问请电话咨询。

7. 请您保留好"出院复诊提示卡"，留下准确的1～2个电话号码或邮箱，以便我们进行随访。

8. 您下次复查的时间是：20________年________月________日，星期________。

9. 您的主治医师是________，坐诊时间是每周________上午，周________下午，请您预约就诊。

第五节　耳鸣（特发性耳鸣）患者健康宣教流程及内容

一、入院日健康宣教

1. 您的主管医生__________、__________。护士长__________。责任护士________、________。

2. 病房环境及规章制度宣教，包括环境、物品摆放、陪护、探视、禁用电器、呼叫器使用、被服数量，以及床档、餐板的使用等。

3. 住院期间请您穿患者服。佩戴腕带，出院时才可以取下。

4. 在给药及治疗前，护士要核对您的身份：①问您姓名；②核对腕带。

5. 为了您的用药安全，请按时服用口服药。不要将口服药放在抽屉里，因口服药的外包装已去除，易受潮及变质。

6. 检查及注意事项：①明晨空腹抽血查相关的项目如血常规、血型、凝血系列、肝功能、感染系列等，请您在夜间12点后不要吃任何东西及喝水，以免影响检查结果。并留取尿标本。②做心电图时请摘下手表，不要讲话。③遵守磁共振的注意事项及禁忌事项。

7. 危险因素的评估及宣教，包括压疮、跌倒、烫伤、冻伤、坠床等。请您理解床旁悬挂各种安全标识的目的和意义，并给予协助和支持。

8. 您目前的饮食是

□流食 □半流食 □普食 □糖尿病饮食 □低盐 □低脂 □低嘌呤

二、住院期间健康宣教

（一）疾病概念

耳鸣是指因脏腑功能失调所致的以自觉耳内或头颅鸣响而周围环境中并无响应的声源为主要特征的疾病。其既是多种疾病的常见症状之一，亦是以耳鸣为主证之一种独立的疾病。

（二）辨证宣教

1. 耳鸣

（1）观察患者耳鸣的性质，音调高低，有无头痛眩晕的症状。

（2）观察患者的血压、睡眠状况。

（3）遵医嘱给予耳穴贴压：取内耳、肾、肝、神门、皮质下等穴位，以王不留行贴压。

（4）遵医嘱给予中药声频耳聋治疗仪治疗，选用耳鸣方。

（5）遵医嘱给予声信息治疗仪治疗。

（6）遵医嘱行耳部的按摩术。①鸣天鼓：两手掌心紧贴两耳，两手食指、中指、环指、小指横按在两侧枕部，两中指相接触，将两食指翘起叠在中指上面，用力滑下，重重地叩击脑后枕部，即可闻及洪亮清晰之声如击鼓。每日1次，振动50次。②鼓膜按摩：以手食指（或中指）按压耳屏，随按随放。每日按摩3次，每次1 530次为宜。③营治城廓：以两手分别自上而下按摩两侧耳轮。每日1次，每次做15分钟。以耳郭微热为度。

2. 失眠

（1）嘱患者每晚睡前热水泡脚，可使耳部气血流通可促进睡眠。

（2）嘱患者用手按摩两足底涌泉穴直至发热，有引火归原的作用可减轻耳鸣促使入睡。

（3）嘱患者晚餐不可过饱，饮食以清淡富营养为宜。

（4）遵医嘱给予穴位敷贴：用吴茱萸等药为末，温水或醋调和，每日睡前敷贴于双涌泉穴。

3. 心烦郁闷

（1）为患者提供安静、舒适的休养环境，室内光线柔和，温度适宜。

（2）观察患者情绪变化，根据患者的心理问题给予相应的心理疏导。

（3）对于忧郁、焦虑的患者，要安慰患者，讲解情志与疾病的密切关系，告知患者情志与耳鸣息息相关。

(三)护理指导

1. 情志疏导

(1)做好情志护理,帮助患者树立战胜疾病的信心,积极配合治疗和护理。

(2)责任护士应多与患者沟通、交流,了解其心理问题,给予相应的心理疏导。

(3)鼓励病友间多沟通交流提高患者对治疗、护理的依从性。

(4)指导患者和家属了解本病的知识,掌握减轻耳鸣的方法,减轻精神压力。

2. 生活起居

(1)指导患者适时增减衣服,避风寒,防止感冒。

(2)避免噪声的刺激,忌戴耳机听音乐。

(3)适当休息,避免过度劳累,避免熬夜等不良生活习惯。

(4)根据患者年龄、病情等选择打太极拳、散步等活动,以增强体质。

(5)指导患者戒烟限酒。

3. 饮食指导

(1)风热侵袭证:宜食疏风清热、宣肺通窍之品,如桑叶、菊花、杏仁等。胡萝卜汤、芋头汤、菠菜汤等都是绝佳的食疗品。

(2)肝火上扰证:宜食清肝泄热、解郁通窍之品,饮食宜清淡富营养,多食富含维生素B的食物,如苦瓜、苦菜、西红柿、动物肝脏等。

(3)痰火郁结证:宜食清热祛火之品,如菊花、黄瓜、竹笋等,可多食冬瓜荷叶汤、百合蜜枣汤,禁食辛辣燥热及鱼腥之品。

(4)脾胃虚弱证:宜多食健脾益气养胃之品,多吃些新鲜蔬菜水果和富含蛋白质的食物如山药、地瓜、玉米、秋葵等忌辛辣刺激的食物,禁烟酒咖啡和浓茶。

(5)肾精亏损证:进食补肾益精之物,可多食胡桃仁、山药、白果、莲子能补肾固精的食物,多食富含锌硒的蔬菜和水果。

(四)评估

1. 观察患者耳鸣的性质,音调高低,有无头痛眩晕的症状。

2. 观察失眠程度。

三、出院前健康宣教

1. 保持环境安静,避免嘈杂,不要长时间、大音量使用随身耳机。

2. 保持情绪稳定,避免精神告诉紧张及疲劳。

3. 切勿过度劳累,做到起居有时。

4. 加强锻炼,增强体质,防止耳鸣耳聋的发生。

5. 出院带的药物是________,________,________。请您按时足量服用。如有疑问请电话咨询。

6. 请您保留好"出院复诊提示卡",留下准确的1~2个电话号码或邮箱,以便我们进行随访。

7. 您下次复查的时间是:20 ________年________月________日,星期________。

8. 您的主治医师是________,坐诊时间是每周________上午,周________下午,请您预约就诊。

第六节 耳胀(分泌性中耳炎)患者健康宣教流程及内容

一、入院日健康宣教

1. 您的主管医生__________,__________。护士长__________。责任护士________,________。

2. 病房环境及规章制度宣教,包括环境、物品摆放、陪护、探视、禁用电器、呼叫器使用、被服数量,以及床档、餐板的使用等。

3. 住院期间请您穿患者服。佩戴腕带,出院时才可以取下。

4. 在给药及治疗前,护士要核对您的身份:①问您姓名;②核对腕带。

5. 为了您的用药安全,请按时服用口服药。不要将口服药放在抽屉里,因口服药的外包装已去除,易受潮及变质。

6. 检查及注意事项:①住院当天的检查项目为硬性耳内窥镜检查、胸片、心电图、磁共振等。②明晨空腹抽血查相关的项目如血常规、血型、凝血系列、肝功能、感染系列等,请您在夜间12点后不要吃任何东西及喝水,以免影响检查结果。并留取尿标本。③做心电图时请摘下手表,不要讲话。④遵守磁共振的注意事项及禁忌。

7. 危险因素的评估及宣教,包括压疮、跌倒、烫伤、冻伤、坠床等。请您理解床旁悬挂各种安全标识的目的和意义,并给予协助和支持。

8. 您目前的饮食是

□流食 □半流食 □普食 □糖尿病饮食 □低盐 □低脂 □低嘌呤

二、住院期间健康宣教

(一)疾病概念

耳胀是指因外邪、湿浊上蒙清窍所致的以耳内胀、闷、堵塞感为主要特征的疾病。西医的分泌性中耳炎、气压损伤性中耳炎、粘连性中耳炎等疾病及各种原因不明的耳堵塞感均可参照本病。

（二）辨证宣教

1. 耳部胀闷

(1)观察患者耳胀的性质、程度及伴发症状，有无耳部刺痒疼痛。

(2)指导患者保持外耳道清洁干燥，鼓膜穿刺后注意用耳卫生，避免感染。

(3)遵医嘱给予疏风消肿通窍的中药滴鼻，使鼻窍及耳窍通畅，减轻堵塞。

(4)遵医嘱耳部微波治疗，成人每次 5 W，13 分钟；儿童 5 W，10 分钟。

(5)遵医嘱指导患者行咽鼓管自行吹张法：指寻患者调整好呼吸，闭唇合齿，用拇、示二指捏紧双前鼻孔，然后用力鼓气，使气体经咽鼓管咽口进入中耳，此时感觉鼓膜突然向外膨出，并有哄然之声，每日 1 次。若耳痛较甚，鼓膜充血或鼻塞涕多者，不宜进行咽鼓管吹张。

2. 耳鸣耳聋

(1)观察耳鸣的性质、音调高低、耳聋程度是否在打喷嚏、擤鼻时好转。

(2)指导患者正确进行鼓膜按摩，减轻耳内不适。

(3)指导患者注意用耳卫生，避免噪声刺激，勿戴耳机。

(4)加强巡视，及时了解患者所需，与患者交流时耐心仔细，必要时进行书面交流。

(5)遵医嘱给予中药声频耳聋治疗，观察治疗后的效果和反应。

(6)告知患者睡前用中药浴足或者双手摩擦足底涌泉穴，使其热机，有引火归原的作用，以减轻耳鸣。

（三）护理指导

1. 情志疏导

(1)告知患者及家属本病的特殊性，向患者介绍有关疾病知识及治疗成功经验，增强患者信心，鼓励患者积极面对疾病。

(2)指导患者怡情养性，保持心情舒畅，情绪稳定，忌暴怒抑郁。使患者知晓情志与耳鸣耳聋息息相关。

(3)适当增加户外活动及社会交往，培养健康的兴趣爱好，以放松身心。

2. 生活起居

(1)起居有节，注意用耳卫生，避免耳内进水，避免噪声刺激，勿久戴耳机。

(2)加强体育锻炼，增强机体抵抗力，根据患者年龄、病情等选择合适的运动，如打太极拳、散步等。

(3)适时增减衣服，预防感冒，因感冒可使耳内渗出增加，加重耳聋症状。

(4)忌掏耳朵，防止损伤外耳道和鼓膜。

(5)指导患者戒烟限酒，忌食辛辣之品。

3. 饮食指导

(1)风邪外袭，痞塞耳窍证：宜食疏风清热、营养丰富、含维生素多的食物，如新鲜蔬菜和水果、鸡汤、蔬菜汤、胡萝卜汤、芋头汤、菠菜汤等，都是绝佳的食疗品。

(2)肝胆湿热，上壅耳窍证：宜食疏肝利胆的食品，如苦瓜、白菜、百合、薏苡仁、木耳等，忌食壅阻气机的食品，如豆类、红薯、南瓜等。

(3)脾虚失运，湿浊困耳证：宜食健脾祛湿的食品，如百合薏苡仁粥、山药、南瓜、玉米等，忌生冷刺激的食物。

(四)评估

1. 观察患者耳胀的性质、程度及伴发症状，有无耳部刺痒疼痛。

2. 察耳鸣的性质、音调高低、耳聋程度是否在打喷嚏、擤鼻时好转。

三、出院前健康宣教

1. 保持术耳外耳道清洁，避免进水，禁忌游泳。洗头时，术耳要使用干棉球填塞或戴防水耳塞。

2. 注意给做好保暖，预防感冒。

3. 合理饮食，进食清淡易消化饮食。

4. 观察听力及耳内不适是否有所改善，积极治疗伴发的鼻部疾病。

5. 出院带的药物是________，________，________。请您按时足量服用。如有疑问请电话咨询。

6. 请您保留好“出院复诊提示卡”，留下准确的 1 ~ 2 个电话号码或邮箱，以便我们进行随访。

7. 您下次复查的时间是：20 ________年________月________日，星期________。

8. 您的主治医师是________，坐诊时间是每周________上午，周________下午，请您预约就诊。